影像诊断 **快速入门** 丛书

U0668512

心血管系统
影像诊断

主 编 邢 艳 李小虎 薛蕴菁 祝因苏

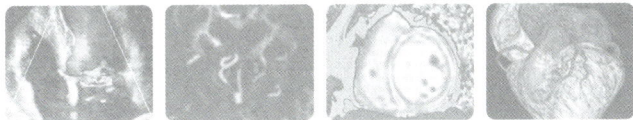

科学出版社

北 京

内 容 简 介

本书系"影像诊断快速入门丛书"的一个分册。全书共九章，系统介绍了心血管系统成像技术及各类疾病的影像诊断。第1章就成像技术的基本原理、适用范围及其在临床实践中的关键作用进行概述，为后续章节奠定理论基础。第2至第9章聚焦心血管系统各类疾病，通过典型病例、临床概述、影像表现、鉴别诊断、重点提醒及影像检查选择策略等模块，剖析典型影像学特征，并系统梳理诊断思路，使读者能够循序渐进地掌握各类心血管疾病的影像诊断要点。

本书内容精练、图文并茂、兼具实用性与指导性，可供心血管影像诊断医师、心内外科医师及规培学员等专业人士参考。

图书在版编目（CIP）数据

心血管系统影像诊断 / 邢艳等主编. -- 北京 ： 科学出版社，2025.4. --（影像诊断快速入门丛书）. --ISBN 978-7-03-080272-9

Ⅰ．R540.4

中国国家版本馆 CIP 数据核字第 20240KA059 号

责任编辑：马晓伟　许红霞 / 责任校对：张小霞
责任印制：肖　兴 / 封面设计：有道文化

科学出版社 出版
北京东黄城根北街 16 号
邮政编码：100717
http://www.sciencep.com
北京科信印刷有限公司印刷
科学出版社发行　各地新华书店经销
*
2025 年 4 月第　一　版　开本：787×1092　1/32
2025 年 4 月第一次印刷　印张：8 1/8
字数：204 000
定价：65.00 元
（如有印装质量问题，我社负责调换）

"影像诊断快速入门丛书"编委会

《心血管系统影像诊断》
编者名单

主　　审　　刘文亚　侯　阳　李　东

主　　编　　邢　艳　李小虎　薛蕴菁　祝因苏

副 主 编　　刘　倩　杨　帆　汪　芳　冯长静　沈　云

编　　者（按姓氏笔画排序）

马　昆　马轶坤　马嘉宇　王　俊　邓瑷琳

冯长静　邢　艳　任月玲　刘　倩　刘建宜

齐海成　闫　彦　杜晓强　李　杉　李小虎

杨　帆　束晶苇　辛　娟　汪　芳　沈　云

陈　瑞　幸章力　赵　韧　胡　翀　钟添金

祝因苏　徐盼盼　唐路松　薛蕴菁

编写单位　　新疆医科大学第一附属医院

安徽医科大学第一附属医院

福建医科大学附属协和医院

江苏省肿瘤医院（南京医科大学附属肿瘤医院）

天津医科大学总医院

宁夏回族自治区人民医院

中国科学技术大学附属第一医院

新疆医科大学第二附属医院

陕西宝鸡市中心医院

新疆伊犁州友谊医院

东软医疗 CT 临床合作中心

GE 医疗中国 CT 影像中心

丛　书　序

在现代医学不断发展的浪潮中，医学影像技术日新月异，于临床诊断与治疗领域的关键作用愈发显著。作为现代医学不可或缺的重要组成部分，医学影像学已成功突破传统的解剖、形态及结构诊断的固有范畴，逐步演进为融合功能代谢、微环境与分子生物学特征的综合性影像评价体系。其在疾病的早期筛查、精准诊断、治疗方案的科学制订及预后评估等关键环节，均发挥着重要作用，为临床医疗实践筑牢了根基。

近年来，伴随社会环境的变迁及人们生活方式的改变，人均期望寿命的延长和老年人群比例的增加，各类疾病的发病率呈现出持续攀升的态势。在此背景下，X线、CT、MRI等影像技术已成为疾病诊治过程中的重要工具。尽管当下介绍影像技术及诊断的医学参考书籍繁多，从大型学术专著到简洁实用的临床手册不一而足，但对临床一线影像科医师，尤其是研究生、住院医师等低年资医师群体而言，兼具便携性、系统性与实用性的影像专科入门参考书籍仍显不足。此类书籍既要规避大型专著冗长繁杂、难以快速掌握要点的弊端，又要克服临床手册内容过于简略、无法深入理解知识的局限，同时还需高度重视疾病与影像之间及不同疾病之间的内在逻辑关联，从而切实满足初学者迅速掌握核心知识体系的迫切需求。

作为广受好评的"CT快速入门丛书"的姊妹篇，"影像诊断快速入门丛书"应运而生。该丛书由国内医学影像学领域的众多专家组成的团队倾力打造，各分册主编均为我国医学影像学界的中坚力量，拥有丰富的一线临床、教学及科研经验。该丛书全面涵盖 X 线、CT、MRI 等多种影像技术，旨在帮助读者系统掌握影像诊断的核心知识。书中不仅深入解析影像特征，还特别注重疾病与影像表现之间的内在逻辑关联，以及不同疾病之间的影像鉴别要点，力求为初学者提供一条高效、系统的学习路径，助力其快速构建扎实的影像诊断体系。

该丛书专为医学影像学专业初学者设计，特点明显：①便携实用，条目化结构便于快速查找，助力临床；②内容系统全面，涵盖八大影像诊断领域，符合亚专业分组趋势；③紧跟学科前沿，除传统 X 线、CT、MRI 外，融入 AI 与多模态影像，助力技术创新；④病例导向，图文并茂，结合真实病例，培养精准诊断能力；⑤新增淋巴分册，填补该领域影像参考空白；⑥特别增设影像检查策略选择，指导合理检查方案，提升临床实用性。

该丛书的编写与出版，无疑是对医学影像学教育、临床培训及研究发展需求的积极且有力的响应。值此"影像诊断快速入门丛书"付梓之际，作为主审和丛书发起人，我们深感责任重大，亦倍感欣慰。在此，向所有参与该丛书编写工作并付出辛勤努力的专家们致以最诚挚的敬意与感谢。衷心期待该丛书能够成为受广大医学影像从业人员，尤其是初学者和低年资医师欢迎的助手，为临床诊断与治疗提供科学、精准的依据，为"健康中国"建设贡献坚实力量，为守护人民生命健康保驾护航。

陈克敏　高剑波　沈　云

2025 年 3 月

前　　言

随着医学影像技术的飞速发展，多种成像技术如 X 线、超声心动图、CT、MRI、核医学成像等，在心血管系统的诊断与评估中扮演着重要角色。这些技术的融合与创新，极大地拓宽了心血管成像的视野，更为精准医疗的实现奠定了坚实基础。本书旨在探讨心血管系统成像技术，尤其是 CT 及 MRI 在心血管疾病诊断中的应用。

全书共分为九章。第一章提纲挈领地概述了不同心血管系统成像技术的基本原理、适用范围及其在临床实践中的重要意义，为后续章节奠定了理论基础。随后，第二章至第九章则逐一聚焦于心血管系统各类疾病，通过临床表现描述、典型影像学特征分析及诊断思路梳理，使读者系统掌握各类心血管疾病的影像诊断要点。

在内容编排上，本书力求实用性与可读性并重；文字表达力求精练、准确，避免冗长复杂的理论阐述；同时，我们精心挑选典型影像图片，辅以必要的注释与说明，使读者能够直观感受疾病的影像学特征，加深理解。此外，本书还特别注重知识的归纳总结，通过图表等形式，将复杂的知识点条理化、系统化，便于读者记忆与掌握。

本书凝聚了全体编者与编委的智慧。在成书过程中，我们有幸得到众多同仁的鼎力支持，正是有了他们的宝贵意见与辛勤付出，本书才得以顺利问世。在此，我们向所有参与编写、审校及提供图片的同仁致以最诚挚的谢意！同时，我们要特别感谢沈云博士的悉心指导与积极协作，他的独到见解与严谨态度为本书的质量提供了重要保障。

展望未来，我们期望《心血管系统影像诊断》能够成为心血管影像诊断医师、临床医师及规培生的得力助手，助力他们在专业成长的道路上不断前行。我们深知医学知识的探索永无止境，书中难免存在不足之处。因此，我们诚挚欢迎广大读者不吝赐教，提出宝贵意见与建议，以便我们在未来的修订中不断完善。

主　编
2024 年 12 月

目　　录

第一章

心血管系统成像基本原理与成像技术

第一节　X线片与心血管造影

一、X　线　片

X线能够使人体在胶片上形成影像，一方面是基于X线的穿透性和感光性，另一方面则是基于人体组织存在密度和厚度的差别。当X线穿透人体不同组织结构时，不同密度和不同厚度的组织对X线的吸收程度不同，从而形成胶片上的灰阶对比度。心脏位于纵隔内，呈软组织密度，与两侧的肺组织形成良好的天然对比，能够显示心脏和大血管的外轮廓，常规应用的体位包括后前位、左侧位、右前斜位和左前斜位。

X线片是心脏大血管最基本的影像学检查方法，具有便宜、快捷、心肺兼顾等优点，在观察心脏整体轮廓和肺血流变化方面具有一定优势，对于具有典型或比较典型X线征象的部分心脏疾病可做出诊断或提示诊断。但是，随着超声心动图、CT、MR等成像技术的发展与普及，X线片在心血管疾病诊断中的应用日趋减少。

二、心导管术、冠状动脉造影及血管腔内成像技术

（一）心导管术

心导管术是从外周血管插入导管，并将其送至目标心腔和（或）

大血管腔内，以获取目标部位的影像、血流动力学等信息，从而实现疾病的检查和诊断，甚至进行某些治疗。左心导管术是将导管送至左心房、左心室及主动脉等部位；右心导管术则是将导管送至右心房、右心室及肺动脉等部位。通过左、右心导管术分别观察导管走行，记录各部位的压力曲线，采集各部位血液标本测量血氧含量，计算心排血量及血流动力学指标。心导管术还可应用于瓣膜病、心肌病、先天性心脏病、肺动脉高压等疾病的诊断、评估及治疗等。

（二）冠状动脉造影

冠状动脉造影是经皮穿刺入股动脉或桡动脉，将特制的心导管送至左或右冠状动脉开口并插入，注入对比剂使冠状动脉显影，清晰显示冠状动脉主干及其分支（图 1-1A、B）。冠状动脉造影可准确评价冠状动脉的解剖和畸形；评价冠状动脉狭窄的有无、程度、范围及侧支循环建立情况等，并可根据评估情况决定是否进行介入治疗；对于冠状动脉介入术后和旁路移植术后患者，还可进行随访和预后评估。

（三）血管腔内成像技术

血管腔内成像技术主要包括血管内超声（intravascular ultrasound，IVUS）成像和光学相干断层成像（optical coherence tomography，OCT）（图 1-1C、D）。IVUS 是通过导管技术将微型超声探头送入血管腔内，显示血管横断面图像。OCT 则通过低相干近红外线干涉测量法，采集组织反射回来的不同光学特征实现血管横断面成像。OCT 的成像速度快，具有更高的空间分辨率，接近组织学成像水平。血管腔内成像技术能够精确测量血管狭窄程度和斑块性质，可应用于斑块成分定性分析、指导复杂病变的支架置入、评估支架贴壁状况和内膜覆盖厚度等，在提高对冠状动脉病变的认识和指导介入治疗方面起到了非常重要的作用。

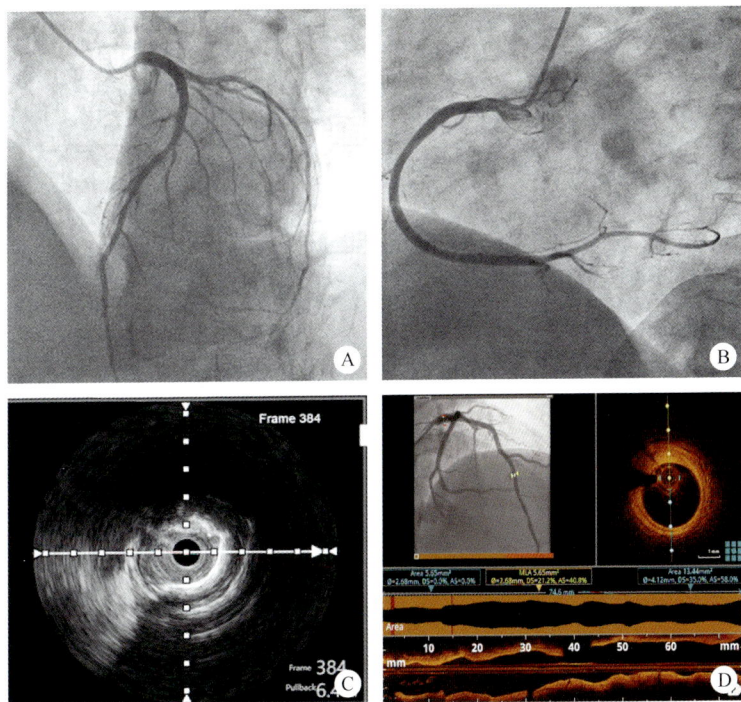

图 1-1　冠状动脉造影及血管腔内成像技术

A、B. 左冠状动脉和右冠状动脉造影图像；C. 血管内超声图像；D. 光学相干断层成像

第二节　超 声 检 查

超声成像是利用人体不同组织声学阻抗的差异形成声学界面而发生反射、散射等，进而采用不同技术接收这些反射回来的信号并进行转换、分析、编码，并加以显示而形成图像，从而观察组织器官或病变的形态结构与声学特性。其中，超声心动图和血管超声是心血管系统常用的超声检查方法。

一、超声心动图

超声心动图具有实时、无创、可重复的优势，是心血管疾病的首选影像学检查方法，也因其轻便、灵活的特点被应用于外科及介入手术中，从术前指导手术方案的制订、术中辅助引导手术步骤并监测可能出现的并发症，到术后评价手术效果均发挥着不可替代的作用。

M 型超声心动图用于记录取样线上心脏各结构随时间的运动情况，如获取心脏各个瓣膜、心室的波形等（**图 1-2A**）。二维超声心动图又称切面超声心动图，是最基本的超声成像模式，能够直观、实时地显示心脏各解剖结构断面及其连续关系，并可测量各解剖结构的径线、室壁厚度和心功能（**图 1-2B**）。三维超声心动图则能够更清楚地反映各结构的立体形态、空间方位、连续关系及活动情况，提高对心脏复杂解剖结构三维空间关系的识别能力，且无须对心房和心室的形态进行几何形状的假设，对于功能的测量相对更加准确（**图 1-2C**）。多普勒超声心动图主要包括频谱多普勒和彩色多普勒两种模式，可对心脏的血流进行定性和定量评价，包括血流束的起始和终点，以及血流速度、路径、分布、状态等（**图 1-2D、E**）。

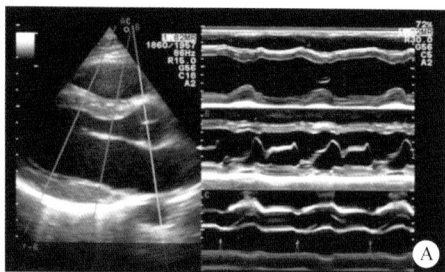

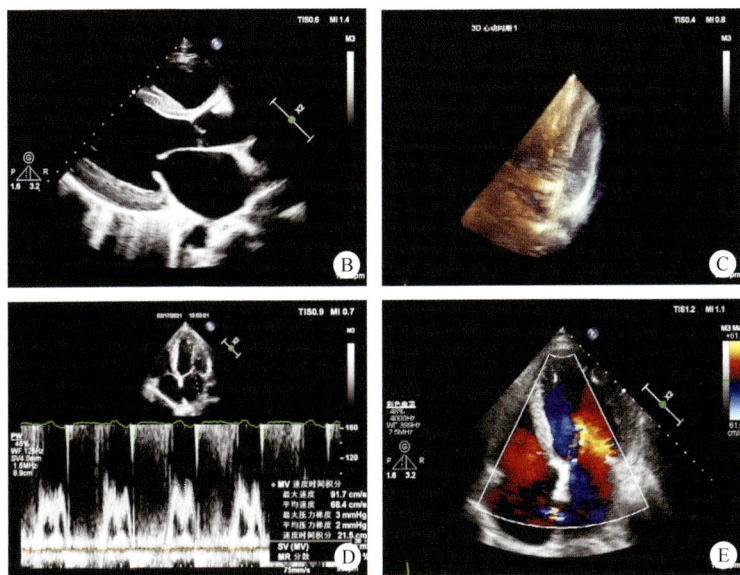

图 1-2 常用超声心动图检查技术

A. M 型超声心动图；B. 二维超声心动图；C. 三维超声心动图；D. 频谱多普勒技术；
E. 彩色多普勒技术

　　近年来逐步发展的斑点追踪超声心动图、负荷超声心动图、超声造影等技术进一步拓展了超声心动图的临床应用，为心脏功能评估提供了更全面、更客观的信息。其中，斑点追踪超声心动图可分析室壁运动异常、评估心功能，包括二维斑点追踪技术和三维斑点追踪技术（图 1-3）。二维斑点追踪技术是在二维超声图像的基础上，基于斑点追踪原理，通过逐帧追踪灰阶图像中细小结构产生的背向散射斑点信息，实时跟踪心肌运动轨迹，从而检测心肌运动状况。三维斑点追踪技术是通过对连续的心脏全容积图像进行分析，追踪心肌声学斑点在三维空间内的运动轨迹，可从多个角度、实时动态地显示心脏解剖结构，直接测量心室容积及心脏局部、整体功能。

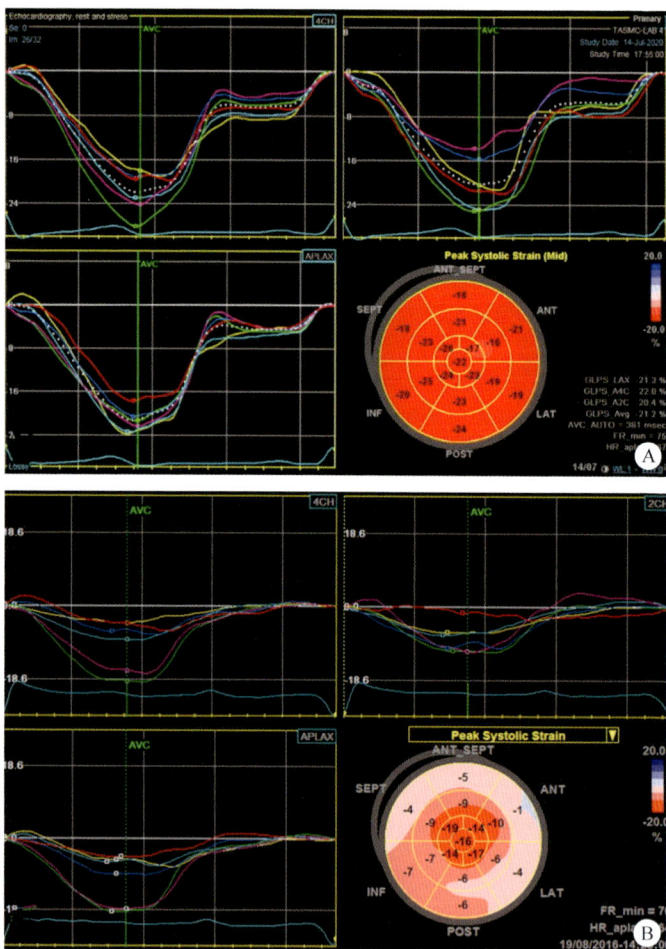

图 1-3 超声心动图二维斑点追踪技术示各节段左心室心肌纵向应变值

A.正常人；B.心肌淀粉样变性患者

二、外周血管超声

多普勒超声检查是外周血管疾病筛查的首选方法，包括彩色多普勒血流成像（CDFI）和频谱多普勒超声成像，能够显示血管壁的异常、管腔扩张或狭窄程度、血栓的大小和时期，以及血流方向、血流速度、血流量等。对于动脉血管（**图 1-4**），该检查还能够显示内中膜的厚度和形态、斑块大小及回声特征、有无动脉夹层。对于静脉血管（**图 1-5**），该检查还能够显示瓣膜的形态和功能。然而，超声不能整体显示血管全程。

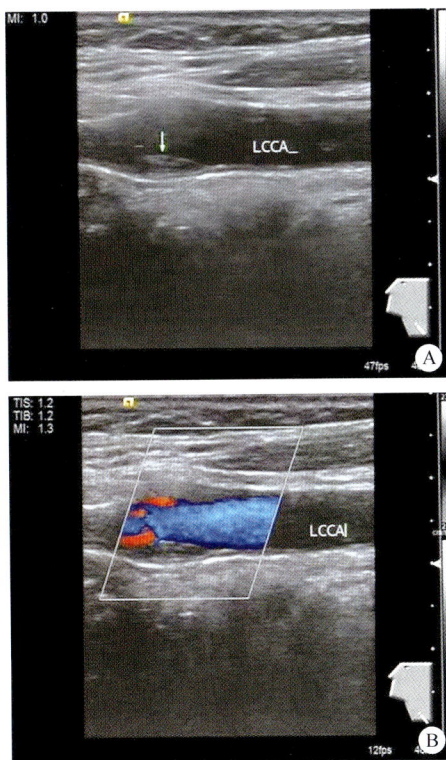

图 1-4　颈动脉超声

左侧颈内动脉（LCCA）内中膜增厚，颈动脉窦沿壁可见低回声斑块（A），较厚处约2.5mm，CDFI 示颈动脉窦血流变细（B）

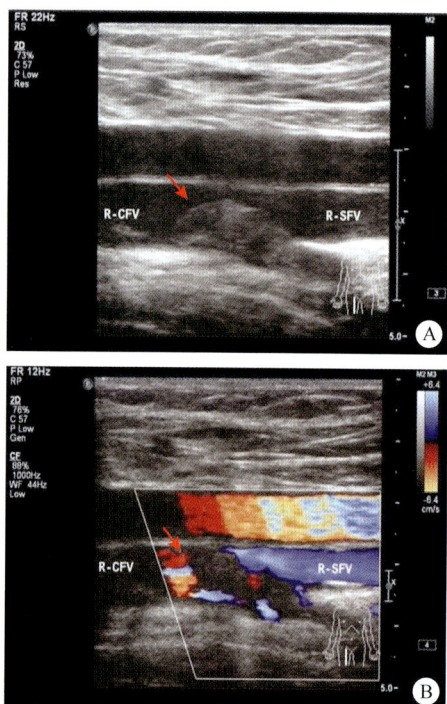

图 1-5 下肢静脉超声

右下肢静脉管径未见明显扩张，右股总静脉（R-CFV）管腔内可见不均质回声充填（A），CDFI 示管腔内血流信号呈部分充盈缺损，可见散在分布的细窄血流信号（B）；R-SFV，右股浅静脉

第三节 计算机断层扫描

心脏搏动使得早期的计算机断层扫描（computed tomography，CT）在心血管系统中的应用受限。近 20 年来，CT 技术快速发展，时间分辨率和空间分辨率的提升及后处理技术的应用，实现并推动了 CT 在心血管疾病中的应用。心房室壁、血管壁与血液的密度接

近，CT 平扫的价值有限，主要用于评价冠状动脉钙化，通过冠状动脉钙化积分方法量化评估冠状动脉粥样硬化程度。绝大部分心血管CT 检查需要注射对比剂进行主动脉 CT 血管成像（CT angiography，CTA）检查，主要包括冠状动脉 CTA、主动脉 CTA、肺动脉 CTA 等。

一、冠状动脉 CT 血管成像

冠状动脉 CTA（coronary CT angiography，CCTA）检查可以显示心脏和冠状动脉的解剖结构，明确冠状动脉病变及其发生部位，还可观察并测量病变累及的范围、管腔狭窄程度、斑块大小和性质等，成为冠心病筛查的首选无创影像学检查方法，在临床应用中起到"看门人"的作用。CCTA 对斑块风险的评估越来越受到临床重视，通过CCTA 发现高危斑块、观察斑块变化及评估斑块负荷，有助于临床制订合理的治疗方案和管理计划（图 1-6A）。

CT 血流储备分数（CT fractional flow reserve，CT-FFR）、CT 心肌灌注成像（CT myocardial perfusion imaging，CT-MPI）等新技术的出现，使得心脏 CT 成像从解剖学评估拓展至功能学评估。CT-FFR基于 CCTA 的解剖模型，应用计算流体力学原理或人工智能深度学习，对血流储备分数（FFR）进行精准计算，CT-FFR 与有创 FFR 呈现出良好的相关性，CT-FFR ≤ 0.8 预测心肌缺血的敏感性、特异性及准确性均优于单纯的 CCTA 检查（图 1-6B）。CT-MPI 包括静息心肌灌注和负荷心肌灌注，可用于定量评价心肌血流灌注情况，是评估心肌微循环的重要无创检查方法，可为诊断患者是否存在有意义的管腔狭窄提供可靠信息（图 1-6C）。

目前，心脏 CT 的主要局限为时间分辨率和空间分辨率不能完全达到冠状动脉成像的要求，因此心率过快、严重的心律失常、严重钙化、支架植入等因素仍可能影响图像质量，造成诊断困难。

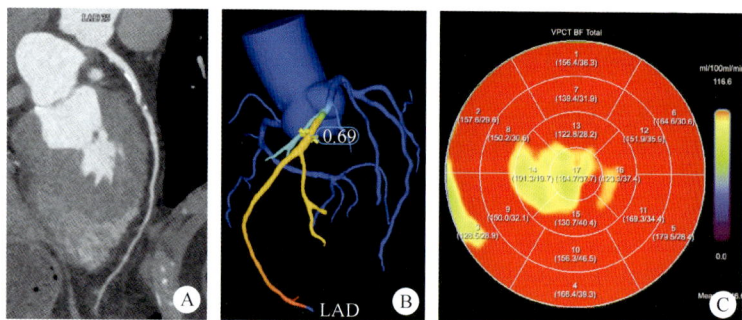

图 1-6 CCTA 检查图像

曲面重组图像显示前降支（LAD）中段局部混合性斑块、管腔重度狭窄（A），相应部位 CT-FFR 分析显示为 0.69（B），负荷 CT-MPI 显示心肌 14 和 17 节段灌注减低（C）

二、主动脉 CT 血管成像

CT 检查扫描速度快，覆盖范围广，主动脉 CTA 能够显示主动脉及其分支的管腔、管壁及周围组织结构，是诊断主动脉病变的最佳影像学检查方法，可明确主动脉夹层、壁内血肿、穿透性溃疡、主动脉瘤等疾病的诊断（**图 1-7**）。对于主动脉根部和升主动脉病变的患者，应采用前瞻性心电门控扫描模式或大螺距扫描模式，以消除或减轻心脏和主动脉搏动伪影对病变观察的影响。

经导管主动脉瓣置换术（transcatheter aortic valve replacement，TAVR）是微创治疗主动脉瓣狭窄的新技术。主动脉 CTA 是 TAVR 重要的术前检查项目，可观察主动脉根部解剖结构，精准测量主动脉瓣环、主动脉窦及升主动脉的相关数据，并且能够全面地显示主动脉、冠状动脉及其分支情况以规划手术路径。

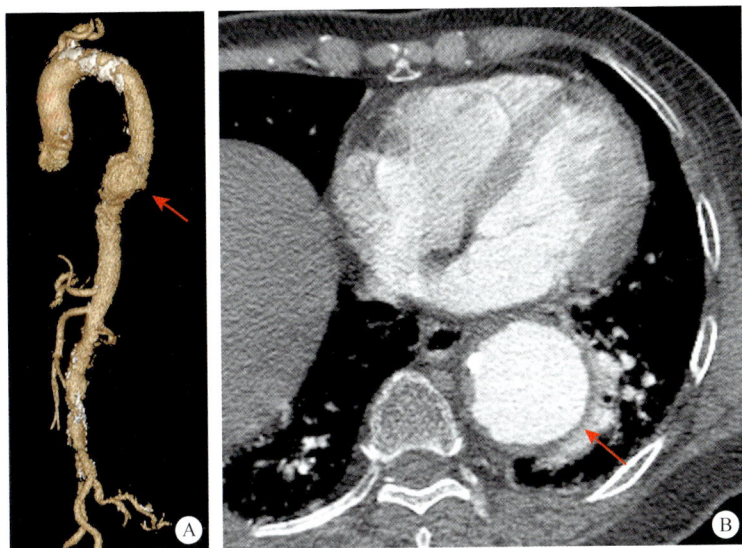

图 1-7　主动脉 CTA 检查图像

容积再现（A）及横轴位（B）图像显示主动脉全程多发钙化斑块、节段性管腔狭窄，
降主动脉局部动脉瘤形成（红色箭头）

三、肺动脉 CT 血管成像

肺动脉 CTA 可实现整个肺动脉树的成像，对急性、慢性肺动脉栓塞具有明确诊断价值。此外，肺动脉 CTA 还可同时评估肺和纵隔的病变，如肺气肿、间质性肺病及胸腔积液等，对肺源性心脏病、肺动脉高压的病因诊断等都有很高的鉴别价值。双能量 CT（dual energy CT，DECT）除可评估肺动脉情况外，还可进行肺灌注成像，此方法提高了外周性肺栓塞的检出率。

第四节 心脏磁共振成像

心脏磁共振（cardiac magnetic resonance，CMR）成像具有多参数、多序列成像的优势，扫描野大，能够进行任意扫描方位成像，具有高的组织分辨率，能够对心脏形态、功能、心肌灌注、存活性、血管、斑块等进行较为全面的检查。因此，CMR 成像在心血管系统疾病中的应用价值越来越受到重视。

一、形态学和功能学成像

1. 黑血序列　用来观察心脏和大血管的形态，一般采用快速自旋回波和反转恢复技术采集图像。反转恢复技术包括双反转和三反转恢复，使得心肌或大血管内没有运动或者缓慢运动的质子表现为相对高信号，而心腔和大血管中快速流动的血液由于运动出了成像层面，导致信号流空，得到黑血图像（图 1-8A）。其中三反转恢复技术较双反转恢复技术增加了第三个反转脉冲以抑制脂肪信号。

2. 电影序列　采用平衡稳态自由进动序列获得单个层面心动周期内不同时相的一系列图像，用于评价心脏室壁形态和运动，并可获取定量参数来评价心脏功能（图 1-8B）。其最大的优点在于血池 - 心肌对比度高，但易受磁场的不均匀性影响，从而产生条带伪影。

二、组织特征成像序列

1. 灌注序列　静脉团注钆对比剂联合快速 MRI 序列来显示首过心肌灌注情况，在连续心动周期采集同一解剖位置和时相的多幅图像，可在静息和药物负荷两种状态下采集图像，是缺血性心肌病诊断中不可或缺的成像序列，可以定性、定量评价心肌的灌注情况（图 1-8C）。

2. 钆延迟强化（late gadolinium enhancement，LGE）序列 在注入钆对比剂后 10 ～ 15min，选择合适的心肌反转时间并利用反转恢复序列获得，能够准确识别心肌瘢痕和纤维化（图 1-8D）。

3. 纵向弛豫时间定量成像（T_1 mapping） 该技术基于反转恢复或饱和脉冲激发，在给定心动时相的不同反转时间进行信号采集，通过后处理得到定量的心肌 T_1 值（图 1-8E）。此外还可通过注入钆对比剂前后分别进行 T_1 mapping 序列扫描，经过血细胞比容校正后获得心肌细胞外容积（extracellular volume，ECV）。该技术对于弥漫性心肌病变的检测更加敏感。

4. 横向弛豫时间定量成像（T_2 mapping） 利用黑血或磁化准备的亮血序列，在单个层面采集单个静态图像，通常在收缩中期至晚期采集，通过后处理得到定量的心肌 T_2 值（图 1-8F）。该序列对于心肌水肿的检测更加敏感。

5. T_2^* 弛豫时间定量成像（T_2^* mapping） 利用多回波扰相梯度回波序列在单个心动周期时相采集，通常在收缩中晚期采集。铁磁性物质会导致 T_2^* 值降低，因此该序列多用于评估心肌铁沉积。正常心肌 T_2^* 值大于 20ms，小于 20ms 提示存在铁沉积。

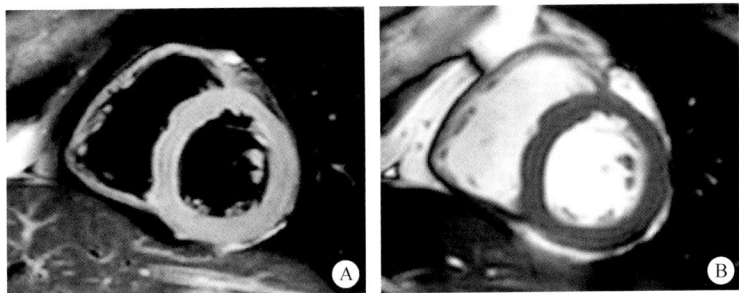

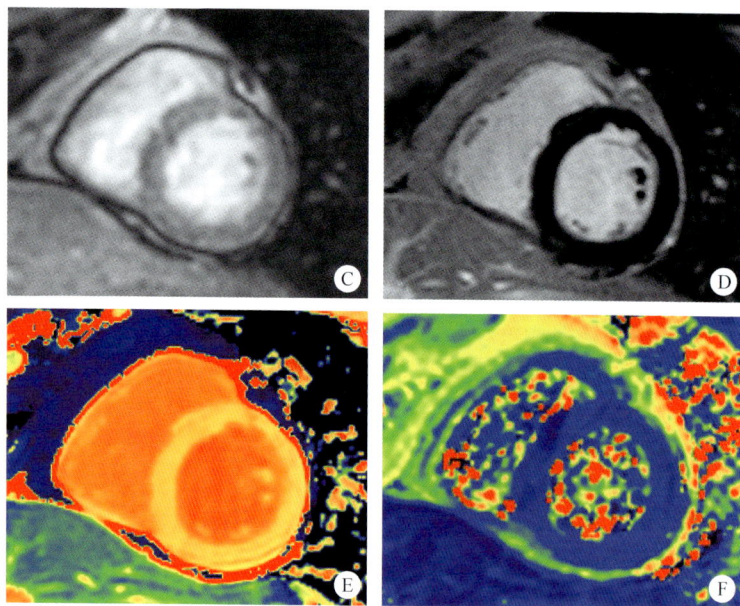

图 1-8 心脏磁共振成像各检查序列的短轴位图像

A. 黑血序列；B. 电影序列；C. 心肌灌注序列；D. 钆延迟强化序列；E. T_1 mapping 序列；

F. T_2 mapping 序列

三、血管成像

  冠状动脉磁共振血管成像（MRCA）主要包括稳态自由进动序列的无对比剂 MRCA 和快速梯度回波序列的对比增强 MRCA，目前还能够做到自由呼吸全心冠状动脉成像。MRCA 相较于使用含碘对比剂的冠状动脉 CTA 具有无创、无辐射、可不依赖对比剂、软组织对比度高等优势（**图 1-9**）。

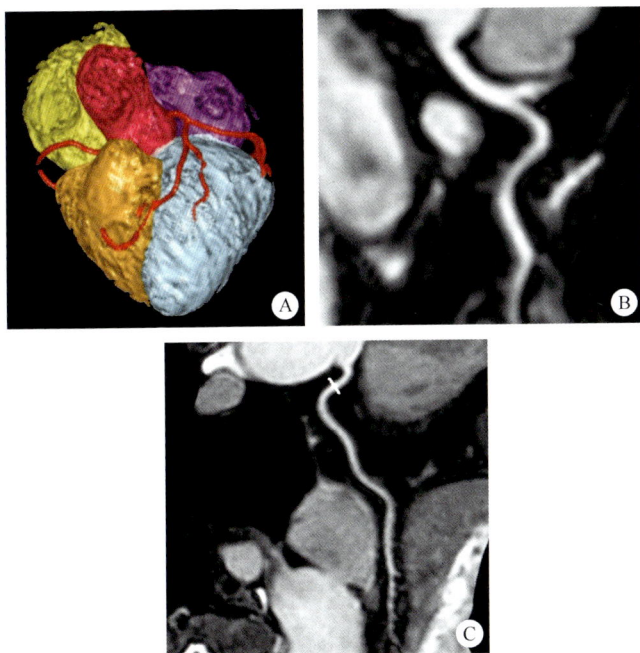

图 1-9　MRCA 后处理图像

A. 容积再现显示冠状动脉树；B. 左旋支曲面重组图像；C. 右冠状动脉曲面重组图像

1. 二维血流 MR 成像　通过相位对比电影序列和血流速度编码来成像，全心动周期采集能够定量评价血流信息。

2. 三维 MR 血管造影　多使用 3D 扰相梯度回波序列并注入钆对比剂，以在血池和背景组织之间显示出最大的对比度。

3. 四维血管成像　与传统三维血管成像相比，增加了时间维度，以显示不同心动周期血流动力学的变化。同样采用相位对比对三个相互垂直的维度进行编码，通过扫描获得三个方向相位流速的编码电影。将图像后处理后，动态三维显示心腔和主动脉内的血流特征，并对血流的速度和方向进行不同颜色的编码，准确显示和测量各个位置血流的方向、速度、剪切力等重要参数。

第五节 核医学成像

心血管系统的核医学成像主要包括心肌血流灌注显像、心肌代谢显像和肺通气/灌注显像，这些成像技术具有重要优势，不仅可用于诊断心血管疾病，更重要的是能够为临床决策和疾病的管理提供指导。

一、心肌血流灌注显像

心肌细胞选择性地摄取某些放射性核素显像剂，应用单光子发射计算机断层成像（SPECT）或正电子发射断层成像（positron emission tomography，PET）采集这些显像剂发出的射线，得到心肌断层显像，经过重建获得不同方位的心肌影像。心肌血流灌注显像可分为静息显像和负荷显像两种成像模式，其中负荷显像通过运动或药物负荷的方法增加心脏负荷，引起冠状动脉供血改变，从而估测冠状动脉血流储备功能和心肌血流灌注状态。心肌灌注显像主要应用于冠心病的诊断和疗效评估，包括心肌缺血与梗死、治疗前后心肌血流的变化和恢复情况等。

二、心肌代谢显像

葡萄糖和脂肪酸是心肌细胞代谢最主要的能量底物。当心肌细胞发生坏死后，心肌的所有代谢活动停止，此时葡萄糖是缺血心肌的唯一能量来源。氟-18-脱氧核糖核酸（^{18}F-FDG）与脱氧葡萄糖具有相同的结构，因此应用 ^{18}F-FDG PET 心肌代谢显像能够反映心肌细胞葡萄糖的代谢分布变化，尤其是反映缺血和坏死心肌的葡萄糖代谢状态。在用于缺血性心肌病的诊断时，需要将该检查与心肌灌注显像进行灌注/代谢匹配情况的对比分析，从而提示存活与非存活心肌的分布，因此在冠心病血运重建中该检查具有重要指导意义（**图 1-10**）。

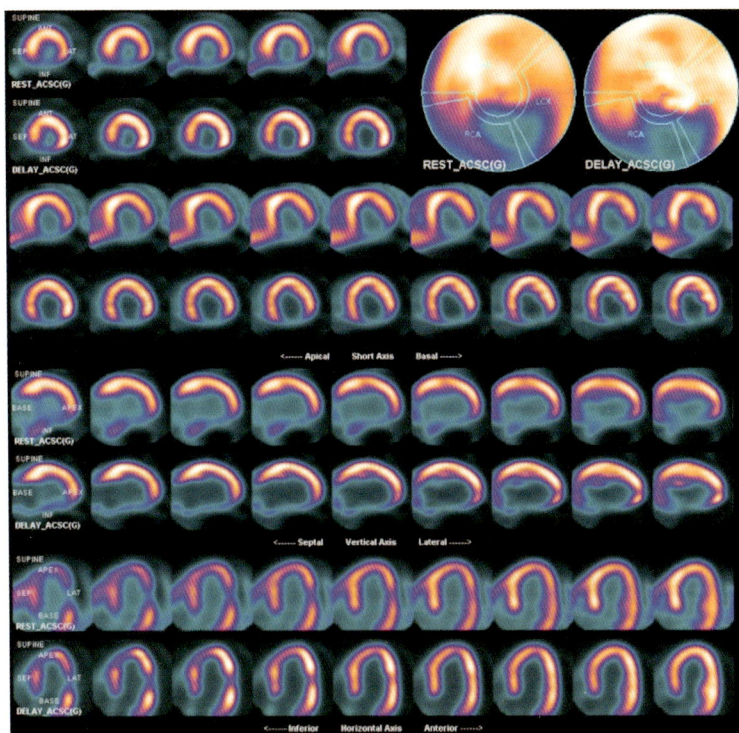

图 1-10　核素心肌血流灌注和 FDG 代谢显像
奇数行为灌注图像，偶数行为代谢图像，左心室广泛下壁、部分下侧壁呈灌注 / 代谢 "匹配" 性缺失表现，提示心肌梗死

三、肺通气 / 灌注显像

　　肺通气 / 灌注显像系功能性成像。肺灌注显像是经静脉注射的显像剂颗粒一过性地嵌顿在肺毛细血管床或肺小动脉内，其在肺内的分布与局部肺血流灌注量成正比，因而可反映肺血流灌注的情况（**图 1-11**）。肺通气显像需要患者吸入一定量的放射性气体或气溶

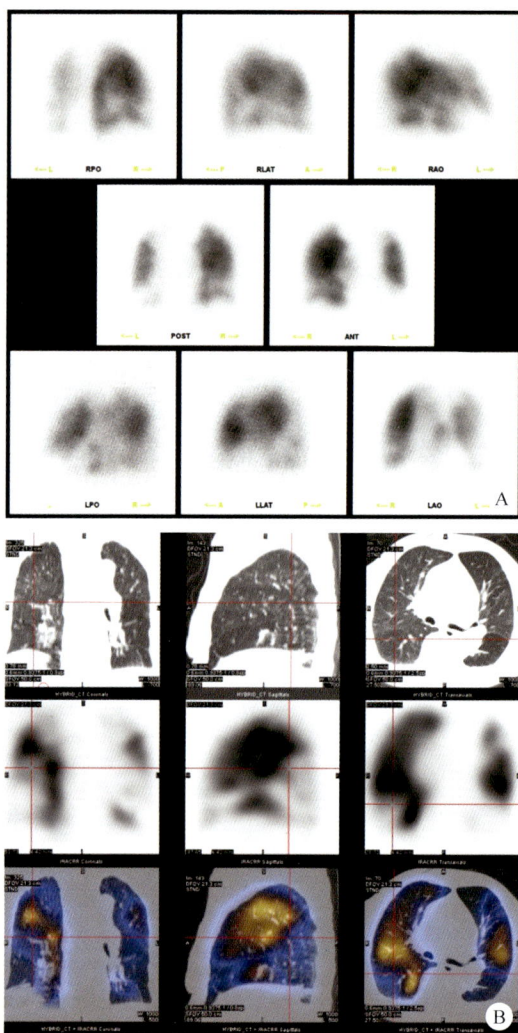

图 1-11　肺灌注显像

肺栓塞患者肺灌注显像（A）示双肺示踪剂分布不均匀，有多处示踪剂分布稀疏区或缺损区，提示血流灌注减低。断层及 CT 融合图像（B）示双肺有多处示踪剂分布稀疏区或缺损区

胶，这些放射性物质经过逐级气道进入终末细支气管和肺泡内，显像剂的分布与肺通气量成正比，呼吸道阻塞的部位显像剂无法通过，其以远的肺区域出现显像剂分布缺损。根据肺灌注显像和通气显像的匹配情况可评估肺动脉栓塞，该检查在急性肺动脉栓塞和慢性血栓栓塞性肺动脉高压的诊断、疗效评估中具有重要价值。

第六节　比较影像学

超声心动图和 CMR 成像在评估心脏结构和功能方面优势明显。超声心动图不仅是评估心脏结构和功能的首选影像学检查方法，而且对于瓣膜的评估具有独特价值。CMR 成像是目前心脏结构和功能评估的参照标准。

冠状动脉病变评估的金标准仍是冠状动脉造影，并且联合血管腔内成像技术能够准确评估狭窄程度、斑块性质，因此，高验前概率且伴有典型胸痛或临床证据提示不良事件风险高的患者，应直接行冠状动脉造影。无创影像检查方法最适用于中低验前概率患者。目前我国在核医学心肌灌注显像、负荷 CMR 等功能成像方面应用较少。CCTA 具有很高的阴性预测值，是临床可疑冠心病的首选无创筛查手段，被称为冠状动脉造影的"看门人"。PET 检查是鉴别存活心肌和梗死心肌的最佳方法，但是其临床普适性差。CMR 成像近些年快速发展，扫描时间明显缩短，除鉴别存活心肌和梗死心肌外，还可评估心肌纤维化，因此在临床实践中 CMR 成像的应用越来越广泛。

PET 显像在心脏肿瘤的良恶性鉴别中具有重要价值，但对于肿瘤的进一步定性评估则存在局限性。CMR 成像具有多参数扫描序列，能较好地显示心脏肿瘤的位置、形态、大小及其毗邻关系，部分心脏肿瘤表现特征较强，可对其做出较为明确的诊断。

头颈血管、主动脉、肺动脉和外周动脉的首选影像学检查方法是 CTA，不仅可评估管腔狭窄和斑块性质，还可显示周围结构情况，对于疾病的筛查、诊断、风险分层、病因查找、指导治疗计划和随访等方面均具有重要价值。目前 X 线造影主要被用于介入治疗术中评估。

应用于心血管系统的影像学检查方法各具特征，不仅可以评估心脏解剖、功能和组织特征，而且在疾病的诊断、鉴别诊断、危险分层和预后评估中同样发挥着重要作用（**表 1-1**）。除需要根据临床诊疗的发展适时更新各种无创性影像学技术的诊断标准外，还需要不同方法的融合和精准的个体化评价。

表 1-1　心血管系统常用影像学检查方法比较

对比项	超声	CT	MR	核医学	X 线造影
心脏结构	+++++	++++	+++++	+	++
心功能	+++++	+++	+++++	++	++
瓣膜	+++++	++	+++	–	–
冠状动脉狭窄	–	++++	+++		+++++
冠状动脉斑块	–	++++	++		+
冠状动脉支架		++++	–		+++++
桥血管	–	+++++	–		++++
存活心肌	+++	+++	++++	+++++	–
梗死心肌	+++	+++	++++	+++++	–
心肌纤维化	–	++	+++++		
心脏肿瘤	+++	++++	+++++	++++	+
头颈血管	+++	+++++	++++		+++++
主动脉	+	+++++	+++		++++
肺动脉	+	+++++	+++	+++	++++
外周动脉	+++	++++	+++		+++++

注：“–”表示不适用；“+、++、+++、++++、+++++”分别表示该检查方法对不同结构和病变的评估效能。

（杨　帆　邓瑷琳　闫　彦　沈　云　马　昆）

第二章

心脏常见病变的影像表现

第一节　心血管的胚胎发育

一、概　　述

掌握心血管的胚胎发育对理解先天性心脏病的发生、发展尤为重要，心血管胚胎发育的任一阶段出现问题都会影响正常心脏的形成，因此认识心血管的胚胎发育过程有助于理解各种先天性心脏病的病理生理改变，对先天性心脏病的诊断和治疗有着较大的参考意义。本节将心血管胚胎学的理论知识与形态学相结合，阐述了心血管的胚胎发育过程。

二、心血管胚胎发育过程

（一）原始心管的形成

在胚胎形成的最初两周，胚胎主要通过弥散的方式获取营养和氧气。随着胚胎的发育，其不仅需要卵黄囊里的营养物质，还需要从母体获取营养物质以维持胚胎的生长，于是便有了心血管系统的发育（图 2-1）。

心脏发生于胚胎中胚层，从母体妊娠的第 1 周起，呈新月形的胚胎中胚层生心区细胞逐渐分化，形成两条纵行的左、右心内膜管。大约在胚胎发育的第 21 天，这对心内膜管从头端开始融合，二者逐渐向中线汇合形成一条竖直的心内膜管，即原始心管。原始心管由头端向尾端依次为动脉干、心球、原始心室（成为左心室）、房室沟（分隔总心房与原始心室）、成对的原始心房（将融合形成总心房）、静脉窦（分左、右两角，接受来自脐静脉、总主静脉和卵黄静脉的血）。

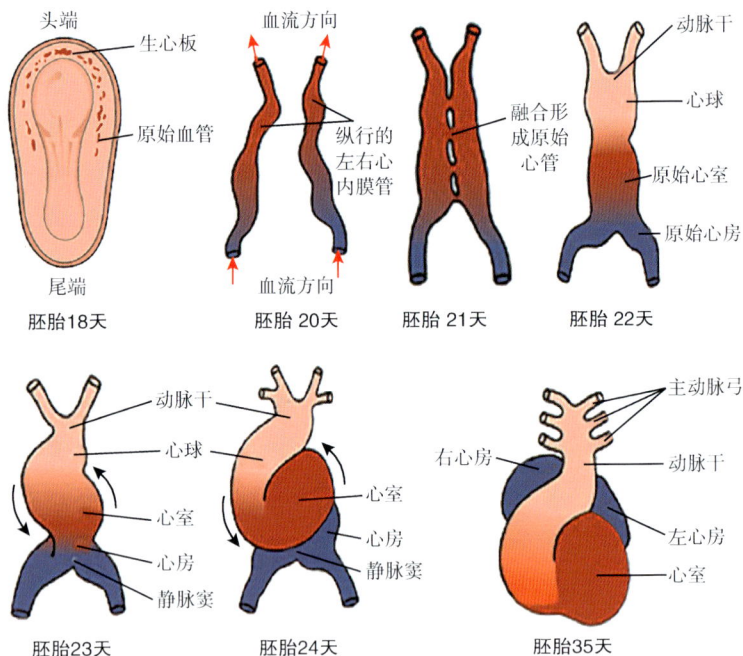

图 2-1　心脏胚胎发育示意图

（二）原始心脏位置和外形的建立

原始心管的两端固定在心包上，心球和心室处于游离部，由于游离部生长速度较心包腔扩展的速度快，因而心球和心室形成"U"形弯曲，称为球室袢。随着心管的长大和变长，心球和原始心室部分扭曲旋转，转向原始心管的右前方，称为右袢（D型袢）。此时的心脏外形呈"S"形弯曲，而心房受前面的心球和后面的食管限制向两侧扩展，膨出于动脉干。如果原始心管向左侧旋转、扭曲，则形成左袢（L型袢），此时右室将会位于左室的前方及左侧，形成心室反位。

心球分为三段，近段被心室吸收，形成原始右室；中段膨大，为心动脉球，即心室、原始右室和动脉干的连接部；远段细长，为动脉干。原始心室成为左心室。左、右心室之间的表面出现室间沟。一般在妊娠第8周，胎儿的心血管系统基本完成发育，房室间隔和四腔心结构基本形成，但内部仍未完全分隔。

（三）心脏内部间隔的形成

1. *房室管的划分*　胚胎发育第4周时，房室管边缘出现增生的间充质组织，即心内膜垫，分为上和下（背侧和腹侧）、左和右。背侧和腹侧心内膜垫彼此对向生长，互相融合，将房室管分隔成两个开口，最终成为房室瓣，右侧为三尖瓣，左侧为二尖瓣。

2. *房间隔的形成*　胚胎发育至第4周末，窦房部腔内顶部向下出现镰状分隔，即原发隔或第一房间隔。此隔沿心房背侧向心内膜垫方向生长，在其游离缘和心内膜垫之间存在的交通称为原发孔或第一房间孔。在原发孔闭合之前，原发隔上部出现齿孔，齿孔联合称为继发孔或第二房间孔。第5周末，在原发隔右侧的顶部出现肌性嵴组织，称为继发隔或第二房间隔，逐渐向心内膜垫生长，其中部的开口称为卵圆孔。原发隔于继发隔的左侧覆盖于卵圆孔上，称为卵圆孔瓣（**图2-2**）。

3. *室间隔的形成*　胚胎发育至第4周末，肌性的主室间隔发育并分隔左、右心室，该隔不断向心内膜垫方向伸展，与心内垫间的孔道称为第一室间孔。胚胎发育至第7周末，心动脉球内部形成的左、右球嵴对向生长融合，并向下延伸与肌性隔融合，室间孔上部的大部分关闭，进而形成周边不完整的第二室间孔。由于心肌的离心性生长及内壁的突起形成室间隔肌小梁部。随着前后心内膜垫的发育，逐渐封闭室间孔后背部，形成螺旋状的第三室间孔，心内膜垫组织形成的膜部室间隔最终将第三室间孔封闭。室间孔封闭后，肺动脉干与右心室相通，主动脉与左心室相通（图 2-3）。

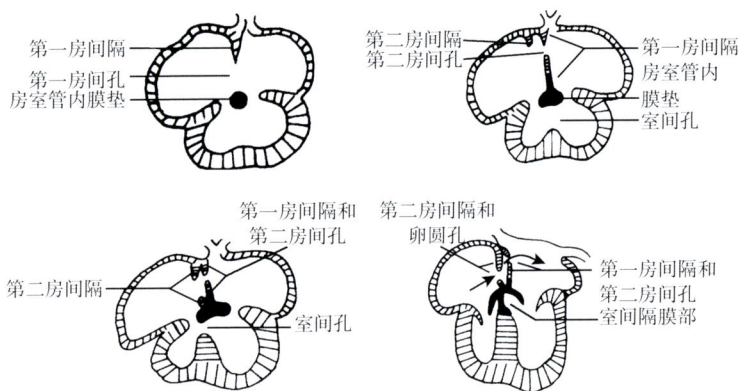

图 2-2　房间隔发育示意图

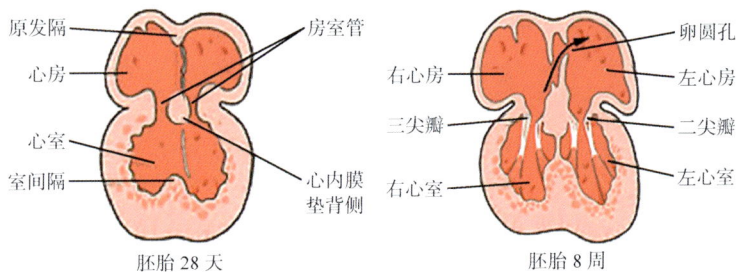

图 2-3　室间隔发育示意图

4. 动脉干间隔的形成 胚胎发育第 5 周时，心球部的间充质细胞形成了心球嵴，与之相连的是动脉干形成的动脉干嵴。动脉干被从肺动脉和主动脉凸出的嵴分开，继而主肺动脉隔形成并螺旋形延伸至心室，直到肺动脉干和升主动脉完全分开，故主肺动脉干如螺旋形围绕升主动脉。

第二节 心脏正常解剖

一、心包、心包窦及心包隐窝

（一）心包

心包是包裹于心脏及起自心脏大血管表面的锥形囊，其底部附着于膈肌中央区域。心包分为内、外两层，外层为纤维层，内层为浆膜层。

1. 纤维层心包 心包的外层，由坚韧的结缔组织构成。其下部与膈中心腱紧密连接，向上包裹出、入心脏的升主动脉、主肺动脉、肺静脉和上腔静脉。纤维层心包下部两侧与膈所形成的夹角为心膈角，在胸膜与心包间有脂肪沉积，形成脂肪垫。

2. 浆膜层心包 心包的内层，又分为壁、脏两层：壁层紧贴于纤维层心包内面，与其较难分离；脏层紧贴心脏和大血管根部表面，即心外膜。壁、脏两层之间的潜在腔隙为心包腔。心包腔内有少量起润滑作用的浆液（15 ～ 50ml），可减少心脏搏动时的摩擦。

心包前壁通过胸骨心包韧带与胸骨相连，上部在胸骨柄后方有胸腺残余，下部因无纵隔胸膜和肺前缘掩盖而称为心包裸区。心包后方有食管、胸主动脉和主支气管、奇静脉等。心包两侧壁邻接纵隔胸膜。

（二）心包窦及心包隐窝

1. 心包斜窦 由左心房表面的脏层心包在上肺静脉平面向下转折而形成。位于左心房左后方，右方为右肺静脉及下腔静脉，左上方为左肺静脉，后方为食管及降主动脉。

2. 心包横窦 由脏层心包围绕升主动脉和主肺动脉并向后反折而形成。其位于升主动脉和主肺动脉后方，背面为上腔静脉、左心房和右肺动脉。

3. 心包前下窦 位于心包前壁与下壁反折处，是心包腔的最低部位，心包积液首先积聚于此。

4. 心包隐窝 脏层心包包裹心脏表面，向上至出入心脏的大血管根部稍上方反折为壁层心包，心包反折处与大血管之间形成许多隐窝结构。①左肺动脉隐窝：位于左肺动脉与左肺上静脉之间；②右肺动脉隐窝：位于右肺动脉根部下缘与左心房上缘之间；③上主动脉隐窝：由心包横窦伸展形成，位于升主动脉右后方，向上至胸骨角高度；④下主动脉隐窝：由心包横窦伸展形成，位于升主动脉下部与右心房之间；⑤上腔静脉后隐窝：位于上腔静脉右后方，右肺动脉与右肺上静脉之间；⑥左肺静脉隐窝：位于左心房后方，左肺上、下静脉之间；⑦右肺静脉隐窝：位于左心房后方，右肺上、下静脉之间。

二、心　　腔

心脏由房间隔、室间隔、左房室口及右房室口分隔成右心房、左心房、右心室、左心室四个腔。心脏 X 线、CT 及 MR 解剖图像分别如图 2-4 ～图 2-6 所示。

（一）右心房

右心房的前外壁靠近胸骨的后部，右心房后侧为上、下腔静脉开口，接受来自上腔静脉和下腔静脉的体循环回血，同时右心房也接受来自冠状静脉窦的大部分心脏冠状静脉回血。右心房壁薄，表面光滑。右心房腔可分为心耳部、心房体部和静脉窦部。右心耳短小，基底部宽大，呈三角形海绵样组织，其内部肌小梁丰富，是影像上区分左右心房的重要结构。心房体部由原始心房体发育而成，在心房前部，内壁有高低不平的梳状肌分布。静脉窦部由原始静脉窦发育而来，位于右心房后部，与上、下腔静脉及冠状窦连接，内壁光滑。右心房内体部和窦部之间为界嵴，与心房外部的界沟相对应。右心耳内梳状肌延续至心房体部，止于界嵴。

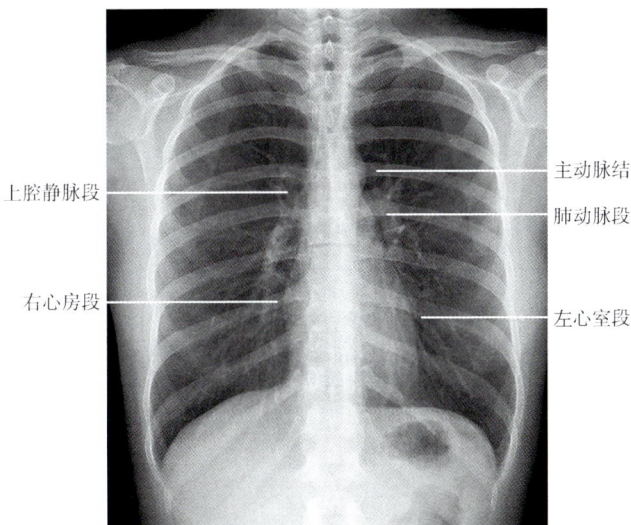

图 2-4 胸片后前位图像

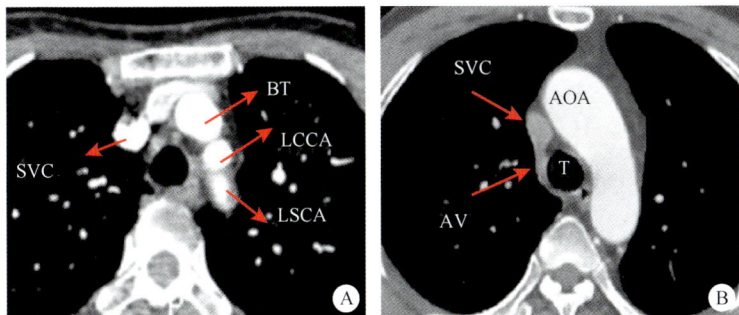

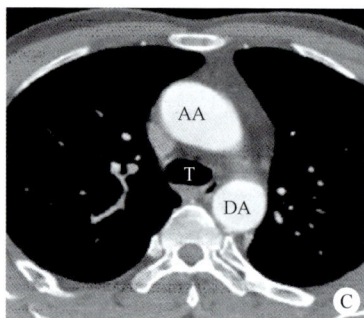

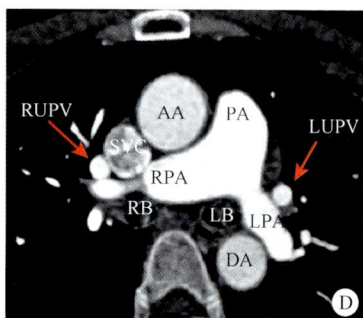

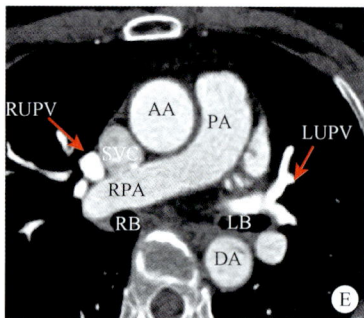

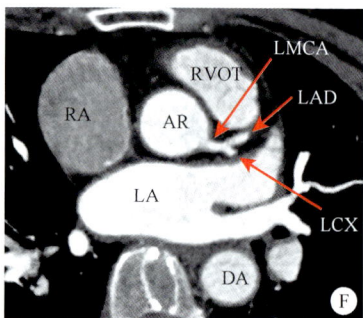

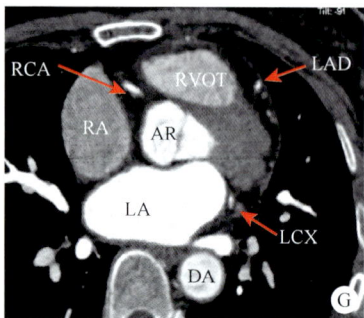

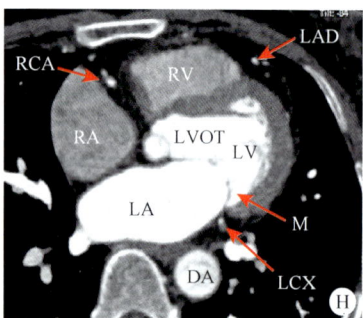

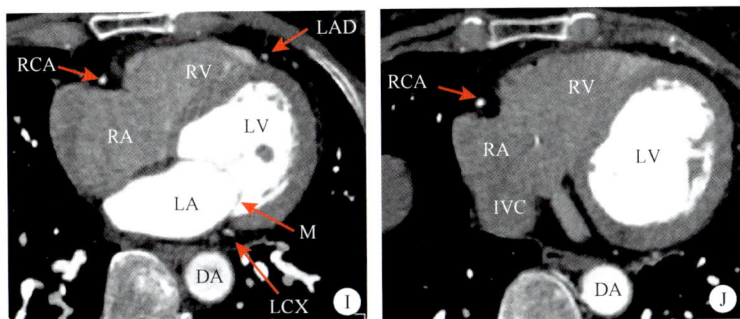

图 2-5　心脏 CT 解剖图像

A. 主动脉弓上层面，可见头臂干（BT）、左颈总动脉（LCCA）、左锁骨下动脉（LSCA）、上腔静脉（SVC）。B. 主动脉弓层面，可见主动脉弓（AOA）自右前向左后斜行，位于气管（T）的左前方。可见奇静脉弓（AV）自后向前注入上腔静脉（SVC）。C. 主动脉弓下层面，可见升主动脉（AA）和降主动脉（DA），分别位于气管（T）的前方和左后方。D. 主肺动脉窗层面，可见前方为升主动脉（AA），上腔静脉（SVC）位于升主动脉右后方，主肺动脉（PA）位于升主动脉左侧，并分为右肺动脉（RPA）和左肺动脉（LPA），其后方可见左、右主支气管（LB、RB）；上腔静脉右侧为右上肺静脉（RUPV），左肺动脉前方为左上肺静脉（LUPV）。E. 右肺动脉层面，可见升主动脉（AA）位于右前方，PA 位于左前方，位置稍前于升主动脉，右肺动脉（RPA）自升主动脉左后方绕过升主动脉进入右肺门，升主动脉右侧为上腔静脉（SVC），上腔静脉右侧为右上肺静脉（RUPV），左主支气管前方为左上肺静脉（LUPV）。F. 主动脉根部层面，升主动脉根部（AR）位于左心房（LA）前方，可见左冠状动脉（LMCA）自升主动脉根部发出，并分出左前降支（LAD）和左回旋支（LCX）；升主动脉根部前方是右心室流出道（RVOT），右侧可见右心房（RA）。G. 左心房层面，仍可见升主动脉根部（AR），其前方为右心室流出道（RVOT），右侧为右心房（RA），此层面尚可见右冠状动脉（RCA）、左前降支（LAD）和左回旋支（LCX）的血管断面。H. 左心室流出道层面，可见主动脉窦 - 左心室流出道（LVOT）、左心室（LV）、左心房（LA）、右心房（RA）和右心室（RV）形成"五腔心"，可见房间隔和室间隔，左心室肌壁较右心室厚，左心室腔内可见乳头肌影。此层面可观察到左侧房室间的二尖瓣影。前室间沟、左心房室沟和右心房室沟内分别走行左前降支（LAD）、左回旋支（LCX）和右冠状动脉（RCA）。I. 四腔心层面，可见左心室（LV）、右心室（RV）、左心房（LA）、右心房（RA），并可见二尖瓣（M）和三尖瓣。J. 左心室膈面层面，可见左心室（LV）、右心室（RV）、右心房（RA）下部和下腔静脉（IVC）

右心房内侧壁为房间隔，近房间隔中央有卵圆形浅凹陷，为卵圆窝。卵圆窝缘前上方的隆起称为主动脉隆凸，在卵圆窝前、上和后侧边缘有较突出的肌肉韧带，称为卵圆窝腱，此为原发隔边缘，与静脉窦后壁、心房顶和中心纤维体连续。

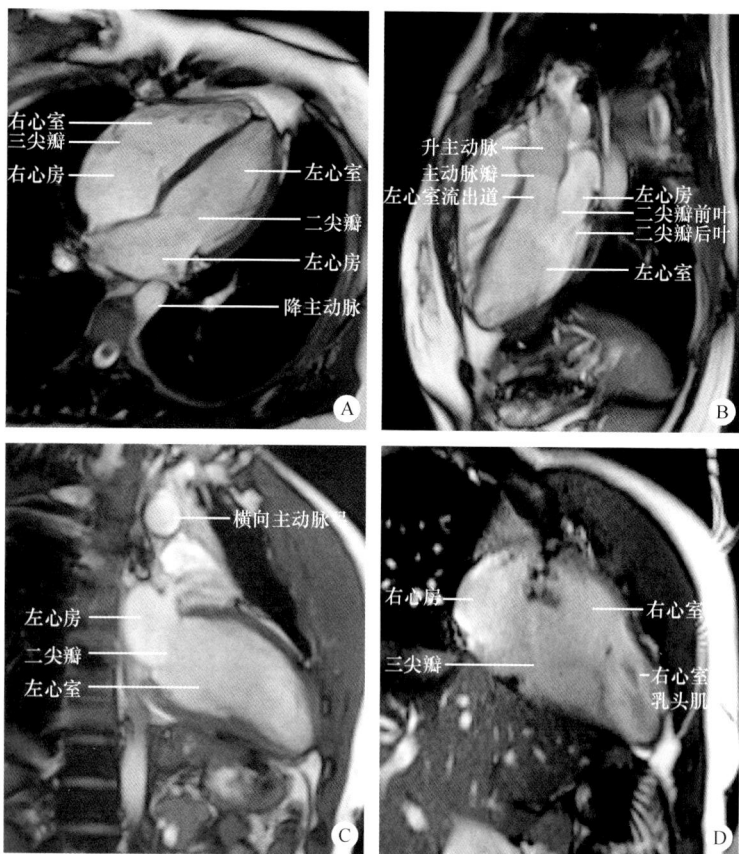

A（标注：右心室、三尖瓣、右心房、左心室、二尖瓣、左心房、降主动脉）

B（标注：升主动脉、主动脉瓣、左心室流出道、左心房、二尖瓣前叶、二尖瓣后叶、左心室）

C（标注：横向主动脉弓、左心房、二尖瓣、左心室）

D（标注：右心房、三尖瓣、右心室、右心室乳头肌）

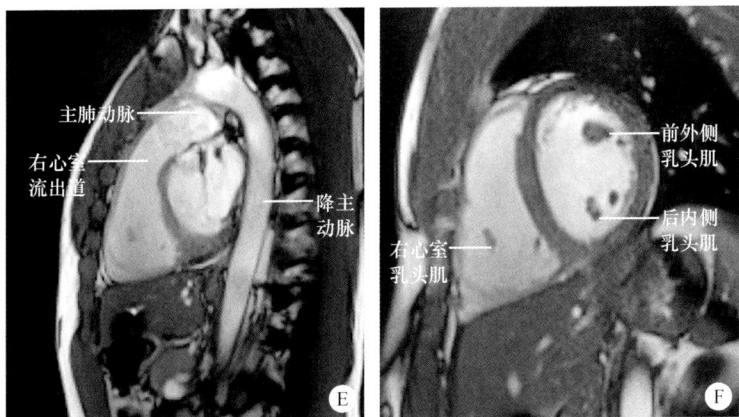

图 2-6 心脏 MR 解剖图像

A.四腔心；B.三腔心；C.二腔心；D.右室二腔心；E.右心室流出道；F.左心室心中部短轴位

右心房顶部有上腔静脉开口，其入口处无静脉瓣，下腔静脉开口于右心房后下方，在下腔静脉入口前方有一半月形瓣膜为下腔静脉瓣，又称欧氏瓣，下腔静脉瓣在胎儿时期有引导血流由下腔静脉流至卵圆孔的功能。

三尖瓣口位于右心房的前下方，又称右心房室口。在下腔静脉的内上方与三尖瓣环之间有冠状静脉窦开口，称为冠状窦口，是房间隔非常重要的标志之一。其边缘往往有一残留的瓣膜，称为冠状窦瓣，是来自胚胎时的右静脉瓣，心脏收缩时具有防止部分血流逆流的作用。在冠状窦口、卵圆窝腱和三尖瓣隔瓣附着线之间的三角区称为传导三角（Koch 三角），顶点达中心纤维体、膜部间隔。房室结位于此三角顶点的心内膜下。

（二）左心房

左心房正常接受来自四支肺静脉的肺循环回血。与右心房对应，左心房由小梁化部及窦部组成。小梁化部局限于左心耳，为原始左心房发育而成。左心耳一般比右心耳长，基底部较窄，可区分左、右心房。在左心耳基底部，心房壁往往较薄。邻近心室的左心耳表面有一血管三角区，左冠状动脉的旋支位于上缘，前降支位于内下缘，心脏大静脉位于外下缘。窦部由原始左心房向背侧膨出，形成肺静脉共干，而后与肺静脉连接扩张而成。

左心房壁较右心房壁厚，内壁光滑，仅有一些小梁状的结构。后壁有左右各两个肺静脉开口。房间隔面上有卵圆窝活瓣，与右心房面卵圆窝相对应。二尖瓣口位于左心房下部。二尖瓣由大瓣和小瓣组成，大瓣位于前内侧，小瓣位于后外侧。

（三）右心室

右心室位于右心房的左前下方、左心室右前方，呈三角锥体形，心室壁较心房壁厚。右心室腔由一个大的围绕和支持三尖瓣的流入部（体部或窦部），以及较小的支持肺动脉瓣流出（漏斗部）两部分组成，两者以室上嵴分界。流出部上界为肺动脉瓣口，流入部连于三尖瓣，三尖瓣与肺动脉瓣之间没有纤维连续。右心室流入部和流出部的两个瓣膜相距较远，整个窦部和漏斗部的大部分（游离壁和室间隔）都分布有纵横交织的肌小梁。

（四）左心室

左心室略呈圆锥形，室壁由螺旋形心肌带包绕而成，厚度约为右心室壁的3倍，可分为前壁、后壁（即隔面）、侧壁和室间隔壁。左心室与右心室的分界在心脏表面相当于前室间沟和后室间沟。

心室舒张期二尖瓣开放时瓣叶下垂入左心室内，其前瓣与主动脉无冠瓣之间具有纤维连结，这种结构将左心室分隔为流入部和流出部。左心室游离壁和心尖部1/2～2/3的室间隔分布有细小的肌小梁结构，这些肌小梁结构正是区别左、右心室的内部形态特征，左心室壁上有向心室内突出的柱状肌，称为乳头肌，前乳头肌位于心尖区的前壁，后乳头肌位于后壁，乳头肌的顶端有许多腱索，连于二尖瓣瓣叶的边缘及其下面。室间隔的左心室面没有乳头肌附着。室间隔大部分由很厚的肌肉组成，向右心室突出。室间隔的膜部位于室间隔上部，此隔将主动脉前庭或主动脉下室与右心房下部和右心室上部隔开。

主动脉前庭或主动脉下室形状为管状，内壁光滑，为左心室流出道。其前外侧壁为肌肉组织，由邻近的室间隔和心室壁组成，后内侧壁为纤维组织，由二尖瓣前瓣附着部分和相关室间隔膜部组成。其他部分为窦部室间隔，窦部室间隔在二尖瓣下的部分称为流入部室间隔，其余称为小梁化室间隔。

三、心　　壁

心壁由心内膜、心肌层和心外膜3层结构构成。心内膜是衬贴于心腔内表面的一层光滑的薄膜，由内皮、内皮下层和内膜下层三部分组成，与出、入心的血管内膜相移行。心肌层由心肌细胞（心肌纤维）和心肌间质（纤维结缔组织）组成，心肌间质内除胶原纤维、弹性纤维和网状纤维外，还有血管、淋巴管和神经等。心肌分为心房肌和心室肌两部分，均附着于左、右房室瓣环，两者间借心纤维性支架分开而不直接连续。心外膜被覆于心脏的表面，由浆膜和心外膜下层两部分组成。浆膜即浆膜性心包的脏层，属于间皮，由单层扁平上皮和少许结缔组织构成，生理状态下表面湿滑。浆膜下是心外膜下层，富含脂肪、血管、淋巴管和神经等。

此外，心壁内还有由纤维结缔组织构成的心纤维性支架。心纤维性支架主要构成2个纤维三角、2个房室瓣环和2个动脉瓣环。

1. 右纤维三角　位于左、右房室口和主动脉口之间，是一扁状不规则椭圆形的致密的结缔组织团块。该三角的前方与主动脉瓣环的右后瓣相结合，左侧面及其向后伸出的一个鞭状束，参与左房室瓣环的构成；三角右侧面及伸出的 2 个鞭状束参与构成右房室瓣环，其前下方的结缔组织膜即室间隔膜部的房室间隔。房间隔前下缘附着于右纤维三角的右上侧面。因其位于心的近中央部位，故也称为中心纤维体。

2. **左纤维三角** 位于主动脉口与左房室口之间的左侧，在前方与主动脉瓣环左后瓣环结合，向后外发出一参与构成左房室瓣环的另一个鞭状束。

3. **左右房室瓣环** 即左、右房室口纤维环，亦分别称为二尖瓣环和三尖瓣环。①二尖瓣环：主要由左、右纤维三角内侧的一部分构成，即左、右纤维三角分别向后伸出的两个钳形的结缔组织纤维束（鞭状束）和两鞭状束末端之间的纤弱纤维组织构成。左房室口的前内侧，左、右纤维三角之间无纤维环结构，二尖瓣前瓣的结缔组织板在此与属于主动脉壁的由结缔组织构成的瓣间隔相连。②三尖瓣环：由附着于室间隔膜部的纤维组织及附着于右纤维三角的纤维组织，从右纤维三角向前、后发出的纤维束（冠状丝）和两冠状丝之间的薄弱的结缔组织构成。三尖瓣环亦非一完整的环，因为其后外侧两冠状丝之间仅由薄弱的结缔组织构成。二尖瓣环和三尖瓣环约存于与矢状面成 45° 角的同一平面，二个瓣环的心室面对向左前下方，即心尖方向，故二尖瓣前瓣在中心纤维体附着处高于三尖瓣隔瓣在中心纤维体附着处。

4. **主动脉瓣环和肺动脉瓣环** 是致密的纤维结缔组织分别在主动脉口和肺动脉口处形成的三个首尾相连的半环形纤维环，分别称为主动脉瓣环和肺动脉瓣环。①主动脉瓣环：由三个半环形的结缔组织结构构成，是主动脉瓣基底部的附着处。左瓣环、右后瓣环分别与左、右纤维三角相连。②肺动脉瓣环：其构成、形态与主动脉瓣环相似，位于主动脉瓣环的前上方。三个瓣环之间心室侧的三角区是弹性纤维组织，并有自动脉圆锥壁伸展来的肌纤维交错编织，给瓣环以充分的支持。

第三节　心脏增大

一、全心增大

【典型病例】

患者，男，33 岁，活动后气短 3 月余（图 2-7）。

【临床概述】

（1）很多心血管疾病最终都会导致全心增大，包括心肌病、心瓣膜病、心包疾病、冠状动脉疾病和先天性心脏病。

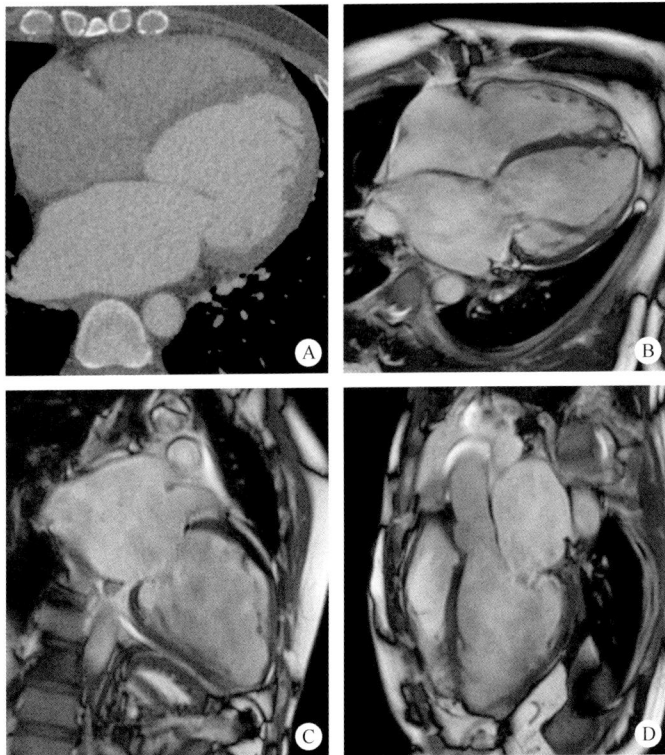

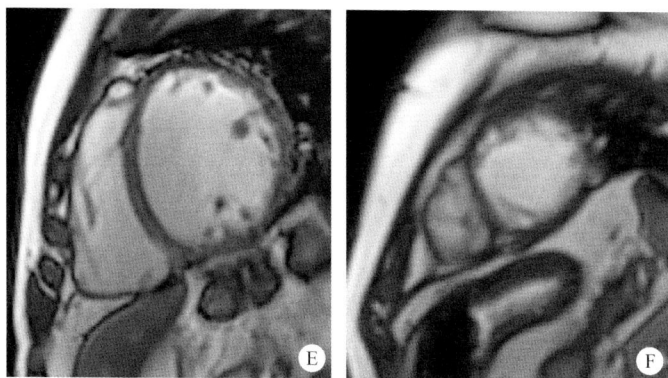

图 2-7　全心增大

心脏 CT 四腔心层面（A）及心脏 MR 四腔心层面（B）示全心增大，四腔心层面左、右心室舒张末期横径分别为 65mm、51mm；心脏 MR 二腔心层面（C）、三腔心层面（D）示左心增大；心脏 MR 心中部短轴位（E）及心尖部短轴位（F）示全心增大，以左心为著

（2）心肌病引起的全心增大包括扩张型心肌病、酒精性心肌病、糖尿病性心肌病、高血压性心肌病、结缔组织疾病相关性心肌病及心肌炎等。

（3）心瓣膜病引起的全心增大包括二尖瓣病变（以二尖瓣关闭不全为主）和主动脉瓣病变[以主动脉瓣狭窄和（或）关闭不全为主]，或两个以上的联合瓣膜病变。

（4）心包疾病导致的心脏增大往往由心包积液引起，亦可由心包的炎症、肿瘤等引起。

（5）冠心病导致的心脏增大，患者一般有心肌梗死病史，或者严重的多支冠状动脉主要血管病变，即缺血性心肌病，主要是由心肌缺血和坏死引起全心增大，可合并有室壁瘤。

【影像表现】

1. X 线表现　后前位片心脏向两侧增大，肺动脉段平直，主动脉结可无变化，心胸比 > 0.5。

2. CT 及 MRI 表现　表现为全心增大（图 **2-7**），常伴有瓣膜反流。

二、右心增大

【典型病例】

患者，女，29 岁，活动后气短 1 月余，加重 1 周（图 **2-8**）。

【临床概述】

（1）右心增大包括右心房增大和右心室增大。

（2）右心房增大常见于右心衰竭、房间隔缺损及三尖瓣病变等。

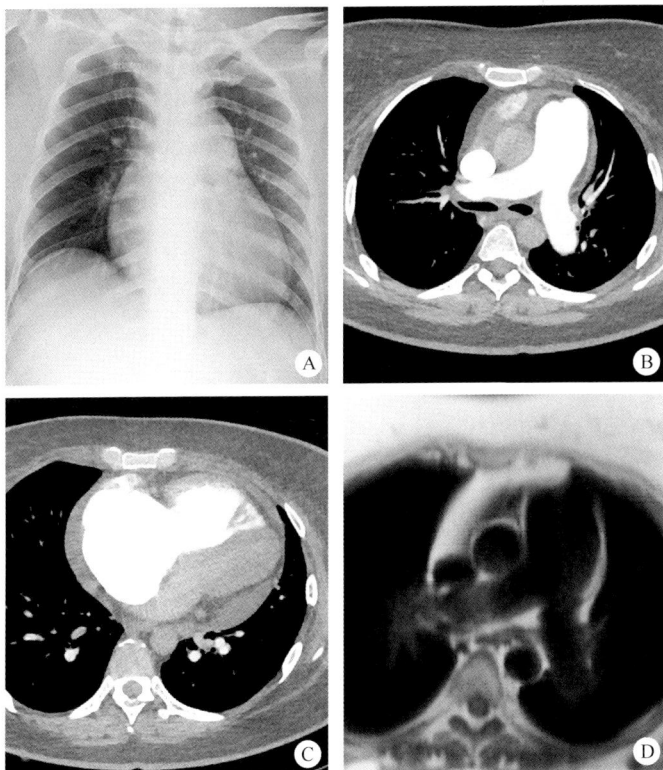

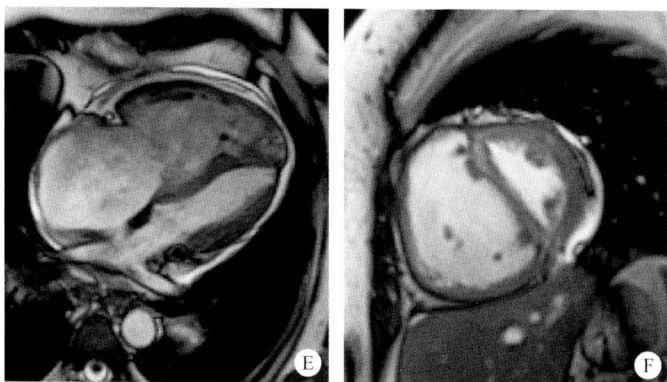

图 2-8 右心增大

胸部后前位片（A）示肺动脉段突出，心尖上移，心影呈梨形；心脏 CT 增强（B）示主肺动脉增宽，内径约 38mm；心脏 CT 增强（C）示右心房及右心室增大，室间隔平直；心脏 MR 黑血序列（D）示主肺动脉增宽，内径约 38mm；心脏 MR 四腔心层面（E）及心中部短轴位（F）示右心房及右心室增大，室间隔平直，右心室肌小梁增多

（3）右心室增大常见于二尖瓣狭窄、肺源性心脏病、肺动脉高压、肺动脉狭窄、法洛四联症等左向右分流的先天性心脏病等。

【影像表现】

1. X 线表现　右心房增大：后前位示心右缘下段向后膨隆，右心房段与心影高度的比值＞0.5。右心室增大：后前位示心腰平直或隆凸，肺动脉段突出，心尖上移，心影呈梨形。

2. CT 及 MRI 表现　右心室增大时右心室横径有时甚至超过左心室，室间隔向左偏斜及移位，左心受压呈新月形。

三、左心增大

【临床概述】

（1）左心增大包括左心房增大和左心室增大。

（2）左心房增大常见于二尖瓣病变、室间隔缺损、动脉导管未闭等先天性心脏病及各种原因引起的左心衰竭。二尖瓣狭窄可以导致左心房的快速增大，二尖瓣关闭不全相对二尖瓣狭窄致左心房增大的程度要小。其他病变如高血压、冠心病、心肌炎、心肌病等均可引起左心房扩大。随着年龄的增长，左心房的心肌顺应性减退，亦可引起左心房增大。

（3）左心室增大常见于高血压、主动脉瓣狭窄或关闭不全、二尖瓣关闭不全、扩张型心肌病及动脉导管未闭等先天性心脏病。

【影像表现】

1. X线表现　左心房增大：后前位示左心缘肺动段下方呈凸出影、左心房向右膨出，使右心缘出现另一弧弓，形成"心后双房影"；左前斜位示心后缘向上隆凸，可与脊柱重叠，左主支气管上抬；右前斜位示食管下段压迹加深，心后间隙变窄或消失。左心室增大：后前位示左心室段延长，心尖向左、向下延伸，心腰凹陷，心影呈靴形；左前斜位示心后缘下段向后、向下膨突，或与脊柱重叠。

2. CT及MRI表现　左心房增大（前后径＞4.0cm）。左心室增大（男性舒张末期左心室内径＞5.5cm，女性＞5.0cm），前室间切迹右移，室间隔凸面向右。

第四节　心脏肿瘤

一、心脏黏液瘤

【典型病例】

患者，男，45岁，鼻咽癌化疗前全身检查发现心脏占位（图2-9）。

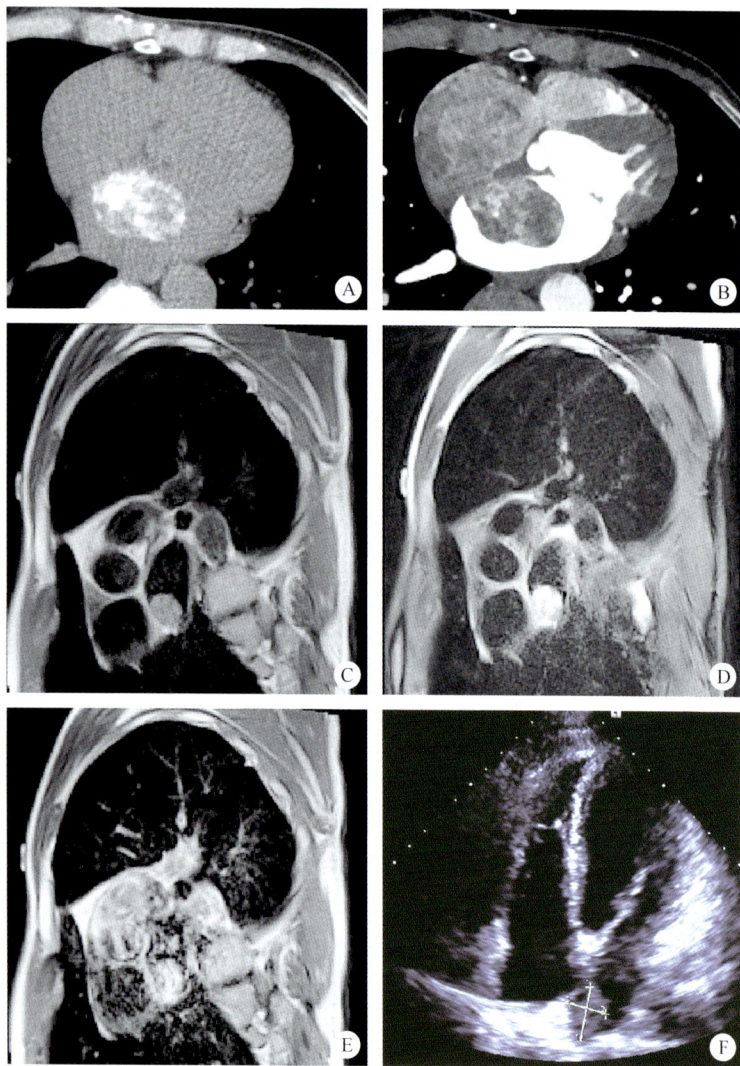

图 2-9 心脏黏液瘤

CT 平扫轴位（A）、增强轴位（B）示左心房黏液瘤形态及大小，左心房分叶状低密度肿块，与房间隔相连，平扫内见钙化；MRI T₁WI（C）示肿块呈等低信号，T₂WI（D）示肿块呈高信号，增强图像（E）示肿块呈不均匀强化。超声（F、G）示房间隔后下部近右下肺静脉入口进左心房侧探及一类圆形低回声团，活动度尚可

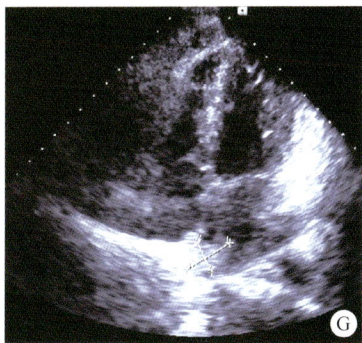

【临床概述】

（1）心脏黏液瘤起源于心内膜下，具有多向分化潜能的原始间质干细胞，是最常见的原发性良性心脏肿瘤，30～60岁女性多见，本病患者常有家族性病史，其中约7%是常染色体显性遗传（Carney综合征）。

（2）最常见于房间隔邻近的卵圆窝，好发部位依次为左心房、右心房和左右心室。

（3）因为肿瘤主体能够移动及脱落，如果落入心脏瓣膜之间，可能会造成卡顿引起血流障碍等问题，所以其临床表现取决于肿瘤的大小、位置、形态及是否有阻塞、嵌顿等情况。本病常表现为体循环栓塞及心腔内梗阻所致血流动力学异常，但瘤体较小者也可能缺乏临床症状。

（4）首选影像学检查方法为超声心动图，最佳检查方法为MR。

【影像表现】

1. CT表现 心脏黏液瘤常表现为分叶状圆形或卵圆形腔内低密度肿块，约50%可见钙化，边界清楚，常位于左心房近卵圆窝附近，带蒂，增强扫描后呈不均匀强化。不同心动周期相可见移位，可通过二尖瓣达左心室堵塞二尖瓣口。

2. MRI表现 形态学表现与CT表现类似，表现为圆形或椭圆形、分叶状等T₁长T₂信号，可见粗细及长短不等的蒂，窄基底与房间隔

相连，活动度大，增强后表现为不均匀轻度强化或明显强化，可见囊变、出血、坏死，呈不均质改变。稳态自由进动（SSFP）电影序列上黏液瘤相对于心肌呈高信号，但相对于血池呈低信号，肿瘤可随心动周期而运动，部分肿瘤在心室舒张期随血流堵塞房室瓣口，CMR 成像可评价活动性、瓣膜阻塞、血流改变及蒂部情况。

3. 超声表现　心脏黏液瘤的诊断常首选超声心动图，典型表现：①活动于心腔内的不规则团块影，回声稍强，内部回声较均匀，轮廓清晰。②可见蒂与房壁相连，多附着于卵圆窝处。③瘤体位置及形态可随心动周期而变化，舒张期到达房室瓣口甚至进入心室内，收缩期又返回心房。④ M 型超声可显示瘤体的时间 - 运动曲线，即舒张期二尖瓣前后叶间见一团块状回声，收缩期则消失。⑤彩色多普勒示瘤体内无彩色血流充填，瘤体堵塞二尖瓣引起二尖瓣狭窄及关闭不全时，可见舒张期瓣口花色射流信号或收缩期蓝色反流信号。

【鉴别诊断】

1. 血栓　心内血栓常见于心房颤动和二尖瓣狭窄等疾病，左心房多见，常呈团块状或线状，无蒂，宽基底与心房壁相连，附着面广，一般无活动度，急性血栓无强化，慢性血栓周边可见轻微强化。

2. 瓣膜赘生物　往往是在瓣膜病变的基础上形成，多位于瓣尖，如心内膜炎时瓣膜增厚粘连，开放受限，黏液瘤虽然可以引起瓣膜的相对启闭受限，但对开放程度一般影响不大，且瓣膜的形态学往往正常。

【重点提醒】

心脏黏液瘤是最常见的心脏原发良性肿瘤，常见于左心房，其次为右心房。肿瘤富含黏液，密度较低；多数形态规则，有瘤蒂，可活动。中老年患者以胸闷、气促就诊，心前区闻及舒张期、收缩期或双期杂音，影像学检查发现心房内附着于房间隔的圆形或分叶状软组织肿块，含或不含钙化，增强后呈不均匀强化，随心动周期规律运动，应首先考虑黏液瘤。

【影像检查选择策略】

心脏黏液瘤的诊断常首选超声心动图，而心脏 MRI 则是黏液瘤明确诊断的推荐检查。超声心动图可以显示其位置、大小、数量、活动性及血流动力学改变。CT 及 MRI 能较好地显示肿瘤的形态、大小及内部特征，可帮助心脏肿瘤进行组织学定性诊断。

二、心脏血管肉瘤

【典型病例】

患者，男，55 岁，劳累后有气喘症状，体力减弱（图 2-10）。

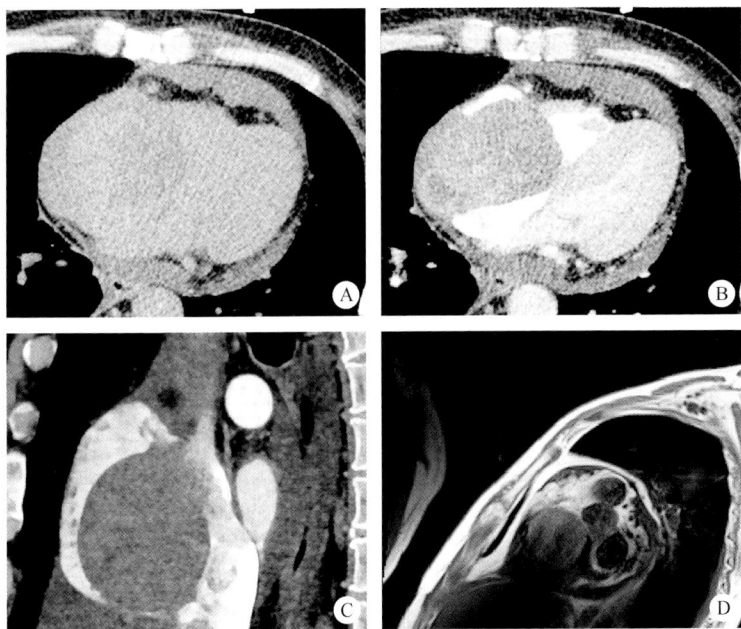

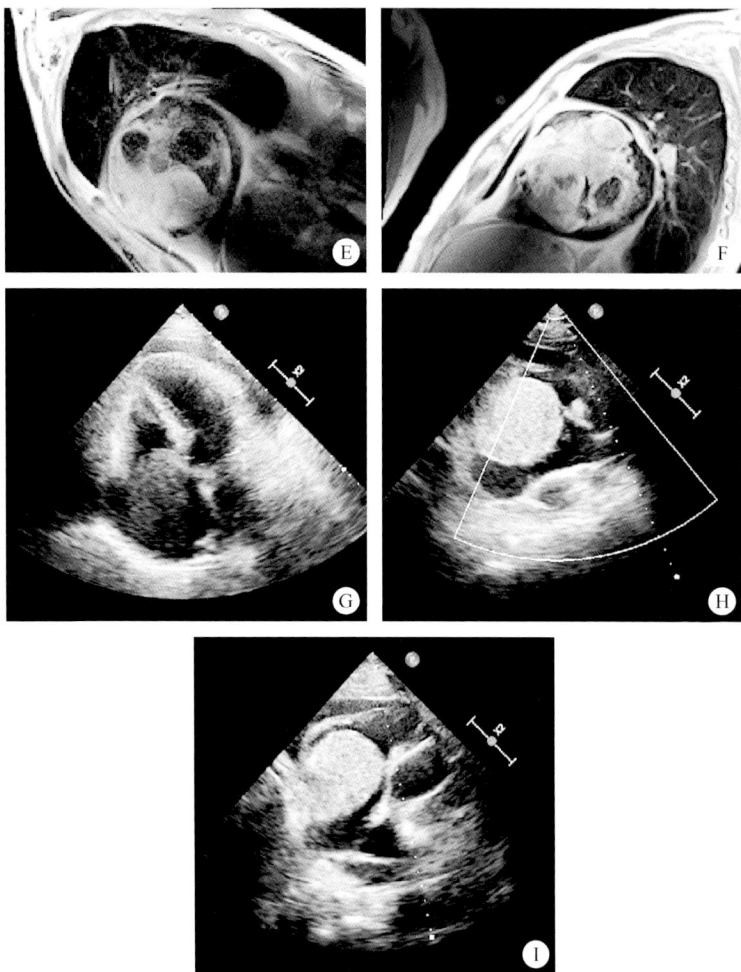

图 2-10　心脏血管肉瘤

CT 平扫轴位（A）、增强轴位（B）、矢状位（C）示右心房血管肉瘤的形态及大小，呈分叶状稍低密度肿块，与邻近心肌壁分界不清。MRI T₁WI（D）示肿块呈不均匀低信号，T₂WI（E）示肿块呈不均匀高信号，增强图像（F）示肿块增强后呈不均匀强化。超声（G～I）示右心房增大，右心房内见团块状等高回声，活动度差，附着于右心房壁处，堵塞三尖瓣口

【临床概述】

（1）心脏血管肉瘤起源于血管内皮细胞或向其分化的间叶细胞，是原发性心脏恶性肿瘤中最常见的病理类型。心脏血管肉瘤可发生于任何年龄，好发年龄为 30～50 岁，男性高于女性。

（2）最常见的发病部位为右心房游离壁，其次是右心室或心包。常见转移部位是肺部，其次是肝、骨及淋巴结。

（3）本病可分为腔内型及心包弥漫浸润型。腔内型表现为单发或多发大小不等、不光滑的，以向腔内生长为主的、宽基底的结节状或团块状占位，发现时一般瘤体较大，常分叶，并向邻近组织结构膨胀性生长、挤压或侵犯相邻组织或动脉；心包弥漫浸润型主要表现为向心包浸润，引起心包增厚与积液。

（4）临床症状：早期症状不明显，致使多数患者就诊时已是肿瘤晚期或发生远处转移，晚期患者的临床症状主要取决于肿瘤的位置、大小、浸润范围及与周围心内结构的关系等。腔内型病变如一个明确的肿块，突出到右心房，可导致严重的腔内梗阻。弥漫型病变可迅速浸润右心室和心包，表现为右心衰竭或心脏压塞。

【影像表现】

1. CT 表现　心肌或心腔内孤立团块状低密度影，宽基底，出血、坏死常见，与周围组织界限欠清；增强扫描明显不均匀强化，强化区域呈血池样显著强化，内见液化坏死。

2. MRI 表现　T_1WI 呈不均匀低信号，T_2WI 呈不均匀高信号，内可见出血信号，弥散受限，血管形成则表现为首次灌注时动脉期增强，LGE 上病灶呈不均匀强化，与血池强化程度类似，外周纤维化和中央坏死呈局灶性低信号。心包受侵犯后常呈层状、片状增厚。

3. 超声表现　超声心动图是诊断心脏血管肉瘤的重要检查方法，常见于右心房及心包内形态不规则的中低回声团块，内部回声欠均匀，基底宽，无包膜，呈浸润性生长，与周围组织分界不清，活动度小，容易合并心包积液。

【鉴别诊断】

1. 心脏横纹肌肉瘤　儿童多见，少数多形性亚型可发生于成人。影像表现为不规则浸润性大肿块伴中央坏死，无心腔偏好，可累及瓣膜，可位于右侧房室沟区，常伴心包积液。CT表现为低密度肿块伴外周强化；MRI上 T_1WI、T_2WI 均表现为不均匀稍长 T_1 稍长 T_2 信号，不均匀强化。

2. 心脏淋巴瘤　常为侵袭性B细胞淋巴瘤，常发生于免疫缺陷患者，罕见，好发年龄为60岁以上，以男性为主。发病部位多位于右侧房室沟，包裹冠状动脉，冠状动脉管腔多无明显狭窄，可突入右心房或右心室。CT表现为等密度肿块；MRI上 T_1WI 呈等信号，T_2WI 呈等或稍高信号，延迟增强表现为明显不均匀强化。弥漫性心包浸润时伴有血性心包积液。

【重点提醒】

成年人最常见的原发性心脏恶性肿瘤是心脏血管肉瘤，其好发于右心房旁及右侧房室沟区，并可突向右侧心腔，呈明显不均匀强化，强化程度与血池类似，易合并出血、坏死。

【影像检查选择策略】

原发性心脏血管肉瘤早期诊断困难，超声心动图是鉴别心脏肿瘤的重要工具，经胸超声心动图可发现肿瘤的位置、形状、大小、附着情况和活动性，CT及MRI检查则能更好地了解心脏肿瘤的解剖结构和内部组织学特点，并观察其与周围组织的关系，评估全身转移情况。

第五节　心包疾病

一、缩窄性心包炎

【典型病例】

患者，男，35岁，食欲缺乏、乏力、恶心呕吐，伴视物模糊、头痛（图2-11）。

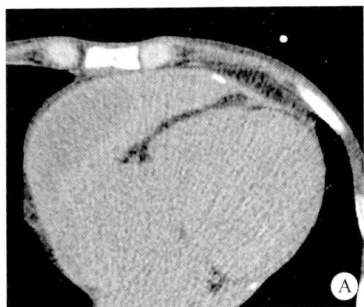

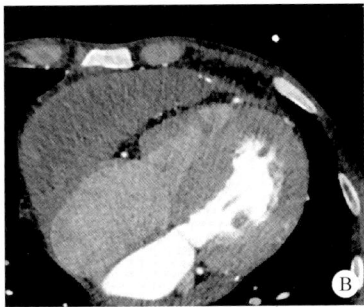

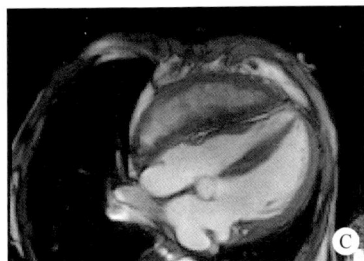

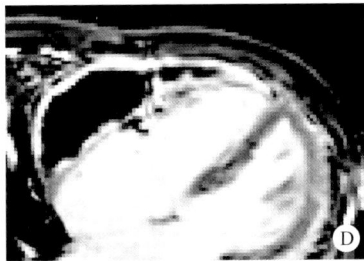

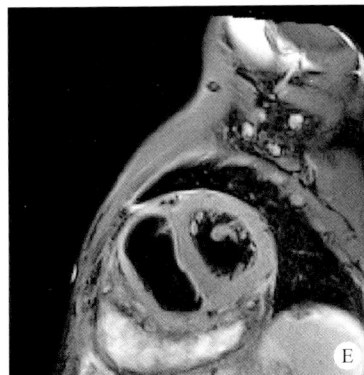

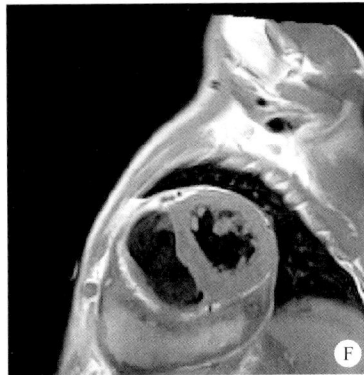

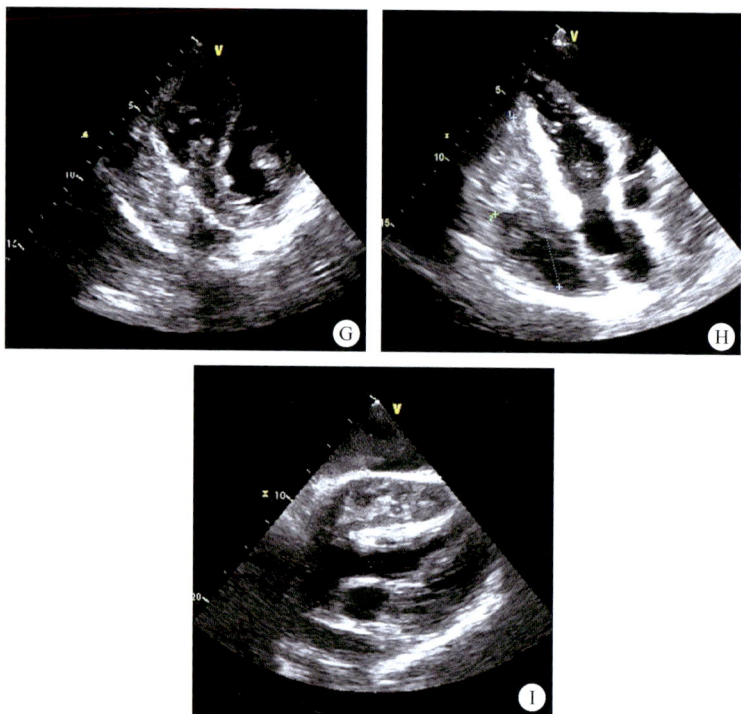

图 2-11 缩窄性心包炎

CT 平扫轴位（A）、增强轴位（B）示心包增厚伴钙化；MRI 四腔心层面电影序列（C）、四腔心层面 LGE 序列（D）、T₁WI（E）、T₂WI（F）示心包膜明显增厚，增强后可见强化，右心室腔明显缩小狭窄。超声（G～I）示左心房增大、二尖瓣前叶 EF 斜率减低、右心房、右心室旁心包腔内可见不均匀回声团块状稍高回声，致右心室受压

【临床概述】

（1）缩窄性心包炎是指因感染或非感染病因引起的心包增厚粘连，发生纤维化甚至钙化，从而使心包弹性丧失，心室舒张期充盈受限而产生一系列循环障碍的疾病。

（2）此病较为罕见，患者以年轻人居多，且男性多于女性。病因主要包括结核性、非特异性感染、肿瘤及自身免疫性疾病等。

（3）结核性心包炎较为常见，常表现为干酪样坏死改变，病变中含有上皮样肉芽肿和多核巨细胞等；非特异性炎症表现为纤维结缔组织增生、玻璃样变、小血管增生、淤血及出血、纤维素性渗出或沉积、淋巴细胞或中性粒细胞浸润及钙化灶。

（4）临床表现缺乏特异性，主要为右心房、腔静脉压增高及心排血量降低等心室舒张功能障碍的表现，临床上可以出现呼吸困难、腹胀、咳嗽、疲乏、食欲缺乏、心悸、上腹疼痛等症状，也有奇脉、脉压减小、颈静脉怒张、肝大、腹水、下肢水肿等体征。

【影像表现】

1. CT 表现　正常的心包厚度应小于 2mm，缩窄性心包炎直接征象为心包增厚、钙化，心包厚度大于 4mm，钙化可见于心脏表面任何部位，最常见于心包脂肪丰富的区域（如房室沟及心底部）。间接征象为右心室腔缩小狭窄呈管样畸形，室间隔僵直，心室充盈受损导致左右心房增大。

2. MRI 表现　心包在 CMR 上表现为线条样低信号影，缩窄性心包炎患者特征性的 CMR 表现包括心包膜增厚，增强后出现强化；电影序列室间隔摆动出现"舞蹈征"。间接征象包括心室舒张期充盈受损及两心房增大，心肌信号一般正常。CMR 在鉴别少量心包积液及心包增厚方面优于 CT。

3. 超声表现　二维超声可见心包不同程度增厚（＞2mm）、回声增强，严重者可超过 1.0cm，钙化的心包后方可出现明显的声影，常有不同程度的心包积液。缩窄的心包可使心脏变形，如缩窄部位位于房室环处，于四腔心层面显示心脏形态酷似葫芦。

【鉴别诊断】

缩窄性心包炎主要与限制型心肌病相鉴别，两者均表现为心室舒张功能受限，但前者是心包疾病，心肌是正常的，一般收缩功能也正常，后者是由于原发性或多种继发性疾病（如心内膜心肌纤维化、心肌淀粉样变性、糖原贮积症、药物或辐射致心肌变性等）导致心肌细胞内或心肌细胞间质浸润纤维增生，从而引起左心室舒张功能障碍的一种疾病。影像表现为房室壁增厚，心室不大或缩小，心房扩张增强后可以出现相应疾病心肌特有的损伤改变。

【重点提醒】

缩窄性心包炎的临床症状缺乏特异性，易漏诊、误诊，尤其容易与限制型心肌病相混淆，需要通过结合患者病史，临床症状、体征，以及实验室检查和影像学检查结果来明确。

【影像检查选择策略】

影像学上目前缩窄性心包炎通常首选心脏超声诊断，但心脏超声由于声像界面影像对渗出性缩窄性心包炎易漏诊。CT与CMR成像可客观评价心包是否增厚或强化，并且可以通过心房大、心室小、下腔静脉增宽、冠状静脉及下腔静脉反流、多浆膜腔积液等观察疾病严重程度；CMR成像可良好显示室间隔"舞蹈征"及心肌病变，从而与限制型心肌病相鉴别。总之，CT与CMR成像结合对于诊断和评估缩窄性心包炎的严重程度具有重要价值。

（祝因苏　冯长静　徐盼盼）

第三章

心脏瓣膜病的影像诊断

第一节 二尖瓣病变

一、二尖瓣狭窄

【典型病例】

患者，女，39岁，突发心悸伴胸闷（图3-1）。

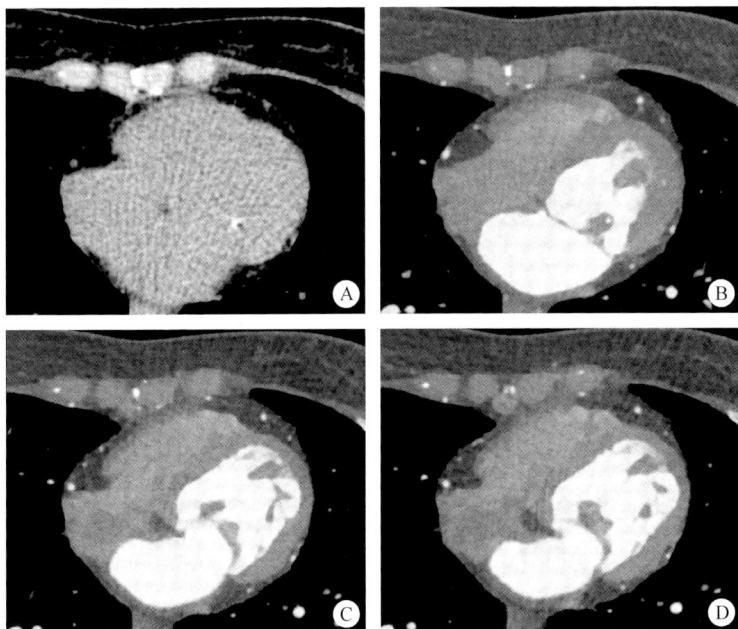

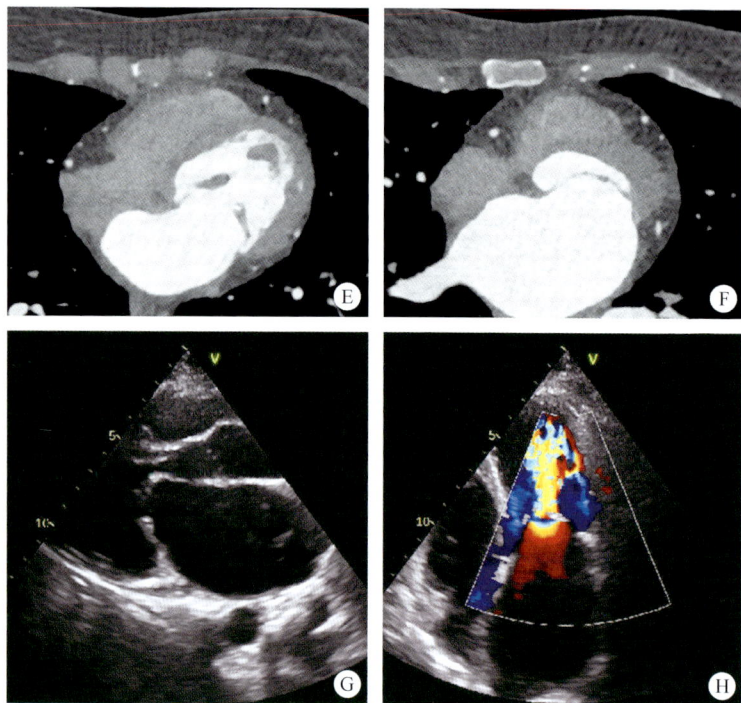

图 3-1　二尖瓣狭窄

CT 平扫轴位（A）、增强轴位（B～F）示左心房增大，二尖瓣钙化，瓣膜增厚伴狭窄；
左心房增大，余房室腔大小在正常范围。超声（G、H）示二尖瓣回声增强、瓣叶活动度差、
开放受限，CDFI 探及二尖瓣、三尖瓣反流征象，并探及二尖瓣口舒张期湍流

【临床概述】

（1）二尖瓣狭窄是一种主要由风湿性损害所致的瓣膜病变，少数患者可继发于各类结缔组织病。

（2）二尖瓣狭窄的主要病因是风湿热，一般在 40～50 岁发病，以女性患者居多，约占 2/3。

（3）风湿性二尖瓣狭窄的基本病理变化为瓣叶和腱索的纤维化

及挛缩，瓣叶交界面相互粘连。这些病变使瓣膜位置下移，严重者如漏斗状，漏斗底部朝向左心房，尖部朝向左心室。二尖瓣开放受限，瓣口面积缩小，血流受阻，从而引起一系列病理生理变化。

（4）根据二尖瓣瓣口面积可将二尖瓣狭窄分为轻度、中度、重度。

1）正常：二尖瓣瓣口面积 4 ～ 6cm^2。

2）轻度狭窄：二尖瓣瓣口面积 1.5 ～ 2.0cm^2。

3）中度狭窄：二尖瓣瓣口面积 1.0 ～＜ 1.5cm^2。

4）重度狭窄：二尖瓣瓣口面积＜ 1.0cm^2。

（5）一般在二尖瓣中度狭窄时开始出现临床症状，主要包括呼吸困难、咳嗽、咯血等症状。血栓栓塞为二尖瓣狭窄的严重并发症。心房颤动为二尖瓣狭窄最常见的心律失常。

【影像表现】

1. X 线表现　后前位及侧位的胸部 X 线片显示肺静脉压增高导致肺淤血的迹象，肺门增大，边缘模糊，血流均匀地分布在上叶，表现为上肺纹理增多；肺静脉压增高导致间质组织的液体渗漏，形成 Kerley B 线；肺静脉压进一步增高导致肺泡水肿，可表现为蝶翼状。左前斜位可见左心房使左主支气管上抬，右前斜位钡剂造影可见增大的左心房压迫食管下段。其他还有主动脉弓缩小、肺动脉主干突出、右心室增大、心脏呈梨形。

2. CT 表现　可显示瓣膜的钙化，瓣膜的钙化是左房室瓣狭窄、主动脉瓣狭窄的确诊依据，增强扫描还可显示瓣膜的狭窄及赘生物，4D 电影观察有助于显示瓣膜的运动状况及反流情况，增强扫描还有助于发现左心房血栓、肺动脉高压。

3. MRI 表现　CMRI 电影序列平面测量法可直接测量狭窄瓣膜的瓣口面积，CMRI 电影或血流编码图像可于两腔、三腔及四腔心层面观察二尖瓣狭窄所致高速血流信号，评估二尖瓣狭窄是否引起左心房到左心室血流阻塞而致左心房压力增高。

4. 超声表现　超声心动图是确诊该病最敏感、可靠的方法。M型超声心动图示二尖瓣前叶呈城墙样改变（EF斜率降低，A峰消失），后叶与前叶同向运动，瓣叶回声增强。通过二维超声可以观察瓣叶的活动度、厚度、有无钙化及是否合并其他瓣膜病变等，从而有利于选择干预方式。典型者表现为舒张期前叶呈圆拱状，后叶活动度减少，交界处粘连融合，瓣叶增厚和瓣口面积缩小。

【鉴别诊断】

（1）主动脉瓣关闭不全主要由主动脉瓣膜本身病变、主动脉根部疾病所致。主动脉瓣关闭不全时，左心室收缩期向主动脉排血，舒张期血液倒流入左心室。

（2）左心房黏液瘤富含黏液，密度较低；多数形态规则，有瘤蒂，可活动。影像学检查发现心房内附着于左心房的圆形或分叶状软组织肿块，含或不含钙化，随心动周期规律运动，应首先考虑黏液瘤。

【重点提醒】

心尖区隆隆样舒张期杂音伴 X 线或心电图示左心房增大，提示二尖瓣狭窄，超声心动图检查可明确诊断。

【影像检查选择策略】

超声心动图是确诊该病最敏感、可靠的方法。CMRI 评估二尖瓣病变较为可靠，可作为超声心动图的重要补充或替代，其不仅能评估心室结构和功能，亦可定量分析血流及反流。CT 不仅可显示二尖瓣增厚钙化、二尖瓣舒张期开放不全，同时还可评估有无左心耳血栓。

二、二尖瓣关闭不全

【典型病例】

病例一　患者，男，55 岁，夜间咳喘伴背部疼痛，劳累后头痛（图 3-2）。

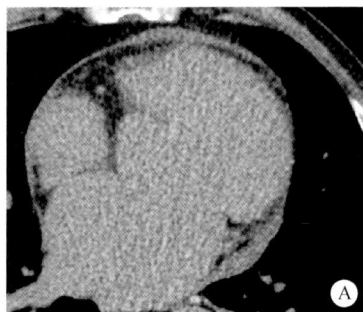

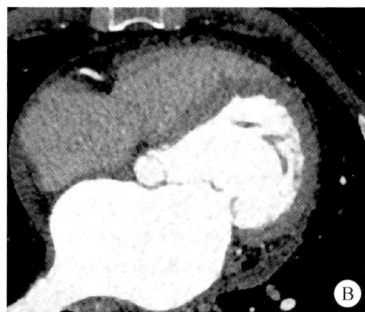

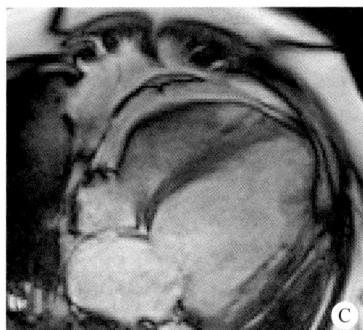

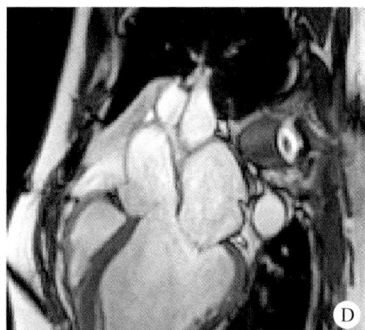

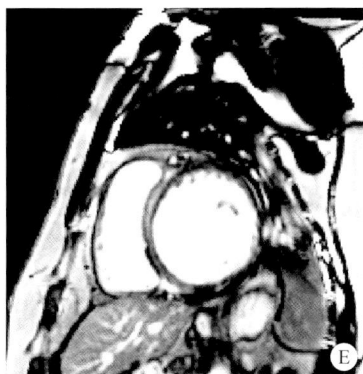

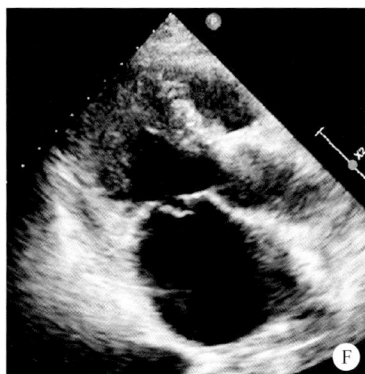

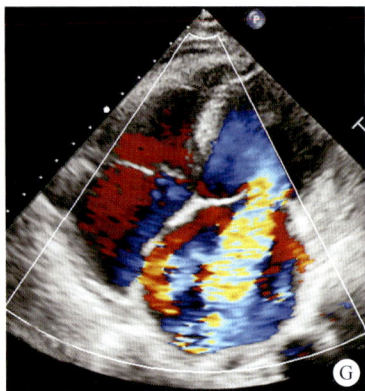

图 3-2 二尖瓣关闭不全

CT 平扫轴位（A）、增强轴位（B）、MRI 四腔心层面电影序列（C）及三腔心电影序列（D）、LGE 序列（E）示左心房增大，并可见左心室射向主动脉的血流一部分反流入左心房，基底部室间隔局部心肌延迟强化。超声（F、G）示二尖瓣稍厚，前后叶关闭时脱向左心房侧，CDEI 示二尖瓣、三尖瓣、主动脉瓣反流征象

病例二 患者，女，59 岁，反复胸闷、气喘 3 年，夜间不能平卧，端坐呼吸，双下肢水肿（**图 3-3**）。

【**临床概述**】

（1）二尖瓣结构包括瓣叶、瓣环、腱索、乳头肌等四部分，正常的二尖瓣功能有赖于这四部分及左心室的结构和功能完整性，其中任何一个或多个部分发生结构异常或功能失调均可导致二尖瓣关闭不全，当左心室收缩时，血液反向流入左心房。

（2）以前认为二尖瓣关闭不全的原因主要为风湿性疾病，最近研究发现，风湿性单纯性二尖瓣关闭不全占全部二尖瓣关闭不全的比例逐渐降低。瓣叶的风湿性损害最为常见，占二尖瓣关闭不全的 1/3，女性为多。

（3）非风湿性单纯性二尖瓣关闭不全的病因，以腱索断裂最常见，其次是感染性心内膜炎、二尖瓣黏液样变性、缺血性心脏病等。

（4）二尖瓣关闭不全可根据病因分为原发性和继发性；原发性系原发性瓣膜结构异常所致，而继发性常为心室及瓣环增大所致，而瓣膜结构多正常。

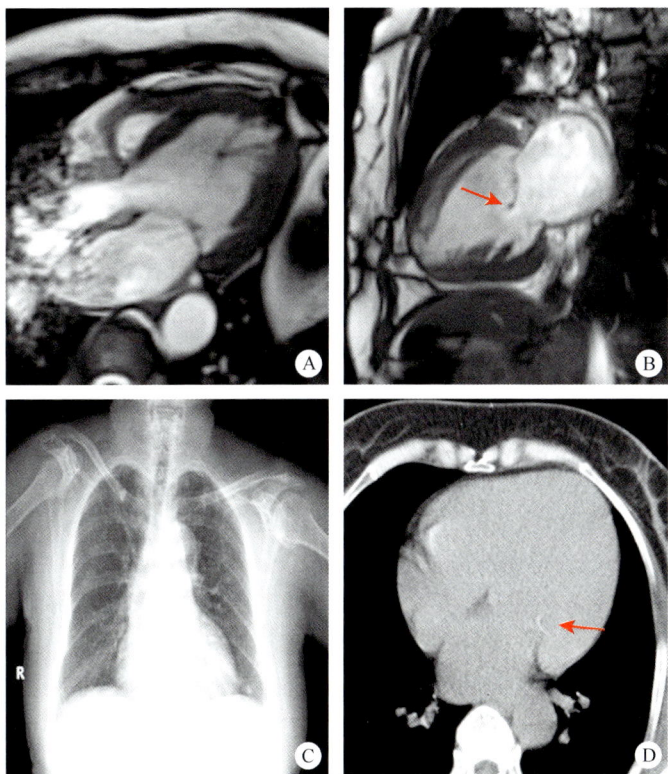

图 3-3 二尖瓣关闭不全

心脏超声提示左心房、左心室增大，左心室整体心肌收缩活动减弱。MRI 左心室流出道电影序列（A）示二尖瓣反流束由二尖瓣指向左心房；二腔心电影序列（B）示二尖瓣瓣膜赘生物（红色箭头）；胸部 X 线片（C）示心脏左心室段延长，胸部 CT平扫（D）示二尖瓣瓣膜高密度钙化影（红色箭头）

（5）二尖瓣关闭不全的主要病理生理变化是左心室射向主动脉的血流一部分反流入左心房，使前向血流减少，同时使左心房负荷和左心室舒张期负荷增加，从而引起一系列血流动力学变化。

（6）急性二尖瓣关闭不全，轻者可仅有轻微劳力性呼吸困难，重者可很快发生急性左心衰竭，甚至急性肺水肿、心源性休克。慢性二尖瓣关闭不全患者的临床症状轻重程度取决于二尖瓣反流的严重程度及关闭不全的进展速度、左心房和肺静脉压的高低、肺动脉压力水平及是否合并其他瓣膜损害和冠状动脉疾病。

【影像表现】

1. X 线表现　急性期，通常心脏大小正常，可有不对称肺水肿，以右肺上叶较严重。慢性期以左心室扩张为特征。晚期可有肺动脉高压和右心扩张，表现为残根状肺门、心尖圆钝上翘、胸骨后间隙闭塞。

2. CT 表现　直接征象：可见二尖瓣逆行进入左心房并超过二尖瓣环平面 2mm，呈连枷状或皮带扣状。间接征象：急性期可表现为肺泡性肺水肿，以右肺上叶为著；慢性期主要为左心房、左心室增大；晚期则表现为肺动脉及主要分支的显著扩张和右心房、右心室的增大。感染性心内膜炎患者常见瓣膜增厚、钙化及瓣周脓肿形成。

3. MRI 表现　CMRI 从多角度观察瓣膜解剖结构，鉴别二尖瓣脱垂或功能性二尖瓣反流并加以量化，进而评估左心室容积和功能。CMRI 可根据电影图像中的反流束宽度进行半定量评估，或以血流成像序列量化评估 MRI 反流量。

4. 超声表现　彩色多普勒血流显像诊断二尖瓣关闭不全的敏感性较高，并可对二尖瓣反流进行半定量及定量诊断。M 型超声心动图及二维超声心动图不能确定二尖瓣关闭不全。M 型超声心动图主要用于测量左心室超容量负荷改变，如左心房、左心室增大。二维超声心动图可显示二尖瓣装置的形态特征，如瓣叶或瓣叶下结构的增厚、缩短、钙化、瓣叶冗长脱垂、连枷样瓣叶，瓣环扩大或钙化、赘生物，左心室扩大及室壁矛盾运动等，有助于明确病因。脉冲多普勒超声可于收缩期在左心房内探及高速射流，从而确诊二尖瓣反流。

【鉴别诊断】

（1）三尖瓣关闭不全以功能性多见，常由于右心室扩大，继发三尖瓣环扩张，引起关闭不全。风湿性三尖瓣关闭不全多合并狭窄，反流一般较轻。

（2）室间隔缺损是最常见的先天性心脏病之一，是由于胚胎时期心脏室间隔部位发育异常导致缺损，从而在左、右心室之间出现异常分流，其可以单独存在，也可以与其他复杂性先天性心脏病共同存在。

【重点提醒】

患者突然发生呼吸困难，心尖区出现典型收缩期杂音，X 线提示心影不大而肺淤血明显，同时具有明确病因（如二尖瓣脱垂、感染性心内膜炎、急性心肌梗死、创伤和人工瓣膜置换术后），需要考虑急性二尖瓣关闭不全。慢性者，主要诊断线索为心尖区典型的收缩期吹风样杂音伴左心房和左心室扩大。

【影像检查选择策略】

超声心动图是明确诊断急性及慢性二尖瓣关闭不全的最佳影像学检查方案。CMRI 能不受瓣膜形态和方向影响而准确测量其反流量和反流分数，为诊断及治疗二尖瓣关闭不全提供更多客观依据。CT 不仅可显示二尖瓣逆行进入左心房，同时还可评估肺泡性肺水肿的有无。

第二节　三尖瓣病变

三尖瓣关闭不全

【典型病例】

病例一　患者，男，48 岁，活动后胸闷、气喘（图 3-4）。

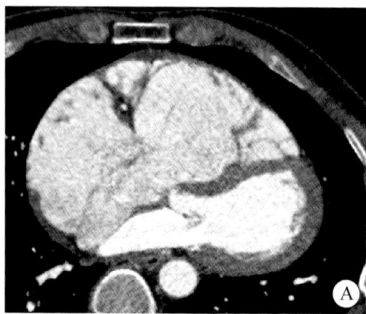
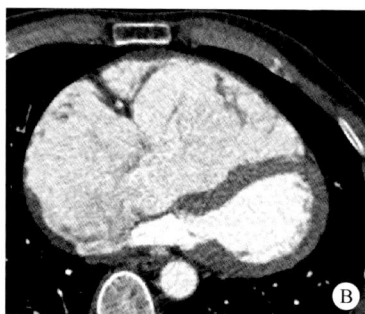
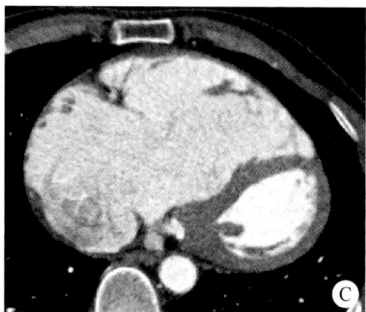
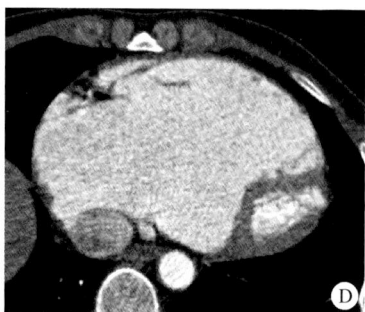
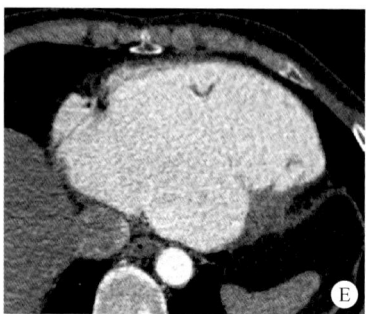
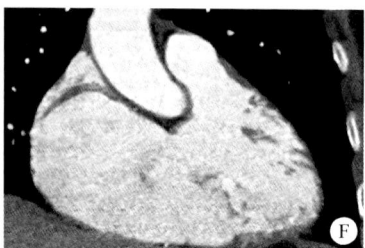

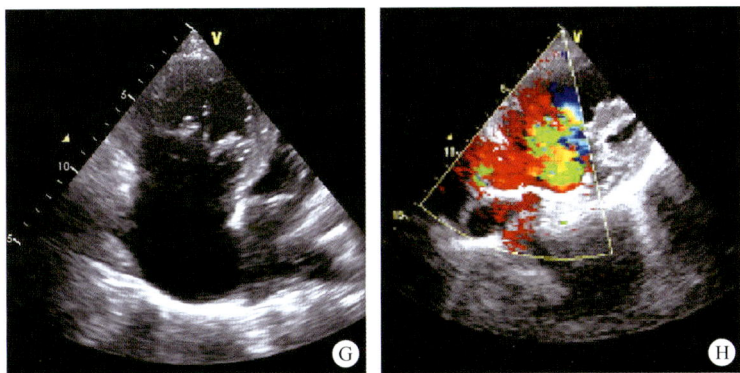

图 3-4　三尖瓣关闭不全

CT 增强轴位（A～F）示三尖瓣下移畸形，右心房、右心室明显增大。超声示右心房增大，三尖瓣前叶增大，附着点位置正常，前叶增大呈帆状，隔瓣短小，呈螺旋式下移，其上可见线样回声飘动，呈连枷样运动（G），CDFI 探及三尖瓣反流征象（H）

病例二　患者，女，61 岁，全身水肿伴无力 3 个月，加重 1 个月（图 3-5）。

【临床概述】

（1）三尖瓣关闭不全的发病率低，以功能性多见，常由于右心室扩大继发三尖瓣环扩张引起关闭不全。风湿性三尖瓣关闭不全多合并狭窄，反流一般较轻。严重的二尖瓣狭窄并发肺动脉高压时，常存在功能性三尖瓣关闭不全。

（2）三尖瓣关闭不全是三尖瓣病变的主要类型，常分为原发性及继发性两大类。原发性三尖瓣关闭不全通常因瓣叶或腱索及乳头肌功能改变所致，原因包括风湿性瓣膜疾病、心内膜炎、先天性疾病如三尖瓣下移畸形（Ebstein 畸形）等。另外，还有一类是退行性三尖瓣关闭不全，通常是由三尖瓣瓣叶（通常是前瓣）脱垂引起的关闭不全。继发性三尖瓣关闭不全则与心功能不全、肺动脉高压、心房颤动、左心疾病及左心瓣膜术后等有关。

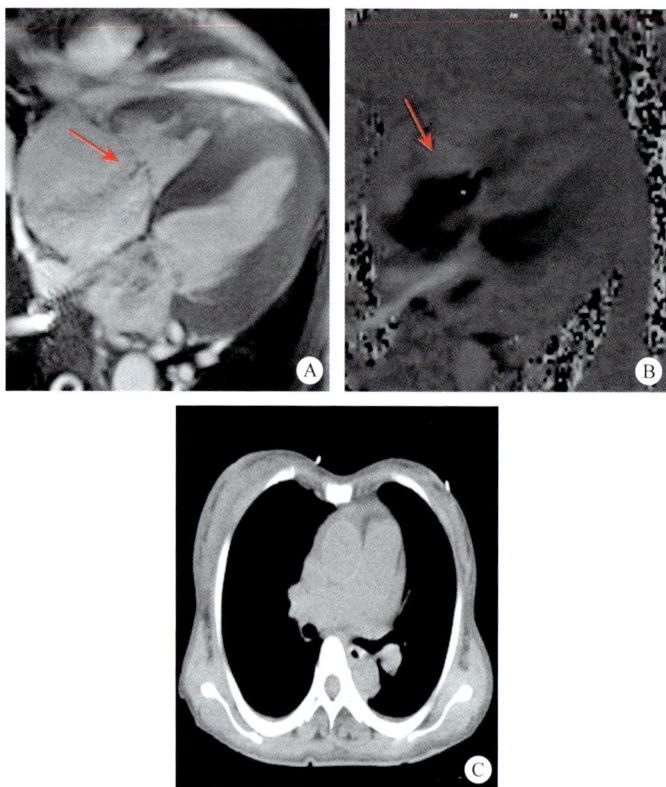

图 3-5 三尖瓣关闭不全

心脏检查提示三尖瓣重度反流伴肺动脉高压中度。MRI 四腔心层面电影序列（A）三
尖瓣反流束指向右心房（红色箭头），右心房增大；相位对比序列编码序列（B）示反
流束内有超流速信号（红色箭头）；胸部 CT 平扫（C）示轻度肺动脉高压

（3）三尖瓣关闭不全的特点是收缩期血液反流入右心房。右
心房的顺应性相对较好，因此轻度或中重度三尖瓣反流（tricuspid
regurgitation，TR）通常无重大血流动力学影响。但存在重度 TR 时，
右心房压力和静脉压升高，可导致右心衰竭的症状和体征，包括腹

水和肝衰竭。此类患者中，长期右心室压力和（或）容量超负荷常导致右心室收缩功能障碍和前向心排血量减少。

（4）轻至中度三尖瓣关闭不全可以长期无症状，严重三尖瓣关闭不全影响血流动力学平衡，导致右心衰竭并相互影响，逐步出现一系列临床症状及体征。

【影像表现】

1. X线表现 重度三尖瓣关闭不全患者的胸部X线片可显示由右心室肥大导致的心脏扩大。后前位胸部X线片可见右侧心影凸出，而侧位片可见增大的右心室占据胸骨后间隙。

2. CT表现 可任意角度连续显示右心室流入道至流出道的三尖瓣，观察三尖瓣瓣叶形态、瓣下结构及右心室的发育情况。

3. MRI表现 CMR能够定量评估三尖瓣反流量、反流分数（三尖瓣反流量/每搏输出量之比）、右心室容积和射血分数，还可评估相关的左心室和二尖瓣病变。

4. 超声表现 以彩色多普勒血流显像和频谱多普勒作为明确诊断该病的方法，彩色多普勒血流显像显示从三尖瓣口向右心房反流的血流信号，血流速度快，呈五彩镶嵌，反流方向可垂直也可斜向房间隔，显示反流血流信号是确定诊断的依据。频谱多普勒显示在右心房内检测到收缩期负向的高速反流信号，峰值速度可大于2m/s，达3～4m/s的高速也常见。频谱呈单峰型，与二尖瓣反流血流的频谱相似。三尖瓣口舒张期血流速度也增快，受右心房反流血流的影响，下腔静脉甚至肝静脉的血流速度也增快。反流量大时，也能通过彩色多普勒血流显像显示肝静脉、下腔静脉内从右心房反流而来的血流信号。频谱多普勒检测显示右心房内有反流血流信号也是确诊三尖瓣反流的依据。

【鉴别诊断】

二尖瓣关闭不全 原因主要为风湿性疾病。左心室射入主动脉的血流一部分反流入左心房，使前向血流减少，同时使左心房负荷和左心室舒张期负荷增加，从而引起一系列血流动力学变化。

【重点提醒】

三尖瓣关闭不全是一种相对常见的异常。该病变通常无症状，体格检查可能无法发现，通常仅由超声心动图诊断。

【影像检查选择策略】

超声心动图是识别三尖瓣关闭不全和评估其严重程度及病因的主要诊断工具。如果超声心动图对三尖瓣关闭不全的严重程度及右心室大小和功能的评估欠佳或不确定，CMR 成像可能有所帮助。心脏 CT 可提供补充信息，并可评估三尖瓣环的形态、周长和直径，定位右冠状动脉及其在房室沟内的走行、与三尖瓣环的距离是 CT 显像的特殊优势。

第三节　主动脉瓣病变

一、主动脉瓣关闭不全

【典型病例】

患者，男，36 岁，胸闷 1 个月（图 3-6）。

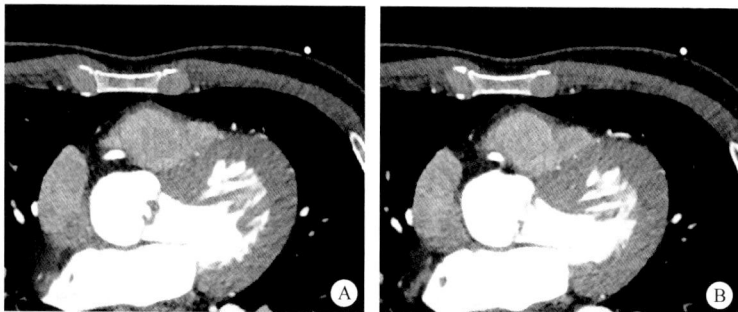

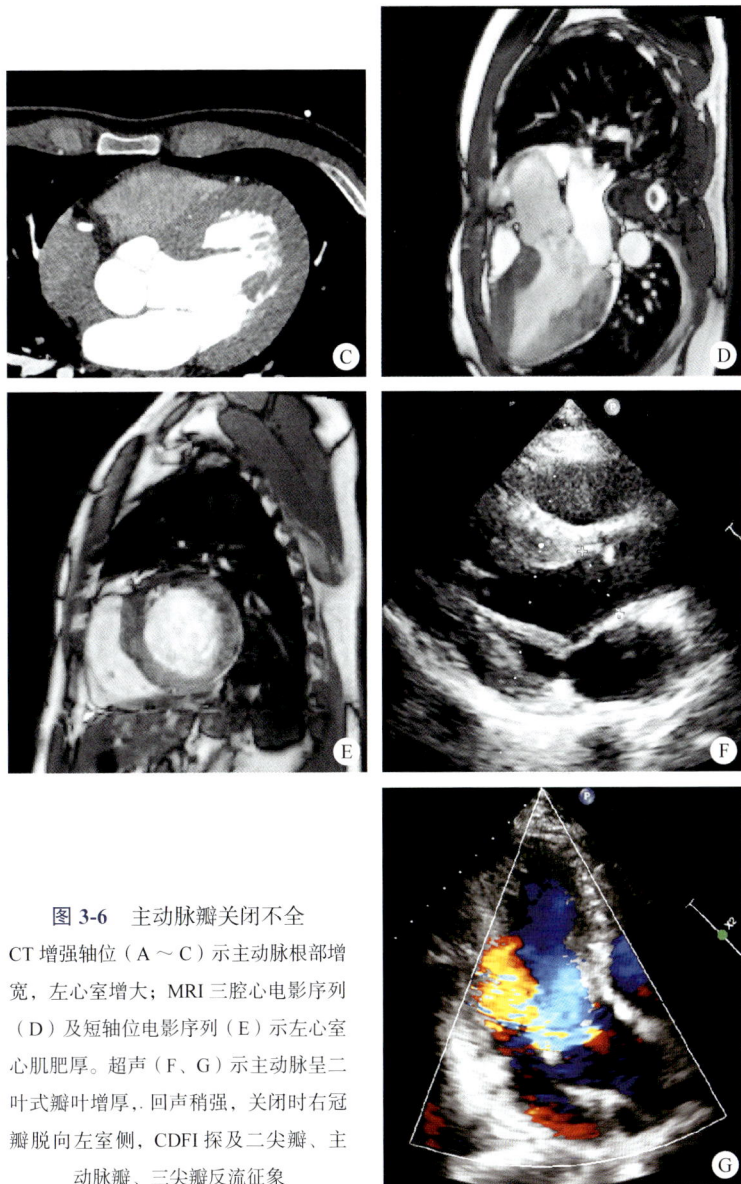

图 3-6　主动脉瓣关闭不全

CT 增强轴位（A ～ C）示主动脉根部增宽，左心室增大；MRI 三腔心电影序列（D）及短轴位电影序列（E）示左心室心肌肥厚。超声（F、G）示主动脉呈二叶式瓣叶增厚，回声稍强，关闭时右冠瓣脱向左室侧，CDFI 探及二尖瓣、主动脉瓣、三尖瓣反流征象

【临床概述】

（1）主动脉瓣关闭不全主要由主动脉瓣膜本身病变、主动脉根部疾病所致。根据发病情况又分为急性和慢性两种。主动脉瓣关闭不全时，左心室在收缩期向主动脉排血，舒张期血液倒流入左心室。

（2）急性主动脉瓣关闭不全的病因主要包括：①感染性心内膜炎；②胸部创伤致升主动脉根部、瓣叶支持结构和瓣叶破损或瓣叶脱垂；③主动脉夹层血肿使主动脉瓣环扩大，瓣叶或瓣环被夹层血肿撕裂；④人工瓣膜撕裂等。

（3）慢性主动脉瓣关闭不全的病因主要包括：①主动脉瓣本身病变，如风湿性心脏病、先天性畸形、感染性心内膜炎、退行性主动脉瓣病变、主动脉瓣黏液样变性；②主动脉根部扩张，如马方综合征、梅毒性主动脉炎等。

（4）急性主动脉瓣关闭不全时，舒张期主动脉血流反流入左心室，使左心室舒张末压迅速升高。收缩期左心室难以将左心房回血及主动脉反流血充分排空，前向搏出量下降。慢性主动脉瓣关闭不全时，舒张期主动脉内血流大量反流入左心室，使左心室舒张末容量增加。左心室对慢性容量负荷增加代偿反应为左心室扩张，舒张末压可维持正常。

（5）急性主动脉瓣关闭不全轻者可无任何症状，重者可出现突发呼吸困难、不能平卧、全身大汗、频繁咳嗽、咳白色或粉红色泡沫痰，更重者可出现烦躁不安、神志模糊，甚至昏迷。慢性主动脉瓣关闭不全可在较长时间无症状。随着反流量增大，出现与心搏量增大有关的症状，如心悸、头颈部强烈动脉搏动感等。心力衰竭的症状早期为劳力性呼吸困难，随着病情进展，可出现夜间阵发性呼吸困难和端坐呼吸。

【影像表现】

1. X线表现　慢性主动脉瓣关闭不全者左心室明显增大，向左下增大，心腰加深，升主动脉结扩张，呈"主动脉型"心脏，即靴形心。

急性者心脏大小多正常或左心房稍增大，常有肺淤血和肺水肿表现。

2. CT 表现　可了解主动脉瓣叶个数、形态及类型，判断狭窄程度，测量瓣环的大小、主动脉的宽度及心肌厚度，并可以量化主动脉瓣钙化程度，以及准确测量瓣环等径线。

3. MRI 表现　CMR 是评估心室体积、功能的良好技术，可对主动脉瓣形态进行观察，以及对瓣环直径、经瓣速度、跨瓣压差或反流进行量化。主动脉瓣狭窄后期应关注后负荷加重引起的心血管改变，如左心室心肌肥厚、纤维化，左心房增大，升主动脉增宽等。

4. 超声表现　M 型超声可显示舒张期二尖瓣前叶快速高频振动，二维超声可显示主动脉瓣关闭时不能合拢。多普勒超声在主动脉瓣下方（左心室流出道）探及全舒张期反流是诊断主动脉瓣反流的高度敏感及准确的方法。

【鉴别诊断】

主动脉瓣狭窄　患者心界正常或轻度向左扩大，心尖区可触及收缩期抬举样搏动。收缩压降低、脉压减小、脉搏细弱。对于严重的主动脉瓣狭窄患者，同时触诊心尖部和颈动脉可发现颈动脉搏动明显延迟。

【重点提醒】

通过典型的主动脉瓣关闭不全舒张期杂音伴周围血管征，可诊断为主动脉瓣关闭不全，超声心动图可明确诊断。

【影像检查选择策略】

超声心动图为诊断主动脉瓣反流的高度敏感及准确的方法，该方法可定量评估主动脉瓣反流的严重程度。通过 CT 检查进行主动脉瓣钙化评分，特别是对于超声心动图上钙化与狭窄程度不一致的患者，CT 检查是评估主动脉瓣狭窄严重程度的另一种方法。CMR 成像对于识别主动脉瓣疾病患者的心肌情况起到重要作用。

二、主动脉瓣狭窄

【典型病例】

患者，女，48 岁，5 年前及 1 年前曾有晕厥史（图 3-7）。

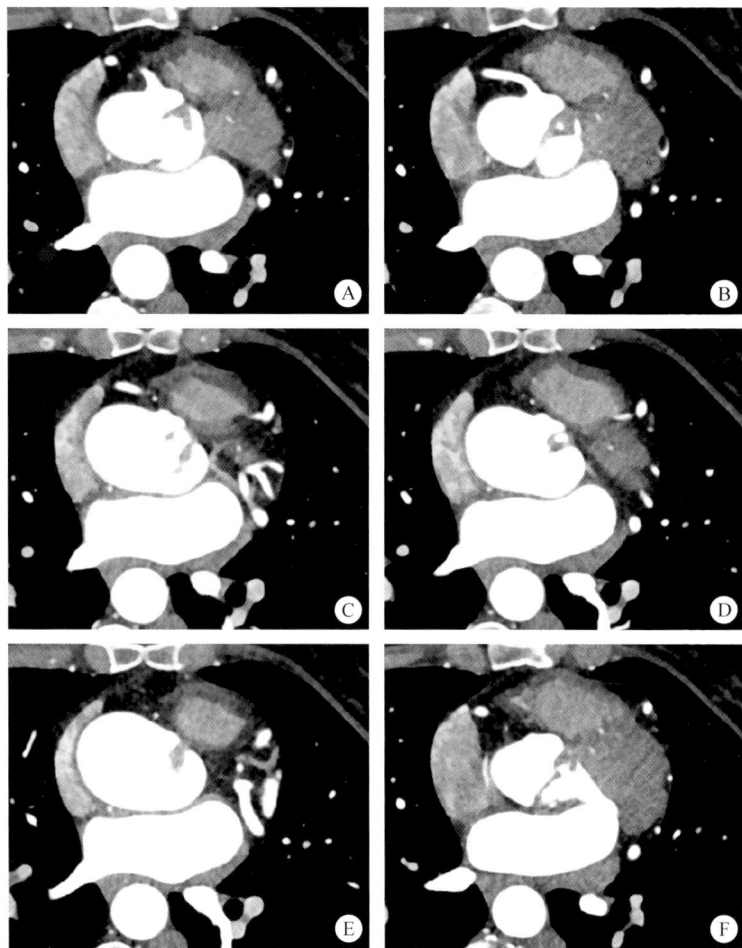

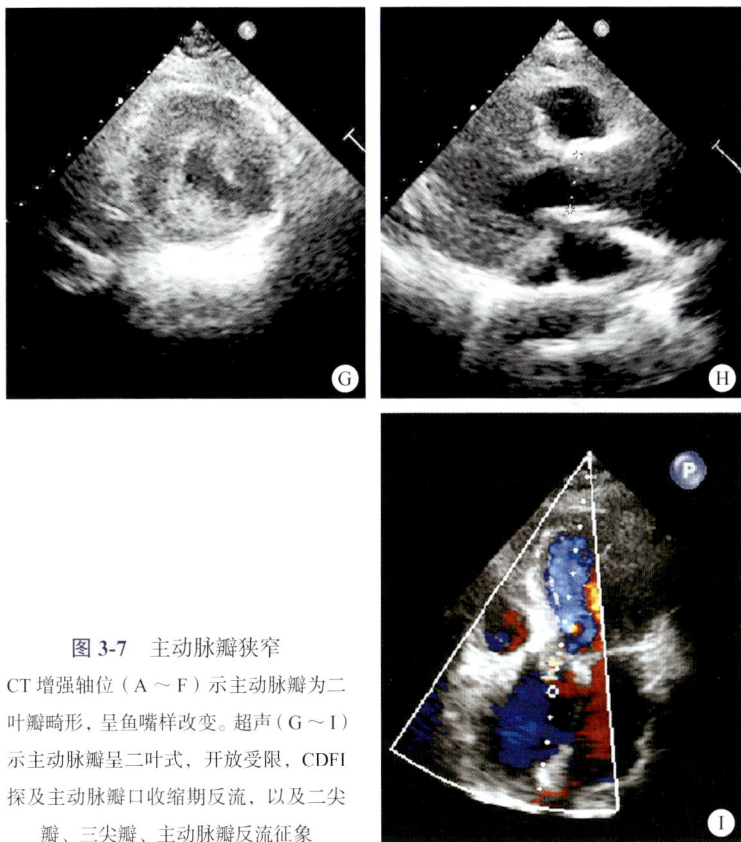

图 3-7　主动脉瓣狭窄

CT 增强轴位（A～F）示主动脉瓣为二叶瓣畸形，呈鱼嘴样改变。超声（G～I）示主动脉瓣呈二叶式，开放受限，CDFI 探及主动脉瓣口收缩期反流，以及二尖瓣、三尖瓣、主动脉瓣反流征象

【临床概述】

（1）主动脉瓣狭窄的病因有三种，即先天性病变、退行性变和炎症性病变。单纯性主动脉瓣狭窄多为先天性病变或退行性变，极少数为炎症性病变，且男性多见。

（2）当主动脉瓣开放且瓣口面积≤1.0cm² 时，左心室排血受阻，跨瓣压差增加，左心室压力升高，心肌纤维肥大增粗，向心性肥厚，心室顺应性减低，同时心脏做功增加致心肌耗氧增加；长期左心房负荷增加，将导致肺静脉压、肺毛细血管楔压和肺动脉压等相继增加，临床上出现左心衰竭的症状。

（3）主动脉瓣狭窄患者，无症状期长，直至瓣口面积≤1.0cm^{2}时才出现临床症状，呼吸困难、心绞痛和晕厥是典型主动脉瓣狭窄的常见三联征。

【影像表现】

1. X 线表现　心影一般不大，形状可略有变化，即左心缘下 1/3 处稍向外膨出；左心房可轻度增大，75% ~ 85% 的患者可呈现升主动脉扩张。在侧位透视下有时可见主动脉瓣钙化。

2. CT 表现　表现为主动脉瓣瓣叶增厚、钙化，先天性病变比较常见的是二瓣畸形，呈鱼嘴样改变，瓣口面积减少，继发的左心及右心系统的改变；MDCT 可在收缩中期通过测量主动脉瓣瓣口面积来有效评估主动脉瓣狭窄的严重程度及术前评估冠状动脉情况。

3. MRI 表现　CMR 成像是评估心室体积、功能的良好技术，可对主动脉瓣形态进行观察，并对瓣环直径、经瓣速度、跨瓣压差或反流等进行量化。主动脉瓣狭窄后期应关注后负荷加重引起的心血管改变，如左心室心肌肥厚、纤维化、左心房增大，升主动脉增宽等。

4. 超声表现　二维超声心动图可见主动脉瓣瓣叶增厚，回声增强提示瓣膜钙化，瓣叶收缩期开放幅度减小（常＜15mm），开放速度减慢。左心室后壁及室间隔对称性肥厚，左心房可增大，主动脉根部狭窄后扩张等，可发现二叶、三叶主动脉瓣畸形。彩色多普勒超声心动图上可见血流于瓣口下方加速形成五彩镶嵌的射流，连续多普勒可测定心脏及血管内的血流速度。通过测定主动脉瓣口的最大血流速度，可计算最大跨瓣压力阶差（左心室 - 主动脉收缩期峰压差）及瓣口面积，从而评估其狭窄程度。

【鉴别诊断】

1. 主动脉瓣下狭窄　为先天性左心室流出道梗阻的类型之一。

由主动脉干与圆锥部交界处的心球吸收不全，或二尖瓣前叶的发育异常所致。可见主动脉瓣下方宽窄不等的肌性或纤维性隔瓣样结构，导致该处左心室流出道不同程度狭窄。

2. 主动脉瓣上狭窄　与远端圆锥动脉间隔及主动脉囊发育不良有关。可合并威廉姆斯（Williams）综合征及马方（Marfan）综合征。按受累的部位、狭窄程度、形态及范围，主动脉瓣上狭窄分为三种类型，即漏斗型、发育不良型及隔膜型。

【重点提醒】

典型主动脉瓣狭窄通常会在主动脉瓣区出现射流样收缩期杂音，较易诊断，确诊有赖于超声心动图。合并关闭不全和二尖瓣病变者多为风湿性心脏瓣膜病；65 岁以下、单纯主动脉瓣病变者多为先天畸形；超过 65 岁者以退行性老年钙化性病变多见。

【影像检查选择策略】

超声心动图是主动脉瓣狭窄的首选检查方法。CT 可以量化主动脉瓣钙化程度及测量瓣环等径线，补充超声心动图检查有利于对狭窄严重程度进行判定，并有利于对经导管主动脉瓣植入术（TAVI）进行术前指导。CMR 可提供心脏形态、结构、功能和心肌特性等信息，其任意切面成像的特点使之可专门针对主动脉瓣短轴位进行扫描，从而准确获得瓣膜结构、运动功能等信息。

第四节　联合瓣膜病变

【典型病例】

患者，男，54 岁，发热 2 天（图 3-8）。

【临床概述】

（1）多瓣膜病又称联合瓣膜病，是指两个或两个以上瓣膜病变同时存在。

（2）任何特定的瓣膜病变的血流动力学和临床后果都可能被同

一瓣膜（混合性瓣膜病）或另一个瓣膜（多重性瓣膜病）上的狭窄或反流病变所影响。这些后果取决于几个因素的复杂相互作用，包括瓣膜病的特殊组合、每种单独病变的严重程度和发病时间、负荷条件及心室收缩或舒张功能等。

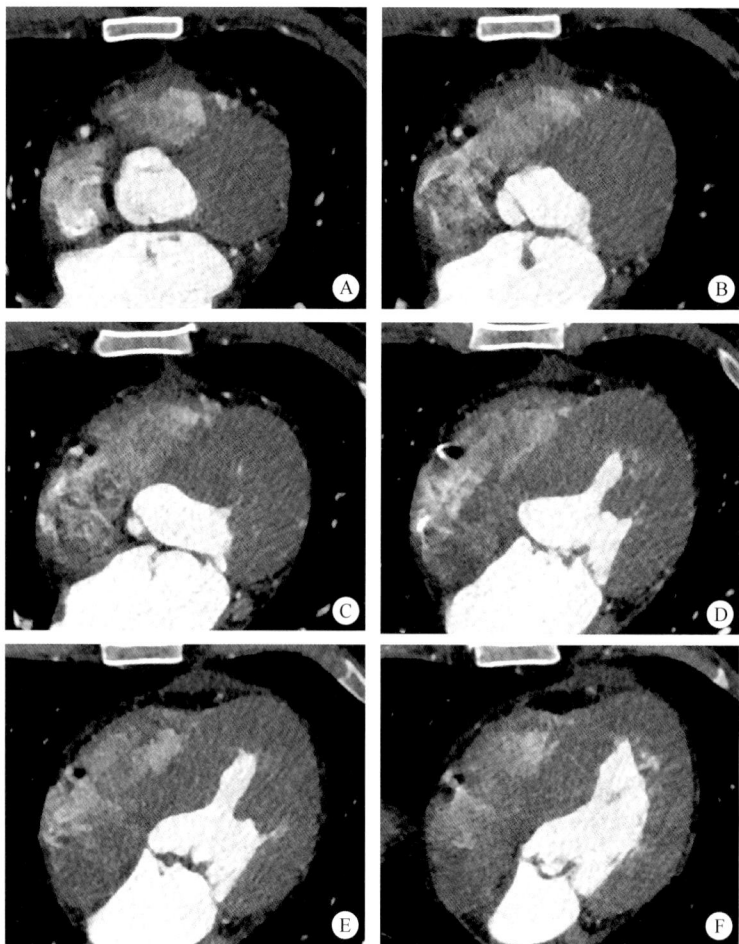

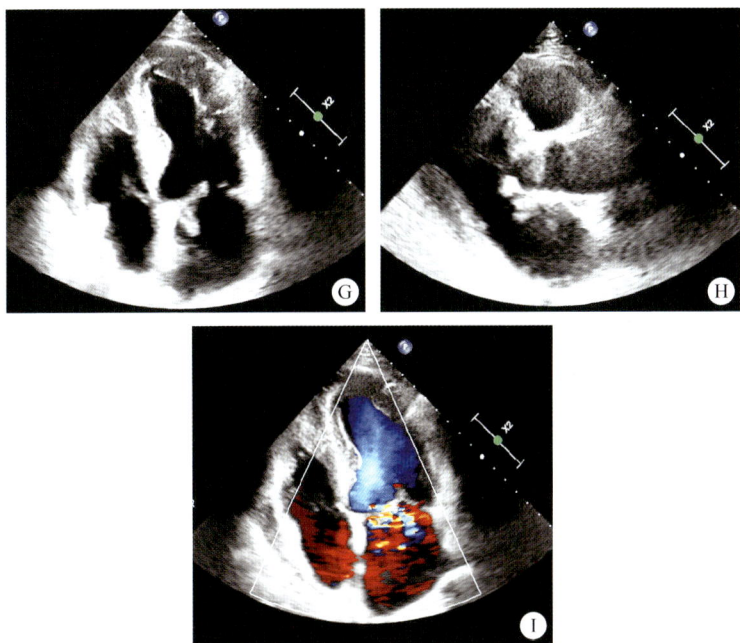

图 3-8　联合瓣膜病变

CT 增强轴位（A～F）示二尖瓣赘生物形成，左心房、左心室增大，室间隔稍增厚。超声（G～I）示左心房、左心室增大，二尖瓣明显增厚，回声增强，前叶左心房面探及数枚额外飘动回声，活动度较大，后叶关闭时脱向左心房侧，其上可见短线样回声飘动，主动脉瓣稍厚，回声稍强，开放尚可，室间隔稍厚，CDFI 示二尖瓣反流明显，三尖瓣轻微反流征象

（3）常见的多瓣膜病有以下几种：二尖瓣狭窄伴主动脉瓣关闭不全、二尖瓣狭窄伴主动脉瓣狭窄、主动脉瓣狭窄伴二尖瓣关闭不全、二尖瓣关闭不全伴主动脉瓣关闭不全、二尖瓣狭窄伴三尖瓣和（或）肺动脉瓣关闭不全。

（4）临床症状取决于受损瓣膜的组合形式和各瓣膜受损的

相对严重程度。虽然某一瓣膜的损害可能减轻或抵消另一瓣膜病变的血流动力学变化，从而减轻临床症状，但总体来说，多瓣膜病变在病理生理上往往会使病情加重，对心功能造成综合性不良影响。

【影像表现】

1. CT 表现　在低流量、低压差的多瓣膜病和 LVEF 保留的患者中，CT 被用于评估瓣膜钙化积分和赘生物；增强 CT 或者心电门控 CT 也可以用于评估心脏大小、心肌厚度和心功能情况。

2. MRI 表现　CMR 成像作为评估心血管病变的一站式工具，可以评估多瓣膜病变的严重程度，尤其是反流性病变，从而评估混合瓣膜病的严重程度，以及心室容积和收缩功能。相位对比及 4D Flow 序列也可以定量评估血流动力学情况。

3. 超声表现　多普勒超声心动图是诊断多重和混合性心脏瓣膜病（VHD）的基石。超声心动图可以确定每个瓣膜病变的发病机理、机制、严重程度、进展和反作用。超声心动图对于确定手术的适应证和时机，以及评估修复瓣膜成功或经导管瓣膜介入的可能性至关重要。

【鉴别诊断】

1. 主动脉瓣下狭窄　为先天性左心室流出道梗阻的类型之一。由主动脉干与圆锥部交界处的心球吸收不全，或二尖瓣前叶的发育异常所致。可见主动脉瓣下方宽窄不等的肌性或纤维性隔瓣样结构，导致该处左心室流出道不同程度狭窄。

2. 主动脉瓣上狭窄　与远端圆锥动脉间隔及主动脉囊发育不良有关。可合并威廉姆斯综合征及马方综合征。按受累部位、狭窄程度、形态及范围，主动脉瓣上狭窄分为三种类型，即漏斗型、发育不良型及隔膜型。

【重点提醒】

多瓣膜病的临床表现多取决于各个瓣膜病变的相对严重程

度。同一个瓣膜同时存在狭窄与反流的复合病变也会对血流动力学造成影响。多瓣膜病的病情往往比单一瓣膜病变严重，预后更差。

【影像检查选择策略】

超声心动图对诊断及评价多瓣膜病患者心功能具有重要价值。CMR 成像与 CT 均在多瓣膜病的诊疗中起到重要作用，尤其是对继发的心脏结构功能改变病变的诊疗。

（祝因苏　马轶坤　陈　瑞）

第四章

心肌病的影像诊断

第一节　肥厚型心肌病

【典型病例】

病例一　患者，女，68岁，胸闷、气喘5个月，晕厥2次就诊，心脏超声提示梗阻性肥厚型心肌病（**图 4-1A ～ D**）。

病例二　患者，男，36岁，胸闷、气喘半年，心脏超声提示左室壁非对称性增厚（**图 4-1E、F**）。

病例三　患者，男，33岁，自觉心跳加快1年余，血压130/90mmHg，心脏超声提示心尖部增厚（**图 4-2**）。

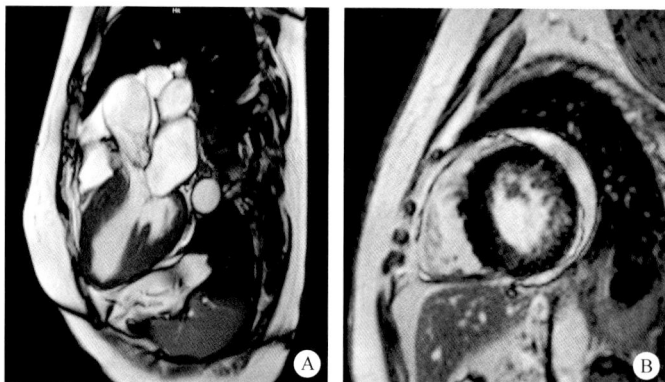

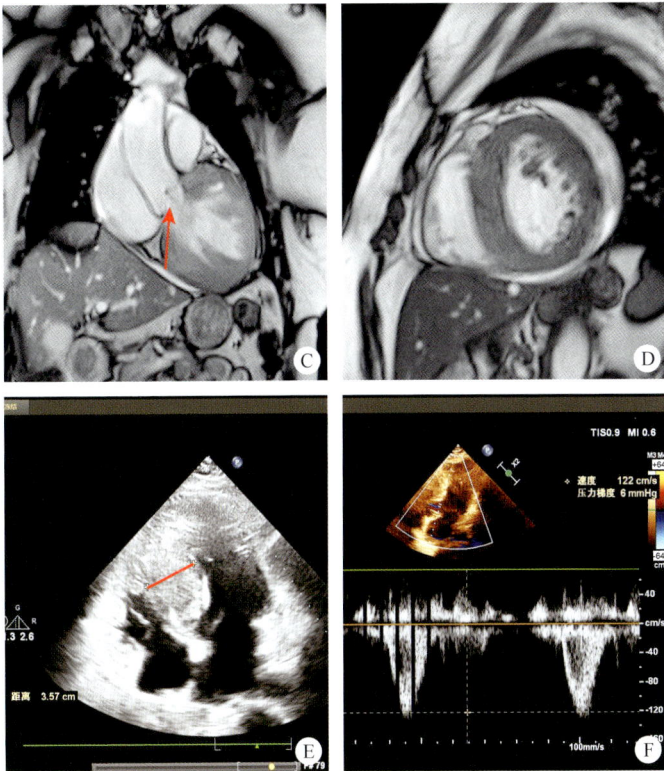

图 4-1 梗阻性及非梗阻性肥厚型心肌病

病例一：CMR 左心室流出道电影序列（A）示流出道变窄，基底部心肌肥厚；短轴 LGE（B）示侧壁片状、云雾状强化；流出道冠状位电影序列（C）示主动脉瓣反流（红色箭头）；短轴电影序列（D）与延迟强化（B）相应层面舒张末期可见心肌肥厚，以室间隔为著。病例二：心脏超声提示左心室壁非对称性增厚，室间隔最厚处（红线）约 3.57cm（E），左心室基底段流出道水平前向血流峰值压差约 6mmHg（F）

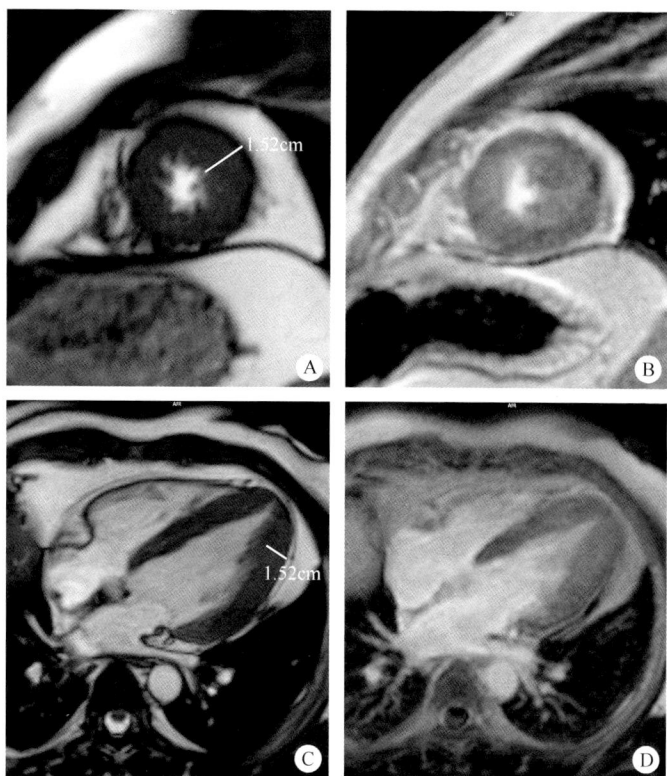

图 4-2 心尖肥厚型心肌病

CMR 心尖短轴电影序列（A）示舒张末期外侧壁最厚处心肌厚度约 1.52cm；短轴延迟强化（B）示增厚处心肌云雾状强化；四腔心层面电影序列（C）提示舒张末期心尖处心肌增厚，最厚处约 1.52cm；四腔心层面 LGE 序列（D）示外侧壁心肌云雾状强化

【临床概述】

（1）肥厚型心肌病（hypertrophic cardiomyopathy，HCM）多数由编码肌小节结构蛋白的基因突变所致，少数由其他遗传性或非遗传性疾病引起，包括先天性代谢性疾病（如糖原贮积病、肉碱代谢

疾病、溶酶体贮积病）、神经肌肉疾病（如弗里德赖希型共济失调）、线粒体疾病、畸形综合征及系统性淀粉样变性等。此外，还有一部分不明原因的心肌肥厚。

（2）本病大部分患者无明显症状，少部分患者可因出现胸闷、气短、晕厥等临床症状而偶然发现，相当一部分患者终身未诊断。该病还可合并心房颤动、室性心律失常、心力衰竭等，同样也是运动员及青少年发生心源性猝死的最常见原因。梗阻性肥厚型心肌病患者因心肌过度收缩，心室壁肥厚引起左心室流出道梗阻、心排血量不足，从而导致运动耐力下降、呼吸困难等症状。

（3）对于没有家族史的成人患者，HCM 的 CMR 成像诊断依据为舒张末期左心室任何节段的室壁厚度 ≥ 15mm。对于有 HCM 家族史或基因检测阳性的患者，舒张末期左心室壁厚度为 13～14mm 即可诊断。儿童 HCM 的诊断标准为左心室壁厚度大于预测平均值 2 个标准差以上（Z 评分 > 2 分）。

【影像表现】

1. X 线表现　心影增大，以左心室稍增大为主。

2. CT 表现　左心室壁不对称增厚，心腔无明显扩张，心室收缩、舒张功能受限。部分患者在冠状动脉 CTA 中可表现为冠状动脉狭窄或心肌桥等。

3. MRI 表现　CMR 成像电影序列可见左心室壁不对称增厚。对于流出道梗阻患者，心脏电影中可观察到流出道狭窄的部位及其远端高速血流形成的条带状低信号，同时可见二尖瓣收缩期向前运动，即收缩期前向运动（systolic anterior motion，SAM）征。LGE 常见于室间隔插入部（即前间隔、下间隔与左心室壁移行处）及左心室前壁近中段，且更倾向于出现在心肌增厚节段。LGE 的形式以壁间强化为主，也有少部分患者可出现心内膜下强化，多继发于梗阻部位远段心肌。HCM 患者在负荷灌注成像中出现心内膜下片状或环状的低灌注区则提示微循环障碍，而在静息状态下则无明显异常改变。

4. 超声表现

（1）M 型超声心动图的典型表现：① SAM 征，二尖瓣叶 [一般为前叶] 在收缩期明显前移；表现为收缩期 CD 段向室间隔呈弓形突起。②室间隔运动障碍，室间隔收缩速度及幅度明显降低，收缩期增厚率减至 0 ～ 20%（正常值 30% ～ 65%），收缩幅度降低（＜ 5mm），收缩速度减慢，但其他正常部位心肌运动正常或出现代偿性增强。③主动脉瓣收缩中期提前关闭，HCM 梗阻发生在收缩中晚期，进入射血末期，左心室流出道内压差减小，血流量增加，主动脉瓣再次开放，右冠瓣呈"M"形，无冠瓣呈"W"形。

（2）二维超声心动图的典型表现：①心室壁肥厚和心肌回声改变；②室间隔异常增厚部分呈纺锤状凸向左心室流出道；③部分肥厚心肌合并心肌致密化不全和微小冠状动脉瘘。对于梗阻性 HCM，负荷超声心动图测得左心室流出道压力阶差＞ 30mmHg 与疾病进展为症状性心力衰竭的风险增加有关，是测定左心室流出道压力阶差的首选方法。

【鉴别诊断】

1. 心脏后负荷增加所致左心室壁继发增厚　高血压、主动脉瓣狭窄、主动脉缩窄、大动脉炎等先天或后天因素导致心脏后负荷增加的疾病会引起左心室壁继发增厚。高血压患者常表现为对称性肥厚，且左心室壁增厚很少超过 15mm。约 50% 的高血压患者可形成晕状或斑片状 LGE，但没有典型的分布特征，这一点可与 HCM 相鉴别。结合高血压病史及靶器官损害等临床改变不难与 HCM 相鉴别。

2. 运动员心脏　运动员左心室心肌增厚一般不会超过 15mm，且通常表现为对称性增厚。与 HCM 相比，运动员心肌增厚常在停止训练后消退，即在 3 个月的无运动期后左心室壁厚度减少超过 2mm。极少数运动员心脏室间隔插入部会出现斑点或小片状 LGE，多与运动时收缩压的增加相关。

3. 心肌淀粉样变性　心肌淀粉样变性患者可合并房间隔增厚，

此征象可作为与 HCM 的鉴别征象之一。LGE 在该疾病的鉴别诊断中具有重要意义，疾病早期常出现广泛心内膜下 LGE，随疾病进展可扩展至心肌全层，部分患者心房壁、房间隔亦可见 LGE。除此之外，淀粉样变性患者在心肌灌注成像中也存在特异性改变，由于淀粉样物质累及心肌内小血管，因此出现心肌缺血而心内膜下灌注减低。

【重点提醒】

HCM 患者需结合临床症状、家族史、心电图、实验室检查等进行诊断。左心室舒张末期室壁厚度 ≥ 15mm 或有 HCM 家族史、致病基因检测阳性者室壁厚度 ≥ 13mm 即可确诊。

【影像检查选择策略】

超声心动图是 HCM 的首选检查方法。与超声心动图相比，CMR 成像不仅能准确评估心脏形态、功能，还能无创评估心肌纤维化和测定血流动力学信息，是重要的影像学检查手段。

第二节　扩张型心肌病

【典型病例】

患者，男，34 岁，胸闷气喘 1 周入院，心脏超声提示全心增大，左心室整体心肌活动受限（图 4-3）。

【临床概述】

（1）扩张型心肌病（dilated cardiomyopathy，DCM）是指在没有异常负荷条件（高血压或瓣膜疾病）或冠状动脉疾病的情况下，以左心室或双心室扩大伴收缩功能障碍为特征的疾病。DCM 可为散发性或家族性（遗传性）疾病。同时也可由环境因素（如感染、毒素暴露、化疗药物、辐射等）、免疫介导过程、心律失常和代谢或内分泌异常（如糖尿病、内分泌紊乱、营养缺乏等）引起或加重。

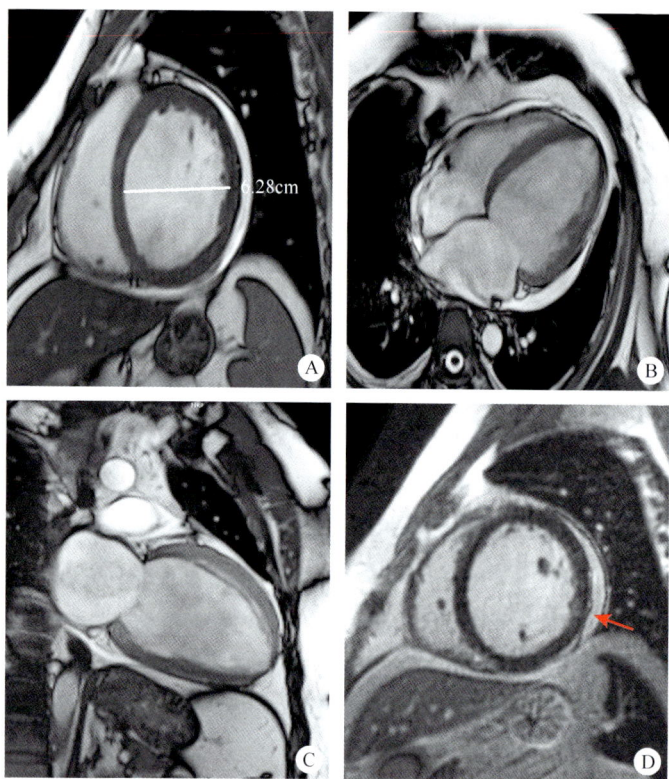

图 4-3 扩张型心肌病

MR 短轴电影序列（A）示左心室内径 6.28cm，二腔心层面（B）、四腔心层面（C）电影序列可见全心增大；LGE 短轴序列（D）示外下侧壁心肌中层及心外膜下条片状强化（红色箭头）

（2）本病的临床表现以心力衰竭为主，还可表现为劳力性呼吸困难、端坐呼吸等，心律失常亦常见。部分患者可伴血栓形成。

【影像表现】

1. X 线表现　心影扩大，心胸比 > 0.5，可伴有胸腔积液、肺动脉高压、肺淤血及肺水肿表现。

2. CT表现　左心室心腔增大或双心室心腔增大，室壁变薄，可伴有心包积液和胸腔积液形成。

3. MRI表现　左心室腔或双心室腔增大，舒张末期左心室内径＞5.5cm，心室壁变薄，瓣膜继发性关闭不全，严重可见左心室腔重构、心室壁瘤合并心腔血栓形成，心室收缩及扩张功能受限；延迟强化可出现肌壁间心肌纤维化，与预后密切相关。

【鉴别诊断】

1. 缺血性心脏病　由心肌长期广泛缺血引起室壁弥漫性纤维化发展而成，常有明确的心绞痛、心肌梗死等病史，冠状动脉CTA或冠状动脉造影提示冠状动脉狭窄是缺血性心肌病确诊的主要依据。缺血性心肌病LGE示冠状动脉供血区域心内膜下强化，DCM在LGE上则无明确区域特征，且以肌壁间强化为常见。

2. 心脏瓣膜病　瓣膜病变较为严重时MRI可见瓣膜增厚、瓣膜赘生物、腱索断裂、瓣膜脱垂等，且反流程度一般较DCM重。DCM瓣膜变化一般为继发性关闭不全。

3. 酒精性心肌病　长期大量饮酒出现酷似DCM的表现，起病多缓慢、隐匿，中青年男性多见，症状严重程度主要与酒精的累积摄入量及持续时间相关。

【重点提醒】

DCM患者以左心室扩张或双心室扩张为主要影像学表现，排除异常负荷条件（高血压或瓣膜疾病）或冠状动脉疾病可诊断。MRI延迟强化出现肌壁间纤维化则提示预后不佳。

【影像检查选择策略】

X线检查为DCM的首诊筛查方法，MRI可评估心室扩张、心室运动、心肌纤维化等情况，若存在延迟强化则提示预后不佳。

第三节　限制型心肌病

【典型病例】

患者，男，69 岁，反复劳力性胸闷 3 年余，加重伴心悸、腹胀 3 个月就诊，血压 130/90mmHg，心脏超声示左心室壁均匀性肥厚（图 4-4）。

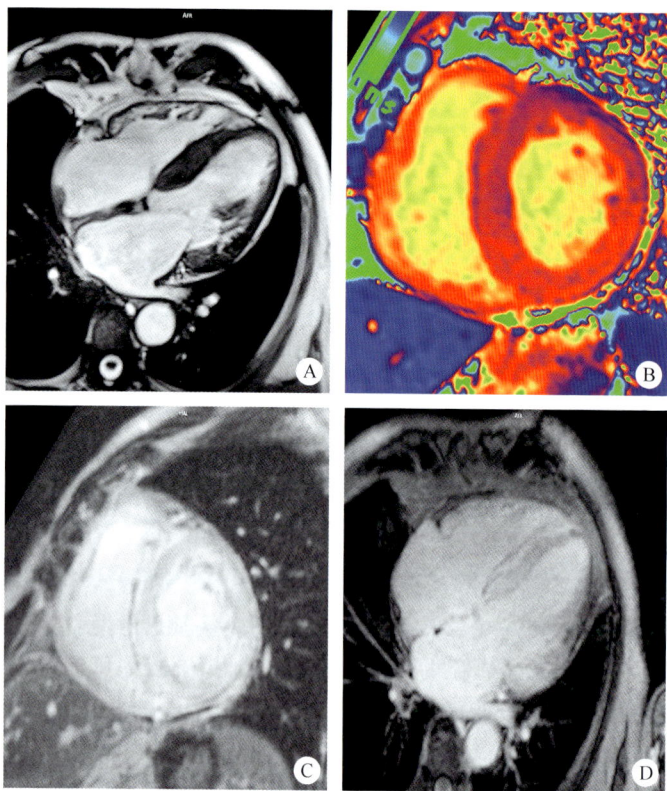

图 4-4　心肌淀粉样变性

全身骨骼显像（核医学）考虑淀粉样变性。MR 四腔心层面电影序列（A）见舒张末期心肌增厚；初始 T_1 mapping（B）示心肌初始 T_1 值普遍增高，约 1440ms（3.0T）；LGE 短轴及四腔心层面（C、D）示左心室心肌弥漫性强化

【临床概述】

（1）限制型心肌病（restrictive cardiomyopathy，RCM）的主要特征是心肌硬度增加导致舒张期开始时心室压力快速升高，充盈量仅略有增加或心室量急剧减少直至接近闭塞，心室壁肥厚或心内膜心肌增生，导致心室舒张功能受限，心房扩大。

（2）本病主要分为以下四类：①内源性心肌功能障碍或间质纤维化；②间质浸润；③心肌细胞存储障碍；④心内膜疾病。

（3）代表性疾病：①先天性/基因性疾病、辐射相关疾病及系统性硬化；②淀粉样变性、结节病及遗传性高草酸尿症；③法布里病、Pompe 病、Danon 病及黏多糖贮积症；④嗜酸性粒细胞增多性心内膜炎（又称 Löffler 心内膜炎）。

【影像表现】

1. X 线表现　一般可见心影增大，肺动脉段增宽。对不同疾病提示价值不同。结节性硬化者双手 X 线可见皮下钙化、骨质吸收、关节面硬化等；对于心肌淀粉样变性，胸部 X 线片可见胸腔积液、心包积液等。

2. CT 表现　左心室壁增厚，心房增大、心室无明显扩张，舒张功能受限，肺动脉增粗。部分患者可见心肌内膜碘延迟强化征象。冠状动脉 CTA 一般无明显狭窄。

3. MRI 表现　系统性硬化引起的 RCM 表现为单/双房增大，心室舒张减弱，继发性瓣膜反流，心肌灌注可见心内膜下灌注缺损，部分患者可有延迟强化，基底段较常见，心内膜下、肌壁间及透壁型强化模式均可出现；心肌淀粉样变性 CMR 典型表现为心肌增厚，心室活动性下降，延迟强化可见心内膜下弥漫性延迟强化；法布里病 CMR 表现为左心室普遍肥厚，初始 T_1 值降低，LGE 表现为肌壁间强化；嗜酸性粒细胞增多性心肌炎 CMR 表现为心室肌增厚，以心尖、室间隔增厚为著，可累及右心室，特征表现为右心室心尖部心肌增厚甚至闭塞，可伴血栓形成，右心室呈球形，右心房扩大。

【鉴别诊断】

1. 肥厚型心肌病 HCM 患者常无明显心外症状，LGE 多为斑片状、局灶性强化。心肌淀粉样变性可伴有双侧腕管综合征、椎管狭窄等心外症状，LGE 多为弥漫性强化或心内膜下强化。法布里病主要表现为左心室普遍肥厚，CMR 成像常表现为左心室下后壁基底段延迟强化，初始 T_1 值常降低。嗜酸性粒细胞增多性心内膜炎 CMR 延迟强化为弥漫性强化，右心室亦可强化。

2. 缩窄性心包炎 RCM 血流动力学类似于缩窄性心包炎，但影像学表现截然不同，缩窄性心包炎可见心包增厚、钙化，压迫心室，导致心室扩张受限，心室心肌本身无明显异常。

【重点提醒】

RCM 患者早期可出现类似肥厚型心肌病和缩窄性心包炎的临床及影像学表现，需密切结合心外症状及各类实验室检查进行诊断。

【影像检查选择策略】

CMR 成像对于明确 RCM 的病因有重要价值，心肌灌注及 LGE 对于病程发展和预后预测有重要意义。

第四节 左心室心肌致密化不全

【典型病例】

患者，男，51 岁，胸闷、气促 2 年，加重 1 周（图 4-5）。

【临床概述】

（1）左心室心肌致密化不全（left ventricle noncompaction，LVNC）是以左心室内异常粗大的肌小梁和交错的深陷隐窝为特征的一种遗传性心肌病。既往观点认为该病是由心肌先天发育不全所致心室肌结构异常，任何致畸因素均可导致心肌发育停滞。有最新观点认为心肌发育的证据不支持小梁化的心肌形成致密心肌，也不支持这一过程的停滞，这可能是一种正常的变异或一种生理性适应性的可逆表现，可以发生在胎儿到成人的各年龄段，因此推荐使用"心肌过度小梁化"替代"心肌致密化不全"。

（2）LVNC 的临床表现无特异性，可以无症状，随疾病进展，也可出现胸闷、心悸、心力衰竭、室性心律失常及体循环栓塞等。

（3）对于成年人，超声诊断标准为收缩末期非致密心肌与致密心肌之比＞2，CMR 成像的诊断标准为长轴视图舒张末期非致密心肌与致密心肌之比＞2.3。

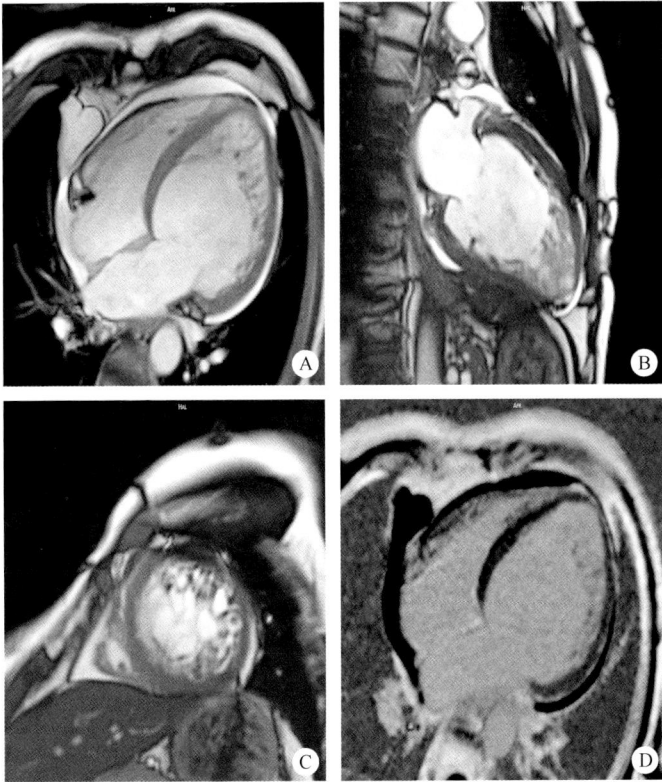

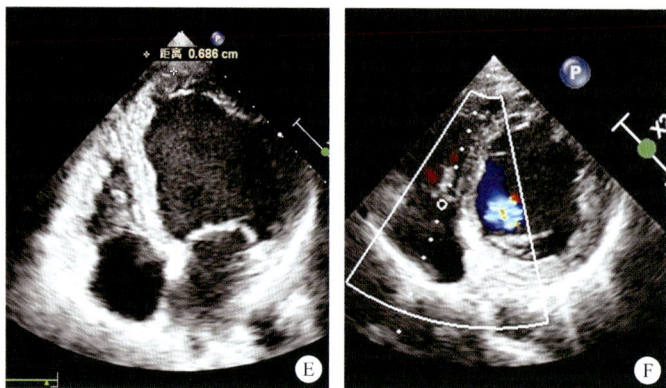

图 4-5 左心室心肌致密化不全

CMR 舒张末期二腔心、四腔心层面电影序列（A、B）示心尖处可见交错纵横肌小梁，其内形成深陷隐窝，心室壁变薄，心室变大，非致密心肌与致密心肌之比＞2.3；心尖短轴（C）示肌小梁增多，隐窝与心腔直接相连；四腔心层面 LGE 序列（D）示心室肌无明显强化。心脏超声提示左心室心尖部及侧壁心肌呈网格样改变（E、F）

【影像表现】

1. X 线表现　一般无特异性改变。

2. CT 表现　表现为心室壁增厚，心脏扩大，增多的肌小梁及小梁间的深陷隐窝。

3. MRI 表现　心室壁增厚并呈现两层结构（疏松部和致密部），主要累及心尖部及左心室中段游离壁，基底段及室间隔较少受累。电影序列示小梁间的深陷隐窝可充满直接来自左心室腔的血液，首过增强示隐窝强化与心室腔基本同步。心脏增大，舒张收缩功能减低。

4. 超声典型表现　①心室壁增厚呈双层结构：厚而疏松的心内膜层和薄且致密的心外膜层。收缩末期胸骨旁短轴成人心内膜层／心外膜层＞2：1。②小梁间的深陷隐窝充满直接来自左心室腔的血液。③过多突起的心肌小梁，即在左心室或右心室腔内，从室间隔中部到心尖部心腔，可探及无数突出增大的肌小梁错综排列；受累心腔多增大，运动明显减弱。④彩色多普勒血流显像可见无数与心室腔交通的、深陷的、大小不等的肌小梁间隙，其内有血流与心腔相通。⑤非致密化心肌疏松增厚，呈海绵状或蜂窝状改变；病变部位致密心肌变薄；收缩期非致密化心肌与致密化心肌之比大于 2，心尖段肌小梁的长度与宽度之比大于 4，中间段肌小梁的长度与宽度之比大于 2；病变部位室壁运动减低；彩色多普勒显示隐窝内低速血流与心腔相通。

【鉴别诊断】

扩张型心肌病　DCM 心室腔扩大，室壁均匀变薄，内膜光滑平整，LVNC 可有隐窝出现。

【重点提醒】

LVNC 诊断主要依靠 MR，并根据诊断标准严格把握，对于青少年儿童的诊断更需谨慎。

【影像检查选择策略】

心脏超声是 LVNC 的首要检查手段，CMR 显示心肌疏松部和致密部结构更为清晰，对于诊断 LVNC 有重要意义。

第五节　心　肌　炎

【典型病例】

患者，男，36 岁，胸闷、胸痛 2 天，肌钙蛋白、心肌酶谱升高（图 4-6）。

【临床概述】

（1）心肌炎是由各种感染性和非感染性因素引起的心肌炎症，病理特征为心肌细胞变性、坏死及纤维化。在感染性心肌炎中，病毒是最常见的病因。急性心肌炎最初的诱发因素是直接心肌损伤或免疫失调。

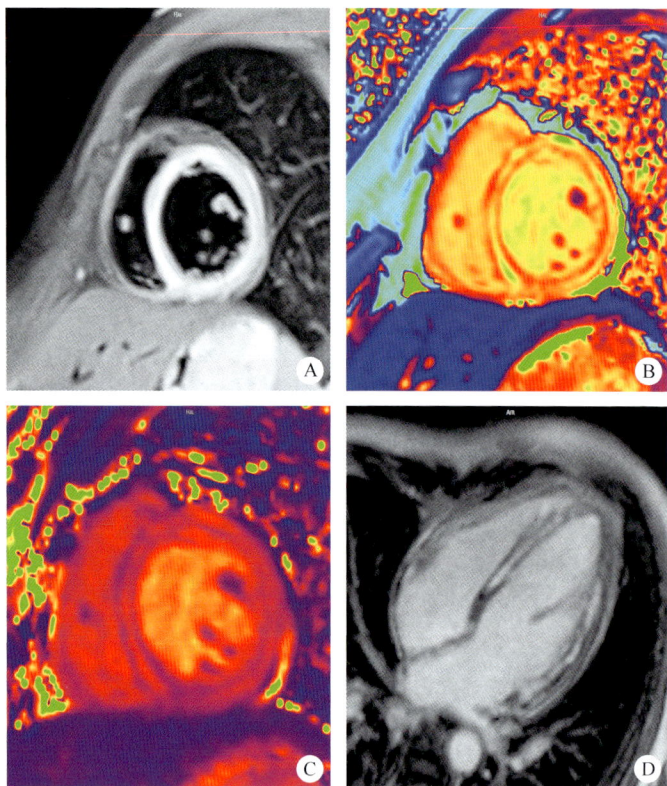

图 4-6 心肌炎

T_2WI 短轴序列（A）心肌信号明显增高，广泛心肌水肿；T_1 mapping、T_2 mapping（B、C）短轴示 T_1、T_2 值明显增高；四腔心层面 LGE 序列（D）示心室多发条片状强化，为心外膜下强化

（2）临床表现轻者可仅表现为胸痛或呼吸困难，随着病情进展可伴有新发或恶化的心力衰竭，危及生命的血流动力学损害（即暴发性心肌炎，伴心源性休克和左心室功能严重受损），危及生命的心律失常或传导障碍（如持续性室性心律失常、房室传导阻滞和猝死）等。

（3）心肌炎诊断金标准为心内膜心肌活检。由于心肌活检操作难度较大且检测区域有限，心脏 MR 可作为诊断的首选检查手段，且可对预后进行评估。高敏肌钙蛋白亦有助于检测心肌炎。

【影像表现】

1. X 线表现　急性期无明显异常，重症患者可见心包积液，后期部分转归为慢性扩张型心肌病者可见心脏增大。

2. CT 表现　轻症患者心脏各房室无明显异常；收缩、舒张功能无明显异常；重症患者可见心包积液、收缩功能减弱、心律失常等。

3. MRI 表现　T_2WI 可显示心肌水肿，对于心肌高信号识别有困难时，可结合同层面骨骼肌信号与心肌信号之比 > 2 进行判断。发病 2～3 周心肌水肿程度达到峰值，可通过 T_2WI 评估为急性心肌炎，病灶通常位于心脏侧壁心外膜下，其分布与冠状动脉供血区域不相符。早期强化（对比剂注射 4～5 分钟后）可半定量评估心肌间质对比剂摄取情况，心肌损伤 4 周后即可有早期强化改变，心肌炎随访时，若早期强化持续存在则提示左心室功能下降。心肌细胞与骨骼肌信号之比 ≥ 4 时有助于识别炎症。出现延迟强化则提示出现坏死、瘢痕。以心外膜下强化为主要强化模式。延迟强化为心肌炎患者预后独立预测因素。

【鉴别诊断】

缺血性心肌病　心肌炎强化程度于注射对比剂后 5 分钟、10 分钟、15 分钟逐渐递减，心肌梗死强化程度则无明显变化；心肌炎强化多位于心外膜下，与冠状动脉分布无关，心肌梗死由心内膜下层开始逐渐向心外膜移行，直至累及心肌全层，且与冠状动脉分布密切相关。

【重点提醒】

心肌炎患者的诊断需密切结合临床病史及高敏肌钙蛋白。

【影像检查选择策略】

除心内膜心肌活检金标准外，CMR 是最重要的无创性检查手段，其能够准确发现心肌组织炎症性改变，同时适用于心肌炎的诊断和随访。

第六节　缺血性心肌病

【典型病例】

患者，男，45 岁，突发胸痛，心电图提示 ST 段抬高（图 4-7）。

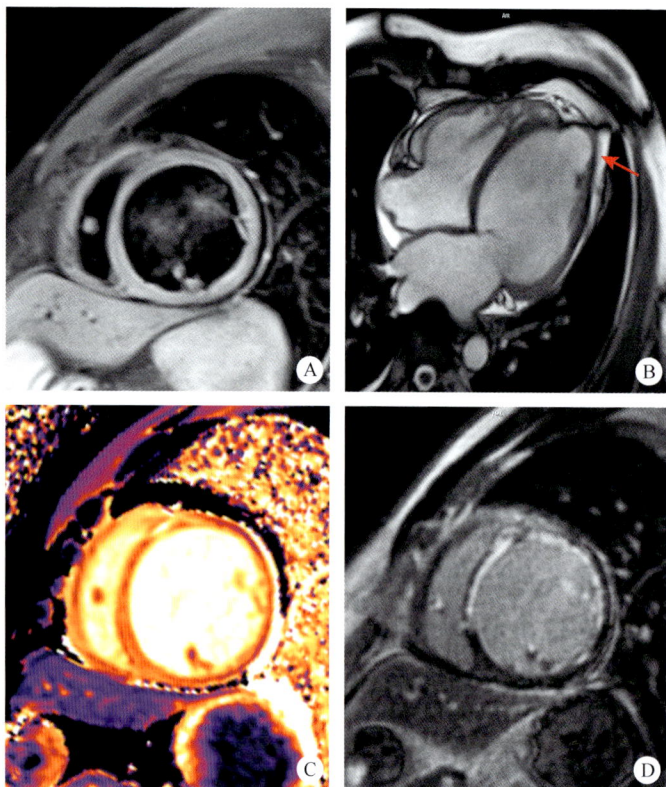

图 4-7　缺血性心肌病

T_2WI（A）示心肌信号增高；四腔心层面电影序列（B）示左心室心尖室壁瘤形成（红色箭头），心室扩大，收缩减弱，心室壁变薄；T_1 mapping 短轴序列（C）示前间隔壁、前壁 T_1 初始值增高；LGE 短轴（D）示前间隔壁、前壁心内膜下强化

【临床概述】

（1）缺血性心肌病（ischemic cardiomyopathy，ICM）是指由冠状动脉动力性和（或）阻力性因素引起的冠状动脉狭窄或闭塞性病变（包括微循环障碍等），可使心肌长期缺血、缺氧，引起心肌细胞变性、坏死和纤维化、心肌瘢痕形成。

（2）本病最常见的原因是冠状动脉粥样硬化导致的冠状动脉闭塞。根据疾病进程，缺血性心肌病可分为：①慢性冠脉疾病，如稳定型心绞痛、缺血性心肌病及隐匿性冠心病；②急性冠脉综合征，如不稳定型心绞痛、非 ST 段抬高型心肌梗死、ST 段抬高型心肌梗死。

（3）临床表现主要为心前区不适、胸闷或胸痛、心力衰竭和心律失常，也可放射至其他部位，如肩部、胃部等。

（4）缺血性心肌病确诊除依据临床症状，还需要通过心电图、影像检查（包括冠状动脉 CTA、冠状动脉造影及 CMR）等辅助诊断。

【影像表现】

1. X 线表现　早期可无异常，严重时可见心影增大，以左心室增大为主。

2. CT 表现　心肌梗死在 CT 上表现为线样或条状密度减低区，与正常灌注的心肌很容易区别。梗死区可伴有心肌变薄、运动消失或心室壁瘤等。

3. MRI 表现　电影序列可直接观察有无缺血冠状动脉相应心肌节段的收缩减弱、消失或矛盾运动，以反映心肌收缩功能。T_2WI 可对心肌水肿进行定性及半定量分析，急性心肌梗死时心肌水肿范围一般大于梗死范围，陈旧性梗死时水肿完全消退，少数可因病灶区域慢性炎症而长期存在 T_2WI 高信号。LGE 是评估心肌梗死的无创金标准，梗死心肌、受累乳头肌可表现为明显局灶性高信号。T_1 mapping 序列及 ECV 值可定量评估梗死心肌。急性心肌梗死经皮冠状动脉介入治疗恢复冠状动脉血供后，部分梗死心肌仍存在低灌注，即微循环障碍（microvascular obstruction，MVO）或"无复流"现象，表现为首过灌注低信号，LGE 高信号梗死心肌中存在线样 / 线条样低信号，随梗死时间延长而逐渐减轻。心肌内缺血表现为急性期 T_2WI 高信号水肿心肌中存在弧形 / 线样低信号，T_2 mapping、T_2^* mapping 值明显降低；慢性期部分仍可见 T_2WI、T_2 mapping 及 T_2^* mapping 呈低信号。心肌梗死合并心腔血栓常见于心尖部，表现为电影序列中心腔低信号，无强化；合并室壁瘤表现为电影序列中梗死区域室壁局部膨出或矛盾运动。

【鉴别诊断】

1. 病毒性心肌炎 急性心肌梗死与病毒性心肌炎初期在 T_2WI 上均有心肌水肿的表现，鉴别点在于心肌炎典型 LGE 和水肿为心外膜下局灶性心肌高信号改变，心肌梗死的 LGE 为心内膜下强化，且与冠状动脉供血区密切相关。

2. 扩张型心肌病 心室增大，病因不明，鉴别点在于扩张型心肌病典型强化模式为肌壁间强化，强化部位与冠状动脉走行区不一致。

【重点提醒】

ICM 的影像检查具有重要价值，随着不断发展的各类成像序列，CT 和 MR 在 ICM 诊断、随访及评估预后中均具有广阔的应用前景。

【影像检查选择策略】

CMR 目前可为 ICM 提供更为全面的信息，不仅可无创评估心肌运动及梗死心肌区域，且可评估远端非梗死心肌变化。随着心脏 CT 新技术的逐渐发展，心脏 CT 将来有望成为 MR 的可行替代方法，特别对于具有非 MRI 兼容外部设备（如金属植入物、可植入电子设备和输液泵）的患者。

（李小虎 束晶苇 胡 翀 王 俊 赵 韧）

第五章

冠状动脉病变的影像诊断

第一节　正常解剖与先天变异

一、冠状动脉正常解剖

（一）正常解剖

冠状动脉有左右两支，分别开口于升主动脉的左、右冠状动脉窦（简称左窦、右窦）（图 5-1）。

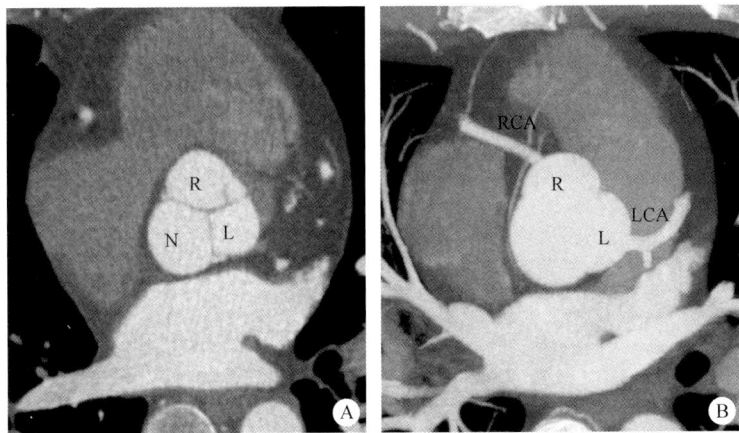

图 5-1　升主动脉窦及冠状动脉正常开口

A.升主动脉左窦（L）、右窦（R）和后窦（N，或无冠窦）；B.左冠状动脉（LCA）
和右冠状动脉（RCA）分别发自升主动脉左窦（L）、右窦（R）

1. 左冠状动脉

（1）左冠状动脉主干：直径为 5～10mm，长度不恒定，为 5～20mm，主要分为左前降支和左回旋支。在部分个体中，左冠状动脉主干还发出第三支血管，称为中间支，起于左冠状动脉主干末端左前降支及左回旋支之间，为左心室的游离侧壁供血。

（2）左前降支：为左冠状动脉主干的延续，沿前室间沟下行，长度变化较大，大多止于后室间沟下 1/3 或心尖区。左前降支的主要分支为左圆锥支、左室前支、右室支和前室间隔支；其中，以左室前支和前室间隔支最为重要（图 5-2～图 5-4）。左室前支供应左心室的前壁和前侧壁，以锐角起源于左前降支，数目及直径不恒定，其中最常见且最重要的是第一对角支和第二对角支。前室间隔支供应室间隔的前 2/3，有 6～10 支或更多，起源于左前降支的右侧壁，走行于室间隔右侧的心内膜下，与源于后降支动脉的隔支血管相互吻合；通常有一个较大的隔支动脉，称为第一隔支动脉。左前降支供血区域包括主动脉和肺动脉总干根部、部分左心房壁、左心室前壁、部分右心室前壁、前乳头肌、室间隔的前 2/3 和心尖区等。

（3）左回旋支：以直角或锐角自左主干发出，沿左房室沟前方紧贴左心耳底部向左向后走行，经心脏左缘下行到达膈面，大多止于心左缘与房室交点之间。回旋支分支颇多变异，主要分支为钝缘支和左房支（图 5-2～图 5-4）。钝缘支可有 1～3 支，以外侧钝缘处分支较恒定且粗大，沿着心脏的钝缘走行，末端延伸至心尖附近。旋支动脉有时较长，行至心脏的房室交叉时发出后降支和房室结支。30%～40% 窦房结支由回旋支起始段发出。回旋支的供血区域包括左心室侧壁和后壁、左心房，有时还供应心室膈面、前乳头肌、后乳头肌、部分心室间隔、房室结、房室束和窦房结。

2. 右冠状动脉　　右冠状动脉发自升主动脉右窦，发出后行于右心耳与肺动脉干之间，再沿右房室沟右行，绕心锐缘至心脏膈面。右冠状动脉的主要分支包括窦房结支、右圆锥支、右房支、右室前支、锐缘支、右室后支、后降支、房室结支和左室后支（**图 5-2**～**图 5-4**）。右冠状动脉长短不一，若较短，常在右心室的锐缘和心脏的房室交叉之间变细小（左优势型冠状动脉）；若较长，则向左经房室沟和后室间沟交叉点（房室交叉）分为后降支和左室后支。后降支主要供应左、右心室后壁和室间隔后下 1/3 的血供；左室后支

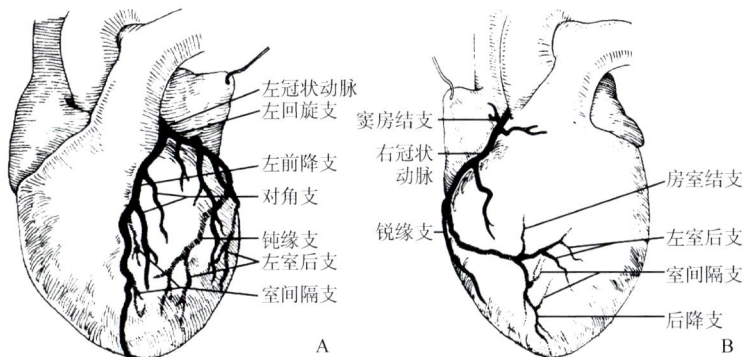

图 5-2 冠状动脉正常解剖示意图

A. 左冠状动脉及其主要分支；B. 右冠状动脉及其主要分支

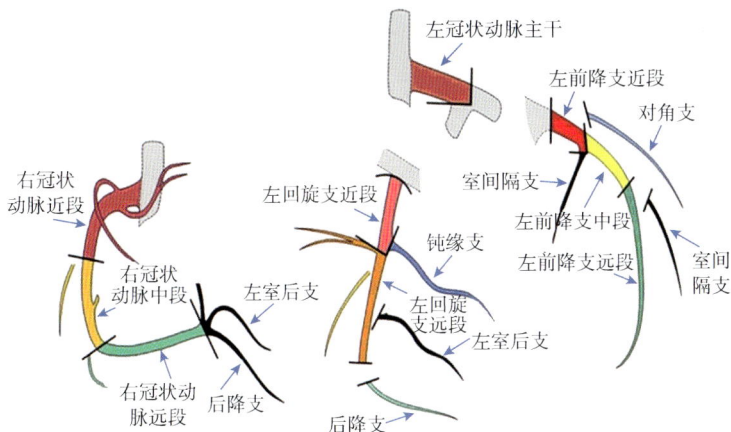

图 5-3 冠状动脉正常解剖示意图

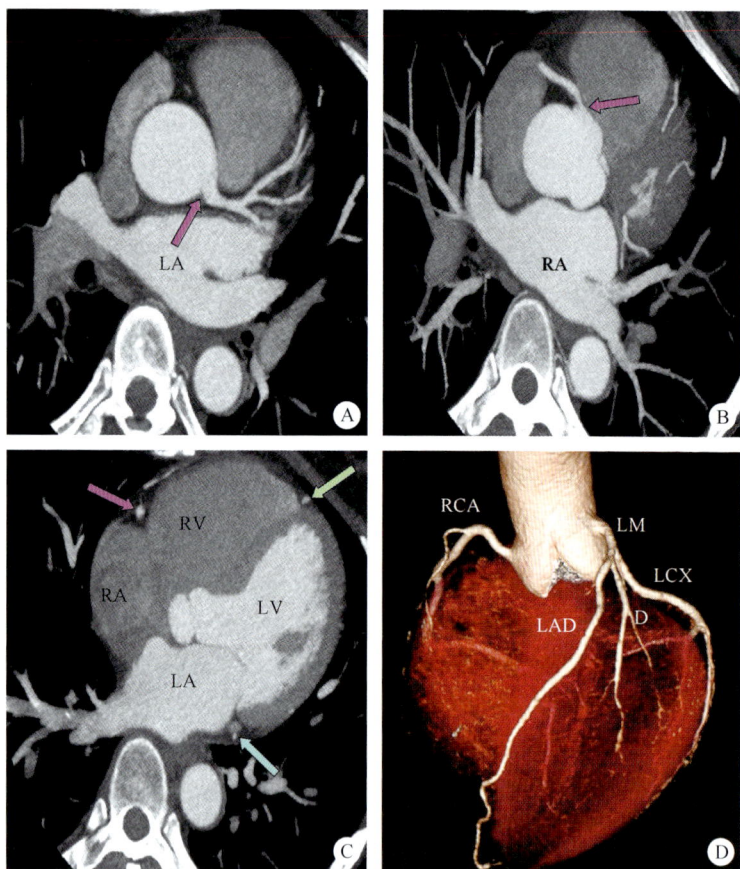

图 5-4　冠状动脉轴位图像

A. 左冠状动脉开口（紫色箭头）；B. 右冠状动脉开口（紫色箭头）；C. 右冠状动脉（紫色箭头）、左前降支（绿色箭头）、左回旋支（蓝色箭头）、左心房（LA）、左心室（LV）、右心房（RA）、右心室（RV）；D. 右冠状动脉远段及其分支，如右冠状动脉（RCA）、左冠状动脉主干（LM）、左回旋支（LCX）、左冠状动脉前降支（LAD）、对角支（D）

供应右室膈面，其分支和粗细随右冠状动脉发育程度而异。右圆锥支发自右冠状动脉起始部，与发自左冠状动脉的左圆锥支相互吻合形成 Vieussens 动脉环，供应右心室漏斗部。右冠状动脉供血区域包括右心房、窦房结、右心室流出道、肺动脉圆锥、右心室前壁、右心室后壁、心室间隔下 1/3 和房室结。右冠状动脉优势型尚供应部分左心室和心尖部。

（二）优势分型

在心脏膈面，左、右冠状动脉的分布范围有较大的变异，左右心房的后壁、左右心室的膈面、室间隔的后 1/3 部及房室结等血供来源亦有相应的变异。根据左、右冠状动脉在心膈面供血区域的不同，将冠状动脉分为以下 3 型（图 5-5）。

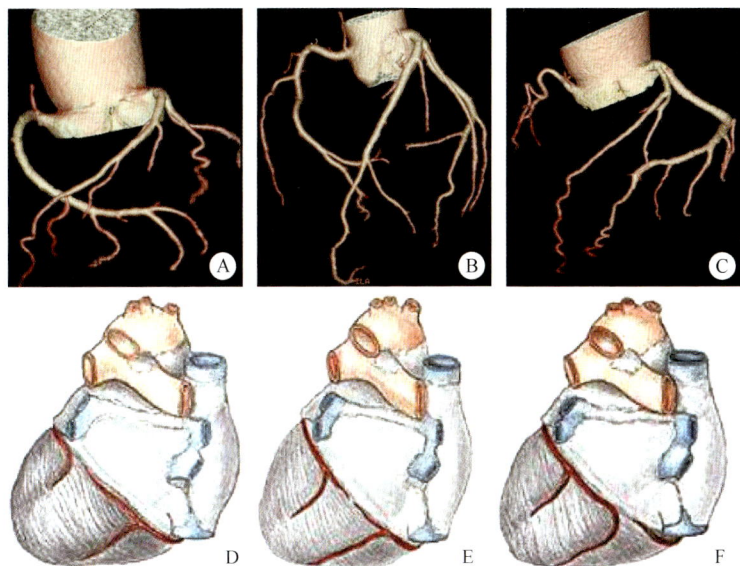

图 5-5　冠状动脉优势分型

A ～ C. 冠状动脉 CT 容积再现（VR）重组图像；D ～ F. 冠状动脉解剖示意图。A 和 D 为右冠状动脉优势型；B 和 E 为均衡型；C 和 F 为左冠状动脉优势型

1. 右优势型冠状动脉 最多见，约占 65.7%，右冠状动脉达左室后壁，后降支由右冠状动脉发出，左冠状动脉仅达左室左侧缘旁的左室后壁。

2. 均衡型冠状动脉 约占 28.7%，左室后壁由左旋支供应，右室后壁由右冠状动脉供应，后降支由右冠状动脉发出，或由右冠状动脉和左旋支共同发出。

3. 左优势型冠状动脉 较少见，约占 5.6%，左旋支达右室后壁，后降支由左回旋支发出，而右冠状动脉仅达右室右侧缘旁的右室后壁。

（三）冠状动脉解剖分段

依据美国心血管 CT 协会（society of cardiovascular computed tomography，SCCT）发布的冠状动脉 CT 血管造影书写报告指南，冠状动脉分段及分段标准见**表 5-1**、**表 5-2**、**图 5-6**。

表 5-1 美国 SCCT 发布的冠状动脉分段（18 段）

节段	名称	英文全称	缩写
1	右冠状动脉近段	proximal right coronary artery	pRCA
2	右冠状动脉中段	mid right coronary artery	mRCA
3	右冠状动脉远段	distal right coronary artery	dRCA
4	右冠状动脉后降支	right posterior descending artery	R-PDA
5	左冠状动脉主干	left main coronary artery	LM
6	左前降支近段	proximal left anterior descending	pLAD
7	左前降支中段	mid left anterior descending	mLAD
8	左前降支远段	distal left anterior descending	dLAD
9	第一对角支	first diagonal branch	D1
10	第二对角支	second diagonal branch	D2
11	回旋支近段	proximal left circumflex	pCx

节段	名称	英文全称	缩写
12	第一钝缘支	first obtuse marginal	OM1
13	回旋支中远段	mid-distal left circumflex	LCx
14	第二钝缘支	second obtuse marginal	OM2
15	左后侧降动脉	left-posterior descending artery	L-PDA
16	右冠状动脉左室后支	right-posterior branch of left ventricle	R-PLB
17	中间支	intermediate branch	RI
18	左后侧支	left-posterior branch of left ventricle	L-PLB

表 5-2 美国 SCCT 发布的冠状动脉分段标准

左前降支近段	左冠状动脉主干末至第一大间隔支或第一对角支（直径大于 1.5mm），以最近者为准
左前降支中段	前降支近段末端至心尖部的一半长度
左前降支远段	前降支中段末端至前降支末梢
回旋支近段	左冠状动脉主干末端至第一钝缘支开口
回旋支中远段	第一钝缘支开口至血管末梢或左后降支开口
右冠状动脉近段	右冠状动脉开口至拐弯处一半长度
右冠状动脉中段	右冠状动脉近段末端至拐弯处
右冠状动脉远段	右冠状动脉中段末端至后降支开口

二、冠状动脉先天变异

冠状动脉先天变异是一组先天性冠状动脉疾病的总称，可大体分为冠状动脉起源及走行异常、冠状动脉内部解剖结构异常及冠状动脉终止异常（表 5-3）。

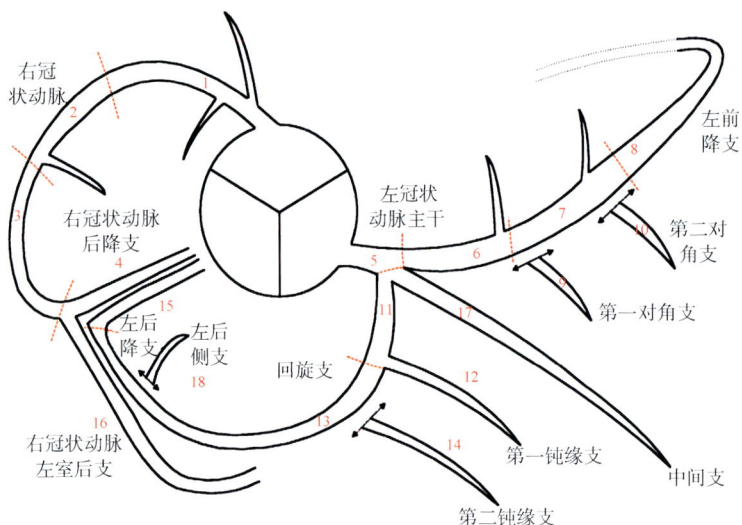

图 5-6 冠状动脉 CT 解剖分段

表 5-3 冠状动脉先天变异的分类

A 冠状动脉起源及走行异常
1. 左冠状动脉主干缺如
左前降支及回旋支分别起自左窦
2. 冠状动脉开口位置异常
开口位置过高、过低或位于冠状窦嵴，或异位开口于主动脉根部冠状动脉窦附近
3. 冠状动脉开口于异常的冠状动脉窦
冠状动脉开口于无冠窦、升主动脉或主动脉弓、左心室或右心室、肺动脉等
4. 冠状动脉开口于其他冠状窦或冠状窦结合部
5. 单支冠状动脉
B 冠状动脉内部结构异常
1. 冠状动脉开口先天性狭窄或闭锁、冠状动脉扩张或冠状动脉瘤、冠状动脉缺失或发育不全

续表

2. 冠状动脉走行于心肌壁间（肌桥）或心内膜下

3. 后降支异常起源、左前降支或右冠状动脉重复畸形、第一室间隔支异常起源

C 冠状动脉终止异常

1. 小动脉或毛细血管分支不足

2. 右冠状动脉或左冠状动脉瘘

冠状动脉起源及走行的异常种类繁多，冠状动脉内部解剖异常包括重复畸形、先天性冠状动脉瘤等。冠状动脉终止异常主要为冠状动脉瘘。

第二节　冠状动脉粥样硬化

【典型病例】

患者，男，58 岁，胸闷、胸痛 2 小时。CTA 示左前降支混合性斑块（图 5-7）。

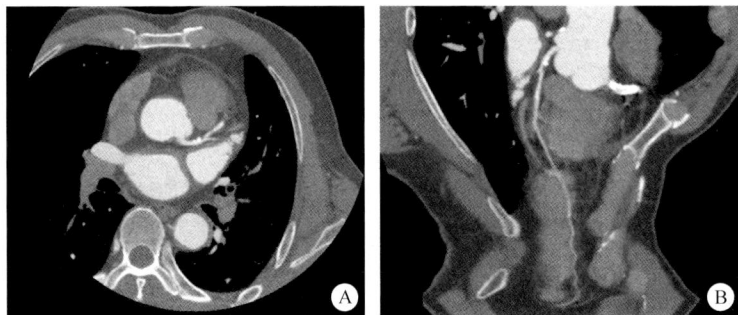

图 5-7　冠状动脉粥样硬化斑块

CT 轴位（A）及曲面重建（B）示左前降支近段管壁偏心性低密度斑块及高密度钙斑，管腔轻度狭窄

【临床概述】

（1）冠状动脉粥样硬化性心脏病（coronary atherosclerotic heart disease）简称冠心病，是一种缺血性心脏病。冠状动脉粥样硬化斑块形成是冠心病的基本病变，斑块会引起冠状动脉狭窄甚至闭塞，斑块破裂并继发血栓则是急性冠状动脉综合征的主要原因。

（2）冠状动脉粥样硬化的病理演变包括脂质条纹期、纤维斑块期、粥样斑块期。斑块的继发性改变包括斑块内出血、斑块破裂、血栓形成、钙化、动脉瘤形成及管腔狭窄。

（3）斑块的易损性是临床的主要关注点，通常认为薄的纤维帽、大的脂质坏死核心、斑块内的炎症（表现为斑块内强化）、斑块内出血和斑块溃疡提示为易损斑块。

【影像表现】

1. X线表现　X线检查对冠状动脉评价作用有限。数字减影血管造影（DSA）是诊断冠状动脉粥样硬化的"金标准"，可显示冠状动脉狭窄部位、程度及相关侧支循环血管情况。

2. CT表现　冠状动脉CT血管成像（CCTA）为目前冠心病的常用影像学检查方法，可显示斑块信息，包括斑块类型、狭窄程度，以及是否合并溃疡、裂隙、夹层等。可根据是否存在钙化将斑块分为三类：非钙化斑块、混合斑块和钙化斑块。也可根据斑块内CT值将斑块分为四类：①致密钙化斑块，CT值＞350HU；②纤维斑块，CT值为131～350HU；③纤维脂质斑块，CT值为31～130HU；④坏死核心，CT值为–30～30HU。斑块通常为偏心性，表现为局限性、节段性或弥漫性管壁增厚，呈不同密度的充盈缺损（即斑块），常伴有不同程度的管腔狭窄。

3. MRI表现　冠状动脉MRI可同时对心肌、冠状动脉进行成像，评估冠状动脉的狭窄程度、溃疡等，有助于评估斑块的易损性。例如，冠状动脉斑块在MRI T_1WI 上呈高信号，与冠状动脉内血栓形成、炎症相关的斑块内出血及内膜新生血管有关，提示可能为易损斑块。

冠状动脉 MRI 需要较高的空间分辨率，容易受到心包脂肪垫高信号、呼吸、心搏等影响。

4. 狭窄程度的判断与测量　应结合血管轴位和曲面重建（CPR）、斜面多层面重建（MPR）及 VR 图像在至少两个相互垂直的断面进行综合分析。狭窄程度的分级可依据 SCCT 标准：狭窄程度 < 25% 时为轻微狭窄；狭窄程度达 25%～49% 时为轻度狭窄；狭窄程度达 50%～69% 时为中度狭窄；狭窄程度达 70%～99% 时为重度狭窄；狭窄程度达 100% 时为闭塞。

【鉴别诊断】

1. 川崎病　5 岁以下儿童多见，冠状动脉受累时表现为多发梭形和囊状扩张的冠状动脉瘤，瘤内可伴有血栓形成，病史较长者可出现钙化。

2. 其他冠状动脉炎性病变　冠状动脉炎性疾病部分可见冠状动脉瘤或冠状动脉壁增厚等特征性表现，免疫、炎症相关指标异常或存在其他系统受累的表现可支持诊断。

【重点提醒】

狭窄程度的判断应在至少两个相互垂直的断面进行综合分析。相对于常规冠状动脉造影，CCTA 对冠状动脉狭窄的定量测量误差可达 ±25%。由于 CCTA 的特殊性，闭塞冠状动脉远端的血管也可以显示，因此难以判断完全闭塞与次全闭塞。

【影像检查选择策略】

CT 是冠状动脉粥样硬化病变的最佳影像检查方法，CCTA 可很好地评估冠状动脉管腔及管壁的情况。MRI 对易损斑块、心脏功能、心肌灌注、心肌存活力的评估优于 CT，但对直径小于 3mm 的血管缺乏分辨能力，应根据临床需求综合考虑。

第三节　冠状动脉瘘

【典型病例】

患者，女，77 岁，胸闷、心悸，行 CCTA 检查（图 5-8）。

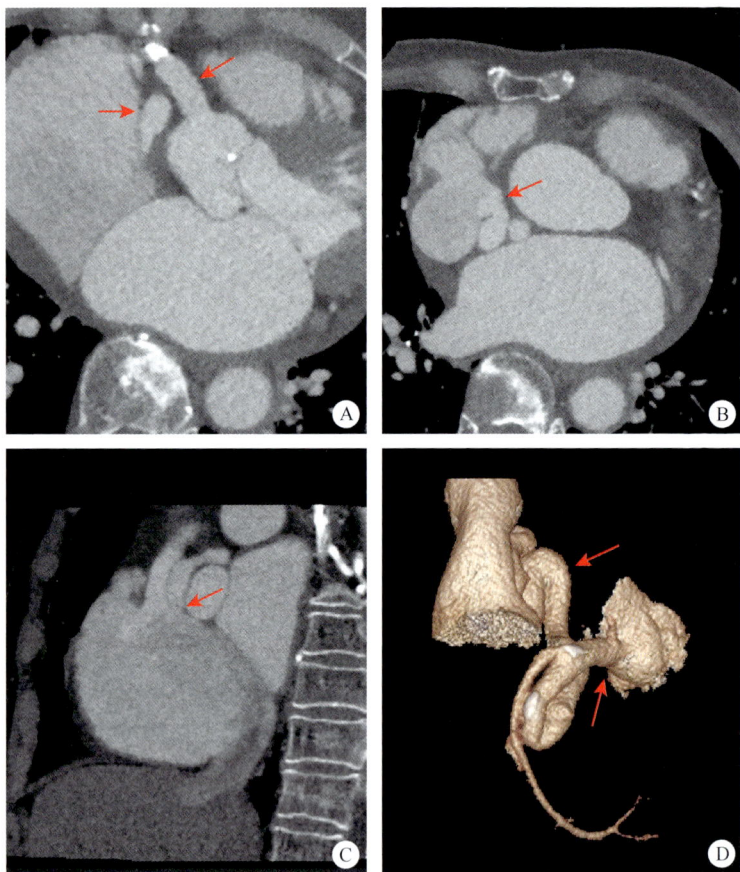

图 5-8　右冠状动脉 - 右心房瘘

A. CT 轴位图像显示增粗的右冠状动脉（红色箭头）；B. CT 轴位图像显示增粗的右冠
状动脉汇入右心房（红色箭头）；C. CT 矢状位图像显示增粗的右冠状动脉汇入右心房
（红色箭头）；D. VR 图像清晰显示动脉瘘与心腔及血管的关系（红色箭头）

【临床概述】

（1）冠状动脉瘘是冠状动脉主干或分支与心腔或血管之间的异

常交通，血液由冠状动脉经瘘管分流至相关心腔和血管的畸形改变。其多为先天性，少数可为胸部外伤、心脏手术或心血管造影所致。

（2）血流动力学变化主要取决于瘘口的位置、大小及冠状动脉与心腔、大血管之间的压力差等因素，大的冠状动脉瘘可出现冠状动脉循环"窃血"，导致心肌缺血和（或）心肌梗死及充血性心力衰竭。

（3）大多数患者瘘口较小，无明显临床症状，少数患者出现心肌缺血、肺动脉高压等症状。

（4）冠状动脉与右心系统沟通多见，包括右心房、右心室及肺动脉，冠状动脉或其分支引流入右心 - 肺动脉系统者占 90%。少数与左心系统沟通；单支冠状动脉受累者占 90%，双侧冠状动脉受累者占 5%；50% ～ 55% 发生于右冠状动脉及其分支，约 35% 发生于左冠状动脉及其分支。

【影像表现】

1. X 线表现　冠状动脉与右心 - 肺动脉系统相通，在血流动力学上属左向右分流，按其血流分流量大小，X 线表现为肺血和心脏不同程度地增多和增大。某些病例迂曲扩张的冠状动脉（尤其右侧）可构成心影边缘异常，结合兼有反映左向右分流的肺血增多，对诊断有提示意义。冠状动脉与左侧心腔相通，则无肺血增多的征象。

2. CT 表现　冠状动脉的分支管径增宽并形成扭曲的血管团（图 5-8）。血管团或蔓状血管远端与心腔或肺动脉等相连，受 CT 分辨率影响，较小的冠状动脉瘘与心腔或肺动脉等连接处可能显示不清。

3. MRI 表现　横轴位多能清楚地显示扩张的左、右冠状动脉的近端，一般结合冠状动脉和左斜位多可显示迂曲扩张的冠状动脉及瘘口的全貌。

【鉴别诊断】

1. 川崎病　5 岁以下儿童多见，冠状动脉受累时表现为多发梭形和囊状扩张的冠状动脉瘤，瘤内可伴有血栓形成，病史较长者可出现钙化。川崎病通常伴有发热及皮疹，冠状动脉瘘多数无明显临床症状。

2. 左冠状动脉异常起源于肺动脉（Bland-White-Garland syndrome，BWG 综合征） 是一种罕见的先天性冠状动脉异常，冠状动脉走行迂曲并与扩张的冠状动脉形成交通支。BWG 综合征患者左冠状动脉通常由肺动脉发出，而冠状动脉瘘左、右冠状动脉起源均正常。

【重点提醒】

冠状动脉瘘是先天性或获得性异常，多数患者无明显临床症状，影像学检查可评估病变起源、部位、数量及心脏血流的分流程度，需要结合患者症状综合评估是否进行临床干预。

【影像检查选择策略】

冠状动脉瘘的起源、走行与引流位置多变，X 线检查对本病诊断价值有限。MRI 大视野、多体位直接成像有其优势，但在多支冠状动脉瘘的全面诊断方面存在一定的局限性。冠状动脉 CTA 可以准确显示冠状动脉的走行、瘘管的位置和形态，对邻近大血管、心腔的空间定位更立体、直观，且为无创检查，可作为首选。

第四节　冠状动脉瘤

【典型病例】

患者，女，12 岁，冠状动脉起源异常，行冠状动脉 CTA 检查（图 5-9）。

【临床概述】

（1）冠状动脉瘤是指冠状动脉管腔局限性或弥漫性扩张，其管径大于邻近正常冠状动脉管径的 1.5 倍。

（2）凡能导致冠状动脉中层结构薄弱和功能减弱的因素均可导致冠状动脉瘤形成，冠状动脉瘤的主要病因是冠状动脉粥样硬化（50%），其次是先天性冠状动脉发育异常（17%）和感染性病变（10%）。

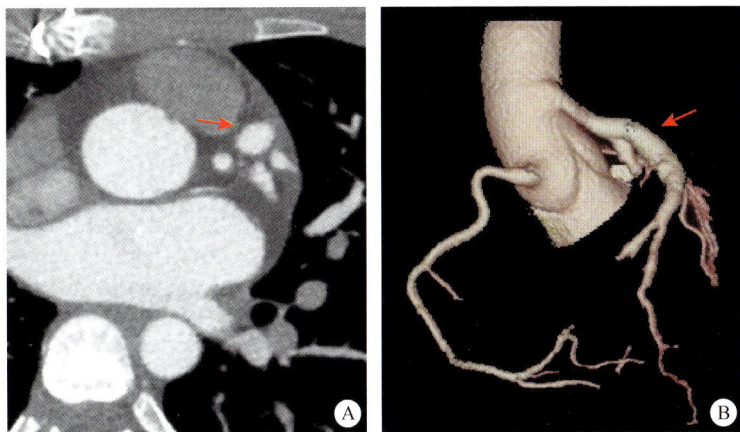

图 5-9　左前降支冠状动脉瘤

A. CT 轴位图像显示左前降支管腔局部明显扩张（红色箭头）；B. VR 图像显示左前降支管腔局部呈囊样扩张（红色箭头）

（3）冠状动脉瘤分类：按病因分为先天性和后天性；按血管壁组成分为真性动脉瘤和假性动脉瘤；按形态分为囊状动脉瘤和梭形动脉瘤。

（4）年轻患者冠状动脉瘤发病率较高，发生于右冠状动脉者约占半数，其次为前降支、回旋支，左冠状动脉主干很少出现。弥漫性冠状动脉瘤常见于右冠状动脉，而局灶性多发生于前降支。

（5）大部分冠状动脉瘤无明确典型症状，超过 50% 的冠状动脉瘤患者进展为冠状动脉粥样硬化，临床表现为缺血性心脏病相关的心绞痛，最严重的并发症为瘤体破裂，往往导致猝死。川崎病患者可能伴有持续高热，一般持续 5 天以上。

【影像表现】

1. X 线表现　巨大的冠状动脉瘤在 X 线片上可被发现。冠状动脉造影可直接显示冠状动脉瘤样或囊样扩张。

2. CT 表现　CCTA 轴位及重组图像均可显示冠状动脉管腔的局限性增宽，管径超过邻近正常冠状动脉管径的 1.5 倍。累及冠状动脉长度不及该血管的 50%。瘤体形态可表现为不规则、弥漫或囊状、或纺锤状的冠状动脉扩张。有时，瘤内可见血栓形成所致充盈缺损，瘤壁可见钙化。部分动脉瘤与阻塞性冠状动脉病变并存。

3. MRI 表现　对冠状动脉各主要分支近中段的冠状动脉瘤能提供较准确评估，且其无电离辐射，无须使用碘对比剂，尤其在青少年及儿童患者中推荐应用。

【鉴别诊断】

1. 冠状动脉瘘　冠状动脉血管管径增粗，多迂曲形成血管丛，与心腔或大血管之间可见异常血流相通。未在冠状动脉瘤患者中发现异常血流相通。

2. 冠状动脉粥样硬化　冠状动脉瘤内血栓形成时冠状动脉造影可见管腔狭窄，CCTA 可见冠状动脉瘤样或囊样扩张，而冠状动脉粥样硬化多表现为管腔狭窄。

【重点提醒】

冠状动脉瘤患者常无临床症状，心电图也可以正常。体检可无任何阳性体征，直至发生并发症（如冠状动脉血栓形成、心肌梗死等）才出现相应的临床症状和体征，因此早期的诊断较困难。

【影像检查选择策略】

冠状动脉造影是诊断冠状动脉瘤的"金标准"，可以直观地显示动脉瘤的大小、形态、数目、位置等信息，但不能显示管壁结构变化的详细信息，且可能低估瘤体的大小，对分叉部位动脉瘤解剖关系的分析存在局限性。冠状动脉 CTA 可以直观地显示瘤体形态、扩张程度、病变血管走行及其与周围血管和心肌的解剖关系，还可以旋转显示冠状动脉瘤的形态，对冠状动脉瘤的诊断、鉴别诊断及治疗方案的选择有重要价值。

第五节 冠状动脉炎性病变

【典型病例】

患者，男，18 岁，发热 9 天，胸痛 1 天（图 5-10）。

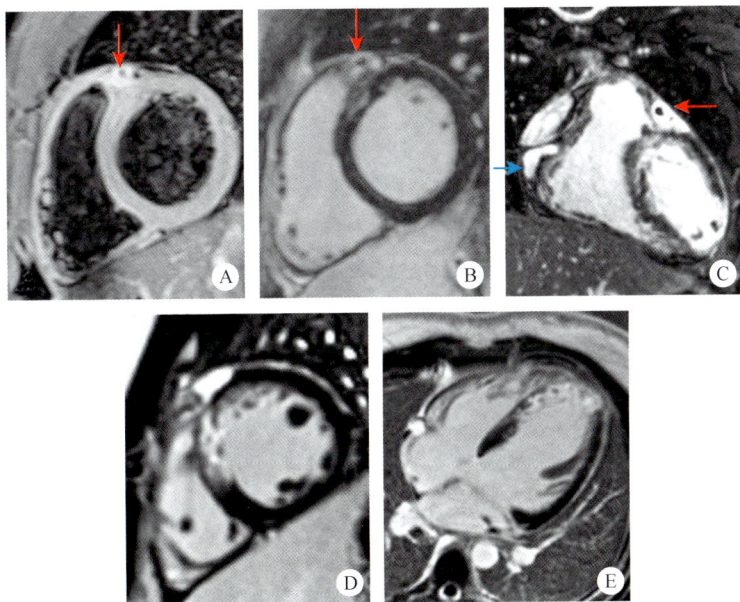

图 5-10 川崎病

T_2WI 短轴位（A）、T_1WI 增强短轴位（B）示左冠状动脉前降支管壁增厚（红色箭头）；T_1WI 增强冠状位（C）示左冠状动脉前降支管壁增厚并明显强化（红色箭头），右冠状动脉瘤样扩张（蓝色箭头）；相位敏感反转恢复（PSIR）序列短轴位（D）、四腔心层面（E）示室间隔、心尖部透壁性梗死

【临床概述】

（1）冠状动脉炎性病变是一种冠状动脉心脏病，以冠状动脉血管壁的炎症反应为主要特征。其可以分为感染性和非感染性两类。

感染性冠状动脉炎性病变可由邻近器官或组织感染直接引起，或从冠状动脉管腔或滋养血管经血源传播而致。非感染性冠状动脉炎性病变多是全身系统性疾病累及冠状动脉的局部表现。

（2）感染性病变的病因有梅毒、感染性心内膜炎、沙门菌病、斑疹伤寒、麻风病、结核等。非感染性病变的病因有结膜皮肤淋巴结综合征（川崎病）、IgG4 相关性疾病、结节性多动脉炎、巨细胞性动脉炎、系统性红斑狼疮、Burger 病（血栓闭塞性脉管炎）、韦格纳肉芽肿病、多发性大动脉炎、类风湿性疾病。患者的发病年龄有较大跨度，如川崎病好发于 6 个月至 5 岁的儿童，而 IgG4 相关性疾病好发于中老年人。

（3）冠状动脉炎会引起冠状动脉血管中度、重度狭窄甚至闭塞，患者会出现胸闷、胸痛等典型症状。由于本病可引发心肌缺血、心肌梗死等并发症，患者还可能出现呼吸困难、休克等严重症状。部分可出现冠状动脉瘤，若破裂可导致致命的心脏压塞。

（4）CCTA 可确定冠状动脉是否有狭窄或扩张，并判断其严重程度，还可以确定管壁及周围软组织的情况。MR 有助于显示冠状动脉的狭窄或扩张，评估管壁及周围软组织的情况。组织病理学检查是本病诊断的重要标准。数字减影血管造影（digital subtraction angiography，DSA）为诊断金标准。

【影像表现】

1. X 线表现　常规 X 线检查无法显示病灶。DSA 冠状动脉导管造影术可显示冠状动脉扩张、冠状动脉瘤、冠状动脉狭窄及闭塞，并可评估病变管腔的严重程度，但是对外膜的变化评估作用有限。

2. CT 表现　川崎病患者急性/亚急性期可见冠状动脉扩张、动脉瘤形成，动脉瘤可呈"串珠样"改变；晚期可见病变段血管壁钙化，管腔狭窄，甚至闭塞，部分侧支血供形成，瘤体内可见附壁血栓。结节性多动脉炎、梅毒亦可见冠状动脉扩张形成冠状动脉瘤。部分病例可见腔内血栓形成。IgG4 相关性冠状动脉炎具有特征性表现，即血管壁周围环形不规则肿块，被称为"肉肠卷征"（pigs-in-a-blanket sign）、"槲寄生征"（mistletoe sign）或"蒲棒征"，增强扫描肿块显著均匀强化。

3. MRI 表现　冠状动脉壁增厚时，T_1WI 呈低信号，T_2WI 呈高信号，增强可见明显强化。冠状动脉闭塞时，平扫可见血管流空影消失，增强可见充盈缺损。出现冠状动脉瘤时，可见瘤腔内开放管腔与主干内流空信号相通。

【鉴别诊断】

1. 冠状动脉粥样硬化　多为冠状动脉管腔狭窄，而冠状动脉炎性病变部分可见冠状动脉瘤或冠状动脉壁增厚等特征性表现。

2. 冠状动脉瘤　患者常无临床症状，免疫、炎症指标多阴性。冠状动脉管径超过邻近正常冠状动脉管径的 1.5 倍。瘤体形态可表现为不规则、弥漫或囊状，或纺锤状的冠状动脉扩张。

【重点提醒】

临床上有胸闷、胸痛等非特异性症状者，需及时进行检查，部分患者可有心肌缺血、心脏梗死的严重症状。合并冠状动脉瘤者则可能存在瘤体破裂的风险。冠状动脉扩张对本病有提示意义。

【影像检查选择策略】

CT 是冠状动脉炎性病变的最佳影像检查方法，CCTA 可很好地评估冠状动脉管腔及管壁的情况，此外还可以评价是否合并其他并发症。MRI 对动脉细小分支、精细结构的分辨率不及 CT，灵敏度不高，可作为出现重度壁内钙化时避免伪影影响的补充性检查，以及对心脏功能、心肌灌注、心肌存活力和冠脉形态进行综合性评估的补充性检查。

第六节　冠状动脉血运重建术后影像诊断

一、CTA 在冠状动脉支架植入术后的应用

【典型病例】

患者，男，78 岁，冠心病，冠状动脉支架植入术后 3 年，行 CCTA 检查（图 5-11）。

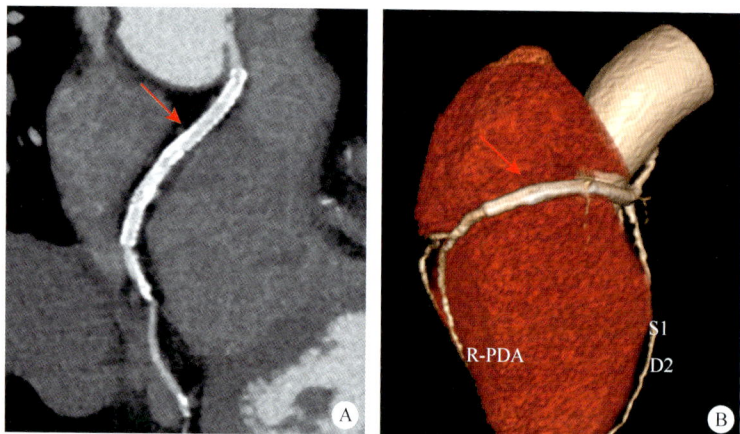

图 5-11　右冠状动脉支架植入术后

A. CPR 图像，右冠状动脉近、中段见支架影，管壁见钙化斑块（红色箭头）；B. VR 图像，右冠状动脉近、中段见支架影（红色箭头）

R-PDA. 右后降支；S1. 第一室间隔支；D2. 第二对角支

【临床概述】

（1）CCTA 在冠状动脉支架植入术后评价中的应用包括以下几点：评价支架的位置、长度，评估支架有无血栓形成、内膜增生、再狭窄或闭塞，评价原有冠状动脉疾病的进展情况，评价心肌灌注情况，显示冠状动脉支架植入术后的并发症。

（2）CCTA 在支架再狭窄评价方面具有较高的阴性预测值，能

够作为支架植入术后随访的无创性影像检查方法。

【影像表现】

（1）支架正常时，表现为支架形态规整、无变形，支架内通畅，可见对比剂均匀充填，远端血管显影良好；血管轴位上支架呈环状，在 CPR、最大密度投影（MIP）或 VR 重组图像上，支架呈弹簧圈状或平行轨道状。

（2）支架再狭窄时可表现为支架内弥漫性狭窄、支架内局限性狭窄、支架边缘狭窄或两支架连接处狭窄，发生于支架两端的狭窄最常见。支架再狭窄的严重程度分级见**表 5-4**，**表 5-5**。

表 5-4　再狭窄严重程度 Mehran 分型

类型	狭窄程度
Ⅰ型	局限性狭窄（病变长度 < 10mm）
Ⅱ型	弥漫性狭窄（病变长度 > 10mm，局限在支架内）
Ⅲ型	增殖性狭窄（病变长度 > 10mm，并超出支架两端）
Ⅳ型	完全闭塞

表 5-5　再狭窄半定量 Chabbert 分级

分级	支架内再狭窄程度
0 级	支架内无异常
1 级	支架内不完全充盈缺损
2 级	支架内完全充盈缺损，但远侧血管显影
3 级	支架内完全充盈缺损，且远侧血管不显影
4 级	无法评价

（3）支架变形、远端血管不显影、显影不良或明显变细，常提示严重的支架内再狭窄。部分再狭窄的支架内可见低密度充盈缺损。

（4）多层螺旋 CT 血管造影（MSCTA）还可以显示冠状动脉支架植入术后的并发症，包括急性血栓形成、冠状动脉夹层、心包积液、冠状动脉破裂等。

【鉴别诊断】

结合临床病史及 CT 影像表现，可明确诊断。

【重点提醒】

支架前后的狭窄易被高估，而支架内再狭窄则易被低估。CCTA 能够显示支架内低密度血栓，有时易与支架的金属硬化伪影相混淆，后者多表现为垂直于支架长轴的条状低密度影。要准确评价支架内情况必须结合支架轴位和 CPR、薄层 MIP 和 VR 重组图像，另外还要结合支架形态、测量的支架内 CT 值、支架两端血流情况及心肌灌注情况等进行综合评估。

二、CTA 在冠状动脉旁路移植术后的应用

【典型病例】

患者，男，41 岁，冠心病，冠状动脉旁路移植术后，行 CCTA 检查（图 5-12）。

【临床概述】

（1）冠状动脉旁路移植术（coronary artery bypass grafting，CABG）是指采用血管移植的方法，在体循环动脉系统与冠状动脉狭窄性病变远端血管之间建立旁路供血通道，重建或改善相应供血区心肌的血供（表 5-6）。

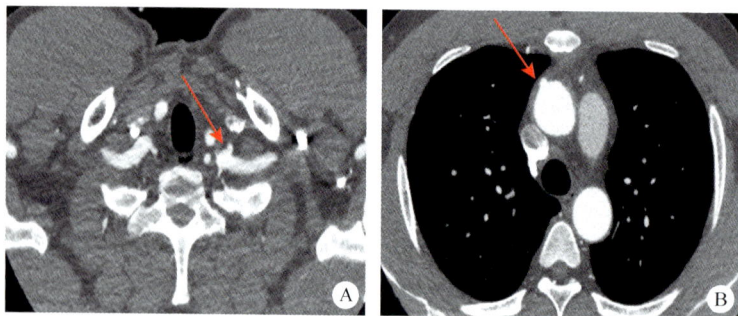

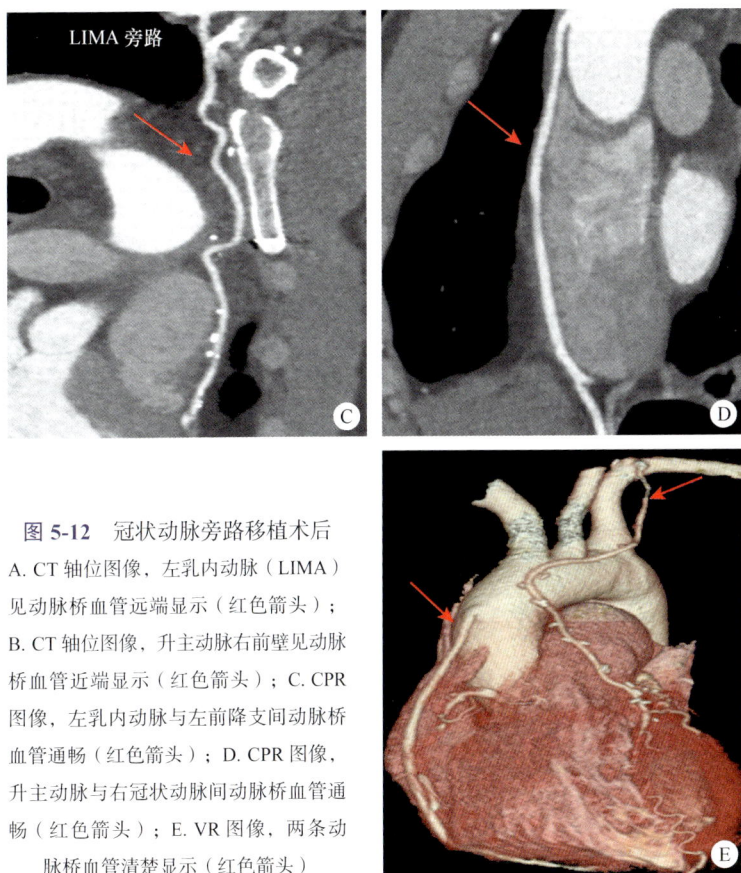

LIMA 旁路

图 5-12 冠状动脉旁路移植术后
A. CT 轴位图像，左乳内动脉（LIMA）见动脉桥血管远端显示（红色箭头）；B. CT 轴位图像，升主动脉右前壁见动脉桥血管近端显示（红色箭头）；C. CPR 图像，左乳内动脉与左前降支间动脉桥血管通畅（红色箭头）；D. CPR 图像，升主动脉与右冠状动脉间动脉桥血管通畅（红色箭头）；E. VR 图像，两条动脉桥血管清楚显示（红色箭头）

（2）CABG 适于药物治疗不能缓解的心绞痛患者、左主干病变或有严重三支血管病变、支架植入术有较高风险或支架植入术后再狭窄的患者。

（3）CABG 术后，虽然局部心肌供血有所改善，但是动脉粥样硬化病程并没有终止，因此 CABG 术后患者再发心绞痛可能是固有冠状动脉病变进展，也可能是桥血管发生狭窄或闭塞所致。

表 5-6　冠状动脉旁路移植术的桥血管

乳内动脉	左乳内动脉 - 前降支首选
	右乳内动脉
大隐静脉	左：升主动脉至前降支、对角支、旋支或钝缘支
	右：主动脉至升主动脉远段或后降支
其他	桡动脉、胃网膜动脉

【影像表现】

（1）CCTA 评价桥血管的通畅情况

1）VR 图像快速、整体地显示桥血管的解剖。

2）轴位图像和多平面重组图像评价桥血管有无狭窄。

3）评价桥血管的吻合口有无狭窄或闭塞。

（2）评价固有冠状动脉的管腔狭窄和管壁情况。

（3）评价胸主动脉及左心室功能。

（4）手术并发症评价，如有无心包积液、胸腔积液、肺栓塞、胸骨或纵隔感染等。

【鉴别诊断】

结合临床病史及 CT 影像表现诊断不难。

【重点提醒】

对于 CABG 术后患者，由于桥血管远端达乳内动脉，CCTA 扫描上界需起自锁骨下动脉（约锁骨中部层面），下界通常止于心脏下缘。对于来自胃网膜动脉的桥血管，扫描范围还需要包括上腹部。在评价桥血管的同时，也要注意对固有冠状动脉的观察。另外，还需格外注意吻合口的开通情况。CCTA 对于固有冠状动脉的狭窄及其病变进展的评价往往受到冠状动脉钙化斑块的影响，另外，CCTA 对桥血管逆行灌注的评估有限。

（薛蕴菁　刘建宜　钟添金）

第六章

头颈部血管常见病变的影像诊断

第一节　正常解剖与先天变异

一、正常头颈部血管解剖

　　脑组织的动脉供血由颈内动脉系统和椎 - 基底动脉系统来完成（**图 6-1**），颈内动脉系统供应大脑半球前 3/5 的血流，又称前循环；

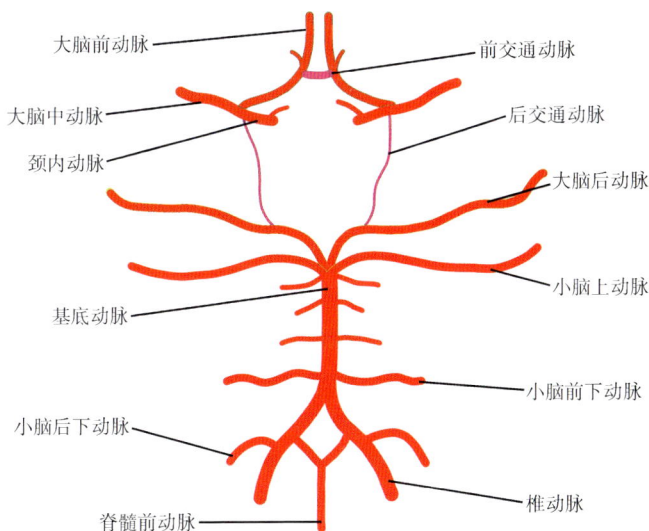

图 6-1　头颈部动脉系统

椎 - 基底动脉系统供应大脑半球后 2/5 的血流，又称后循环。脑底动脉环（Willis 环）是颈内动脉系统与椎基底动脉系统最重要的侧支循环。

1. **颈内动脉系统** 颈内动脉由颈总动脉发出，起始时位于颈外动脉后外侧，继而转至颈外动脉后内侧，沿咽侧壁上行至颅底，经颞骨岩部颈动脉管入颅腔，穿过海绵窦，于蝶骨前床突上方分为大脑前动脉和大脑中动脉。1996 年 Bouthillier 等依据血流方向，将颈内动脉分为七段（C1 ～ C7）（**图 6-2**）：C1 为颈段，C2 为岩段，C3 为破裂孔段，C4 为海绵窦段，C5 为床突段，C6 为眼段，C7 为交通段。

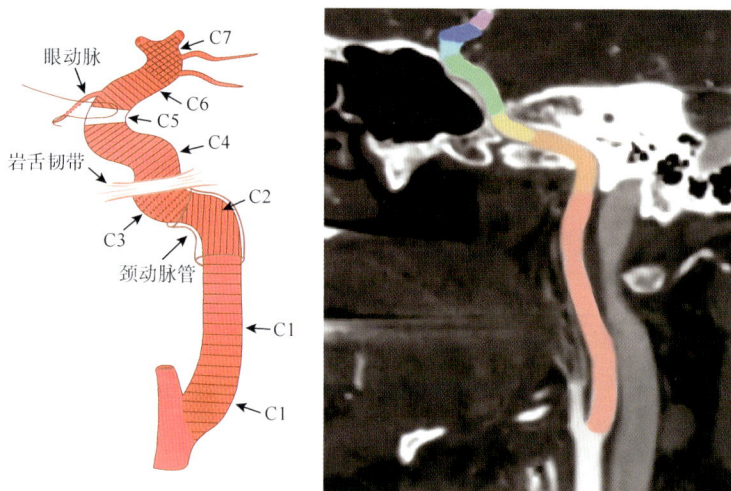

图 6-2 颈内动脉分段

2. **椎 - 基底动脉系统** 双侧椎动脉起自双侧锁骨下动脉起始段，向上穿第 6 至第 1 颈椎横突孔经枕骨大孔入颅，至延髓脑桥沟处汇合成基底动脉。基底动脉两侧发出小脑前下动脉、脑桥动脉、小脑上动脉，基底动脉末段于脑桥上缘脚间池水平发出左右大脑后动脉。椎动脉分段（**图 6-3**）：V1 为骨外段，V2 为椎间孔段，V3 为脊椎外段，V4 为硬脑膜内段。

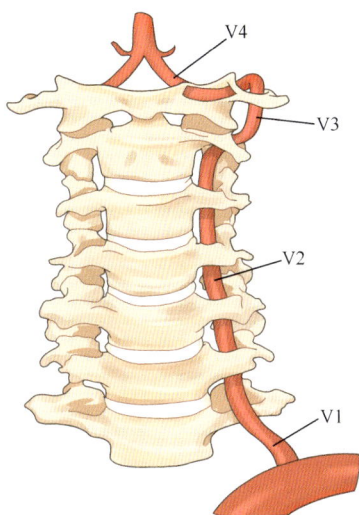

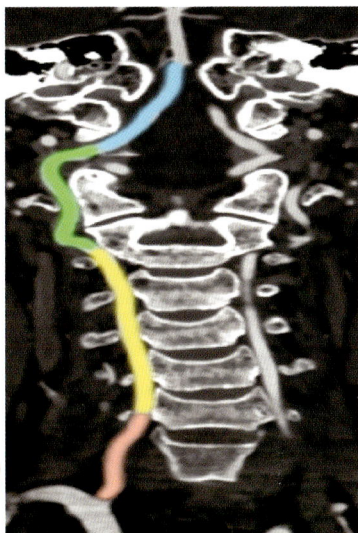

图 6-3　椎动脉分段

3. 脑底动脉环　又称 Willis 环，位于大脑底部，由成对的颈内动脉末段、大脑前动脉交通前段、后交通动脉、大脑后动脉交通前段和一条前交通动脉组成（**图 6-4**）。正常情况下，动脉环各处血流不混合，但在某一血管受阻或发育不良时将发挥代偿作用。

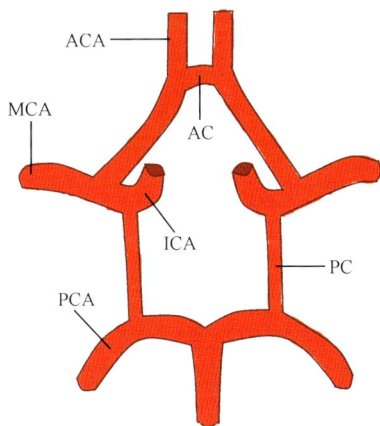

图 6-4　Willis 环（大脑动脉环）

Willis 环，环大脑动脉环；ICA，颈内动脉；ACA，大脑前动脉；MCA，大脑中动脉；PCA，大脑后动脉；AC，前交通动脉；PC，后交通动脉

二、头颈部血管先天变异

1. 颈总动脉起源变异（**图 6-5**）

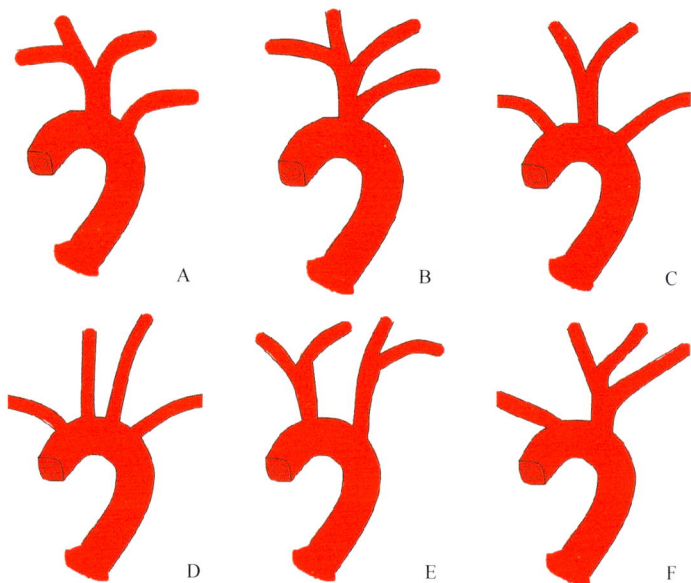

图 6-5　颈总动脉起源变异

A. 左颈总动脉与头臂干共干；B. 左颈总动脉 / 左锁骨下动脉与头臂干共干；C. 两侧颈总动脉共干；D. 无头臂干，右颈总动脉 / 右锁骨下动脉直接起自主动脉弓；E. 双头臂干，两侧颈总动脉起自头臂干；F. 两侧颈总动脉 / 左锁骨下动脉与头臂干共干

2. Willis 环变异（**图 6-6，图 6-7**）

3. 椎动脉起源及走行异常（**图 6-8**）

（1）椎动脉开口位置变异，90% 起自锁骨下动脉近段，位于甲状颈干内侧，少数起自甲状颈干外侧（右侧 40%，左侧 < 0.1%）；起自头臂动脉分叉处（4%）；起自主动脉弓（多为左侧，4%）

（图 6-8A、B）；与甲状颈干共干（1%）；右侧椎动脉起自颈总动脉
（1%）。

（2）两侧椎动脉管径差异大，可一侧缺如。

（3）椎动脉吻合异常，未汇入基底动脉，末端可游离为小脑后
下动脉（图 6-8C、D）。

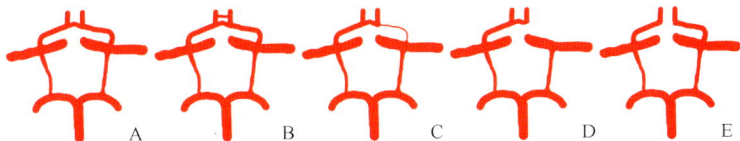

图 6-6 Willis 前循环 5 种类型

A. 标准均衡型；B. 双前交通动脉型；C. A1 段发育不良型；D. A1 段缺如型；E. 前交通
动脉缺如型

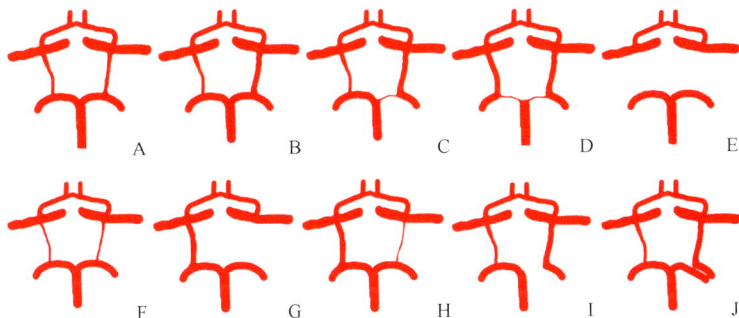

图 6-7 Willis 后循环 10 种类型

A. 成熟型（后交通直径＜ P1 直径）；B. 过渡型（后交通直径 =P1 直径）；C. 单侧部
分胚胎型大脑后动脉；D. 双侧部分胚胎型大脑后动脉；E. 双侧后交通缺如；F. 双侧后
交通发育不良；G. 单侧后交通缺如；H. 单侧后交通发育不良；I. 完全胚胎型大脑后动脉；
J. 后循环新型变异（后交通动脉与大脑后动脉不相通）

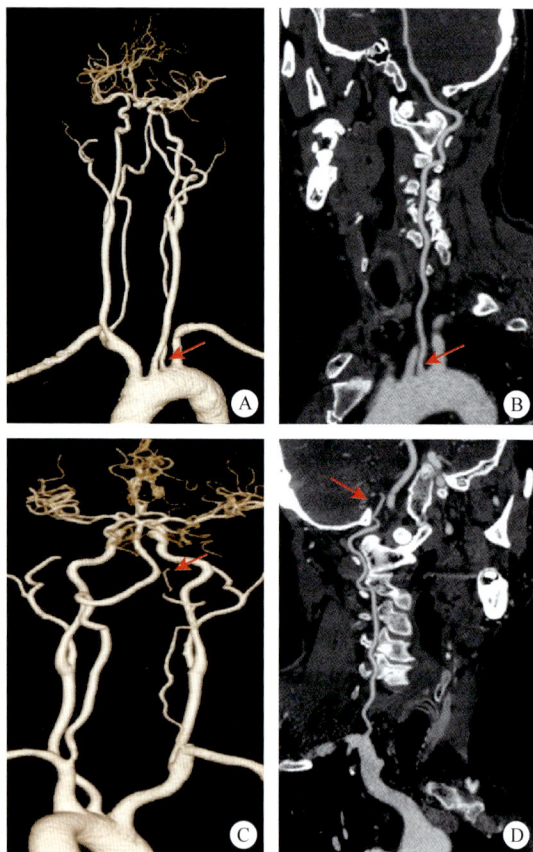

图 6-8 椎动脉起源及走行异常

A、B. 左侧椎动脉起自主动脉弓（红色箭头）；C、D. 右侧椎动脉纤细，末端未汇入基底动脉（红色箭头）

第二节 动脉粥样硬化

【典型病例】

患者，男，59 岁，短暂性脑缺血发作（图 6-9）。

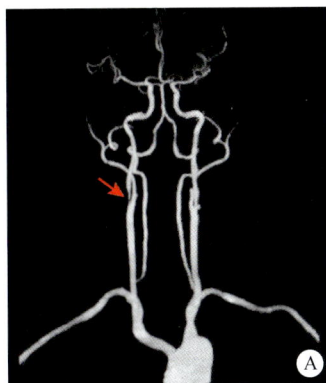

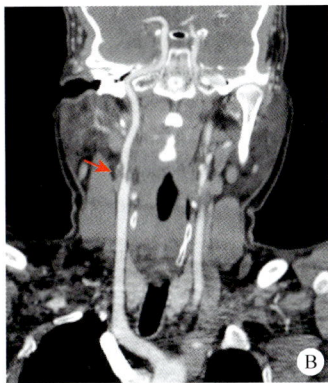

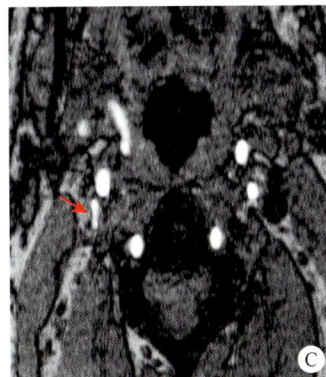

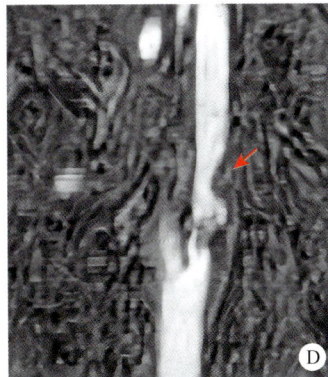

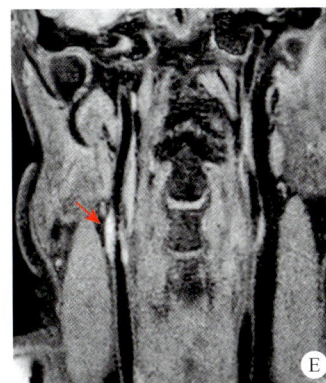

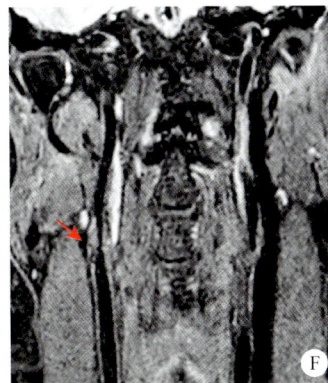

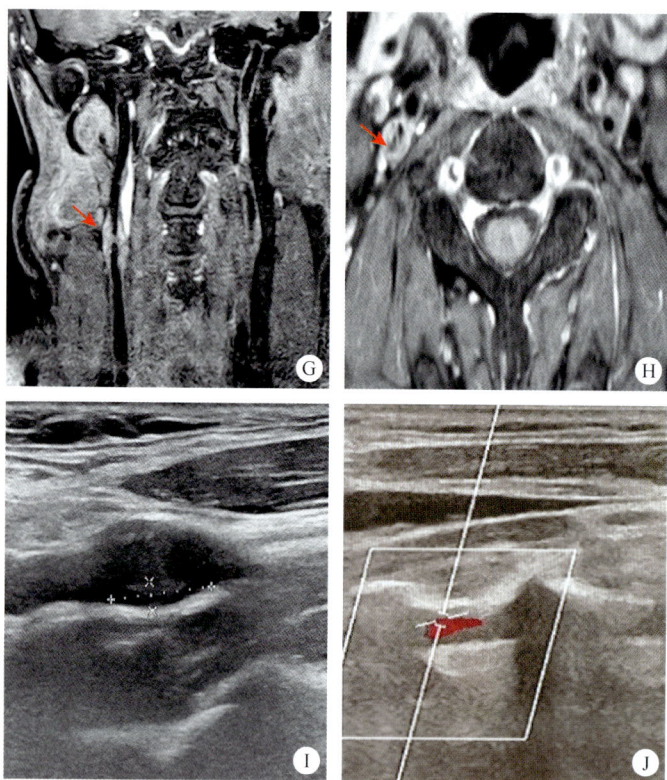

图 6-9　颈内动脉粥样硬化

CTA-MIP 图像（A）、CTA-CPR 图像（B）示右侧颈内动脉起始处非钙化斑块形成（红色箭头），管腔重度狭窄；MRA 轴位（C）、MIP 图像（D）示右侧颈内动脉起始处管腔狭窄（红色箭头）；MR 高分辨率血管壁成像示右侧颈内动脉起始处管壁偏心性增厚，在 T_1WI（抑脂）上斑块呈高信号（E），在 T_2WI（抑脂）上斑块呈低信号（F），增强冠状位（G）、轴位（H）示斑块强化（红色箭头），提示不稳定斑块。超声像图（I）示右侧颈动脉膨大部低回声斑块，内部回声不均匀；CDFI（J）示血流充盈略缺损，提示易损斑块形成

【临床概述】

（1）动脉粥样硬化是一种与脂质代谢障碍相关的全身性疾病，表现为动脉内膜上脂质异常沉积形成粥样斑块，导致动脉管壁增厚、变硬，管腔狭窄，继而影响血运情况。

（2）动脉粥样硬化斑块由脂质核心、外围的纤维帽和表面的内皮组成，斑块可分为稳定斑块和易损斑块两类。稳定斑块是指斑块脂质成分少，周围有大量的平滑肌细胞和胶原组织等纤维结构来保持斑块的稳定。易损或不稳定斑块则指斑块纤维帽薄，脂质核心大而软，可发生斑块内出血或纤维帽破裂，斑块易破裂继发血栓形成。

（3）临床表现包括缺血性脑卒中和短暂性脑缺血发作。

（4）危险因素包括高血压、吸烟、糖尿病和高脂血症等。

【影像表现】

颈部动脉粥样硬化在影像学上表现为动脉管壁粥样斑块形成，导致管腔不同程度狭窄（图 6-9）。

1. 超声表现　从斑块大小、位置、范围、形态、回声特征及表面有无溃疡、血栓等来评价颈动脉斑块的易损性。根据斑块内部回声和斑块表面形态进行分类：

（1）根据斑块回声强弱将斑块分为：①软斑块，内部回声为低无回声、低回声或者等回声向管腔内凸起，一般软斑块多含富脂成分、坏死组织和出血，与不稳定斑块相关；②硬斑块，为斑块纤维化或者钙化，内部回声为强回声；③混合斑块，上述回声特征在斑块内均存在。

（2）根据斑块表面形态，分为表面光滑的规则型斑块、无溃疡的不规则型斑块和溃疡斑块。溃疡斑块表现为斑块不规则，表面可见凹陷，斑块表面缺损的长度和深度 ≥ 2mm。彩色多普勒显示"火山口"样充盈缺损。溃疡斑块表面不平整，容易形成血栓，为不稳定斑块。

（3）根据斑块内部回声均一性将斑块分为均质性斑块和非均质性斑块。低回声及低回声为主混合回声斑块、溃疡斑块、非均质性斑块多为易损斑块。

2. CT 表现　粥样斑块通常分为钙化性斑块（CT 值＞ 300HU）、非钙化性斑块（软斑块 CT 值＜ 50HU，纤维斑块 CT 值为 100HU 左右）及混合性斑块。

3. MRI 表现　高分辨率 MR 颈动脉管壁成像可显示斑块脂质成分和纤维帽。颈动脉粥样硬化斑块内的脂质核心在三维时间飞跃法（3D-TOF）上呈等信号，在 T_1WI、质子密度加权成像（PDWI）上呈等信号或稍高信号，在 T_2WI 上呈等信号或稍低信号，在对比增强 T_1WI（CE-T_1WI）上呈明显低信号。厚纤维帽在 3D-TOF 上表现为中等信号的管壁或斑块与高信号管腔间的连续低信号带；薄纤维帽则表现为斑块与管腔间无明显低信号带。纤维帽在 T_1WI、PDWI、T_2WI 序列上信号较高；增强扫描纤维帽呈均匀强化。高分辨率 MRI 还能显示纤维帽的完整性，当纤维帽破裂或溃疡形成时，表面不规则，部分突入管腔，在 3D-TOF 上表现为完整的低信号带缺损并见高信号血流充填。

4. 头颈动脉狭窄评价标准　参照欧洲颈动脉外科试验法（ECST）和北美症状性颈动脉内膜切除试验法（NASCET），将颈内动脉的狭窄程度分为 4 级：①轻度狭窄：＜ 30%；②中度狭窄：30% ～ 69%；③重度狭窄：70% ～ 99%；④完全闭塞：闭塞前状态测量狭窄度＞ 99%。

【鉴别诊断】

1. 烟雾病　以双侧颈内动脉末端及大脑前动脉、大脑中动脉起始部慢性进行性狭窄或闭塞为特征，儿童和成年患者均以脑缺血为主，而成年人更常合并脑出血。

2. 原发性/继发性血管炎　亚急性发作，不同血管供应区多发梗死，认知功能下降；导管内血管造影表现为远端和较小血管串珠样改变，高分辨率 MR 血管壁成像上血管壁增厚，大多数呈平滑、同心、均匀性强化。

【重点提醒】

颈部动脉粥样硬化是缺血性脑血管事件的主要原因，粥样斑块会造成管腔狭窄及血栓栓塞，进而引起脑梗死。颈部动脉粥样硬化斑块好发于颈总动脉起始处、分叉处，颈内动脉起始部和虹吸部，大脑中动脉主干分叉部，基底动脉起始部，以及椎动脉在锁骨下动脉起始部及入颅处等。

【影像检查选择策略】

超声检查无创、经济及操作简单易行，结合声像图与多普勒流速分析能较准确地检测狭窄性状、狭窄程度和血流速度，可作为颈动脉粥样硬化筛查的首选方法。CTA 成像速度快、空间分辨率高，可以多角度、多平面地观察斑块部位、性质及管腔狭窄程度，效果可以与 DSA 媲美。高分辨率 MR 颈动脉管壁成像可显示更多斑块细节，增强扫描可分辨斑块的炎症成分、微血栓和新生血管，识别易损斑块。DSA 仍是诊断颈动脉狭窄的"金标准"。

第三节　动　脉　瘤

【典型病例】

患者，男，63 岁，突发头痛，伴恶心、呕吐 3 小时，CT 平扫显示蛛网膜下腔出血，行 CTA 检查（图 6-10）。

【临床概述】

（1）颅内动脉瘤是指颅内动脉管腔的局灶性异常扩大，是导致自发性蛛网膜下腔出血的首要因素。

（2）脑动脉瘤形成的病因包括：①先天性因素；②动脉硬化；③感染；④创伤等。

（3）大多无症状，动脉瘤破裂出血时表现为蛛网膜下腔出血的相应症状，起病急，剧烈头痛，频繁呕吐，也可能出现意识障碍，甚至昏迷。

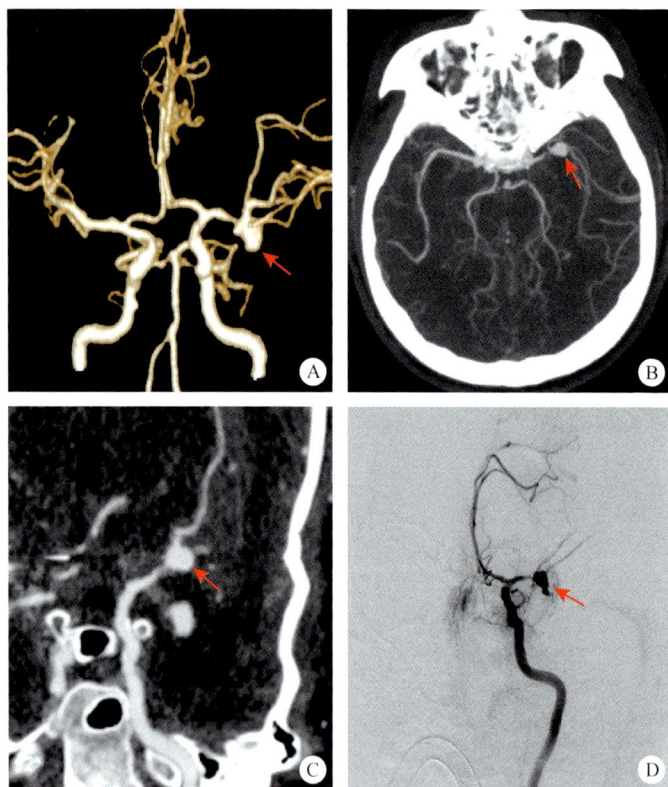

图 6-10 左侧大脑中动脉 M2 段动脉瘤

CTA-VR 图像（A）、CTA-MIP 图像（B）、CTA-CPR 图像（C）、DSA 图像（D）示
左侧大脑中动脉 M2 段动脉瘤（红色箭头）

（4）颅内动脉瘤多见于脑底动脉分叉处，约 90% 起自颈内动脉系统，其中起自前交通动脉者为 30% ～ 35%，起自后交通动脉起始处及附近颈内动脉者约 20%，起自椎 - 基底动脉系统者约 10%。15% ～ 20% 的患者为颅内多发动脉瘤，且多见于女性。

【影像表现】

1. CT表现　①无血栓动脉瘤：CT平扫为圆形稍高密度影，边缘清楚，也可为阴性，增强CT示均匀强化；②部分血栓动脉瘤：有血流部分密度稍高，血栓部分呈等密度，增强CT示瘤腔及囊壁强化，血栓不强化，呈"靶征"；③完全血栓动脉瘤：平扫呈等密度，可伴钙化，仅瘤壁环形强化。CTA可显示动脉瘤的位置、大小、形态、瘤颈及其与载瘤动脉的关系（**图6-10A、B**）。

2. MRI表现　MRI显示动脉瘤与其血流、血栓、钙化和含铁血黄素沉积有关。对于无血栓动脉瘤，T_1WI及T_2WI均为无信号或低信号。对于较大的动脉瘤，血流快的部分出现流空效应，血流慢的部分在T_1WI图像上呈低信号或等信号，在T_2WI上呈高信号。动脉瘤内血栓在MRI上可为高信号、低信号、等信号或混杂信号。动脉瘤在MRA上显示为与载瘤动脉相连的囊状物。

【鉴别诊断】

1. 血管结构　较小的颅内动脉瘤需要与一些正常结构，如血管袢、动脉圆锥相鉴别，血管袢可以通过多角度观察加以鉴别；动脉圆锥是一种发育异常，指动脉分支起始部局限性小突起，好发部位依次是后交通动脉起始部、脉络膜前动脉起始部，呈光滑的漏斗状，其尖端发出血管，漏斗形状与动脉走向一致，但无血管分支显示时鉴别困难。与正常血管结构相鉴别时，可以通过调整CTA及MRA图像动态观察血管结构，有助于鉴别动脉瘤。

2. 占位病变　鞍区附近动脉瘤有时需与鞍区肿瘤如垂体腺瘤、脑膜瘤、颅咽管瘤、视交叉下丘脑胶质瘤合并出血相鉴别。动脉瘤位于蛛网膜下腔，其占位效应和周围脑组织水肿均不明显；薄层增强图像上往往可见与其相连的载瘤动脉。

【重点提醒】

依据颅内动脉瘤形态分为5种类型：①粟粒状动脉瘤；②囊状动脉瘤；③梭形动脉瘤；④假性动脉瘤；⑤壁间（夹层）动脉瘤。

根据动脉瘤大小分为微小动脉瘤（＜3mm）、小动脉瘤（3～5mm）、中等动脉瘤（5～10mm）、大动脉瘤（10～25mm）及巨大动脉瘤（＞25mm）。

【影像检查选择策略】

CTA 可以显示动脉瘤部位、形态、大小及载瘤动脉。MRA 在显示细小血管方面不如 CTA，在检测病变方面敏感度亦不如 CTA。DSA 为动脉瘤诊断金标准，也可以同时进行动脉瘤栓塞治疗。

第四节　血 管 畸 形

一、静 脉 畸 形

【典型病例】

患者，男，54 岁，头晕 2 年，行 CTA 及 MR 检查示左侧小脑静脉畸形（**图 6-11**）。

【临床概述】

（1）脑静脉畸形又称脑静脉性血管瘤、脑发育性静脉畸形，是先天性脑引流静脉的局部异常扩张，可分为浅表型和深部型。浅表型指深部髓静脉区域通过浅表髓静脉引流入皮质静脉；深部型指皮

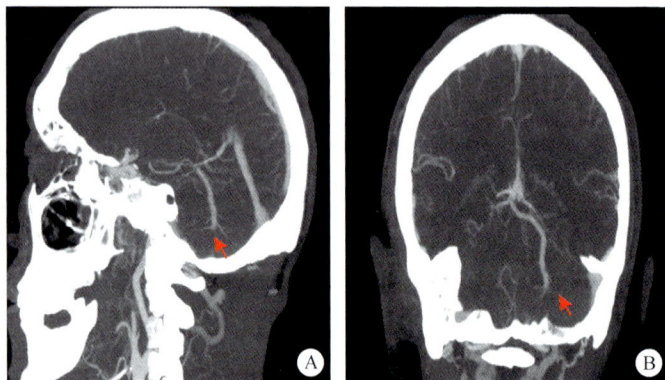

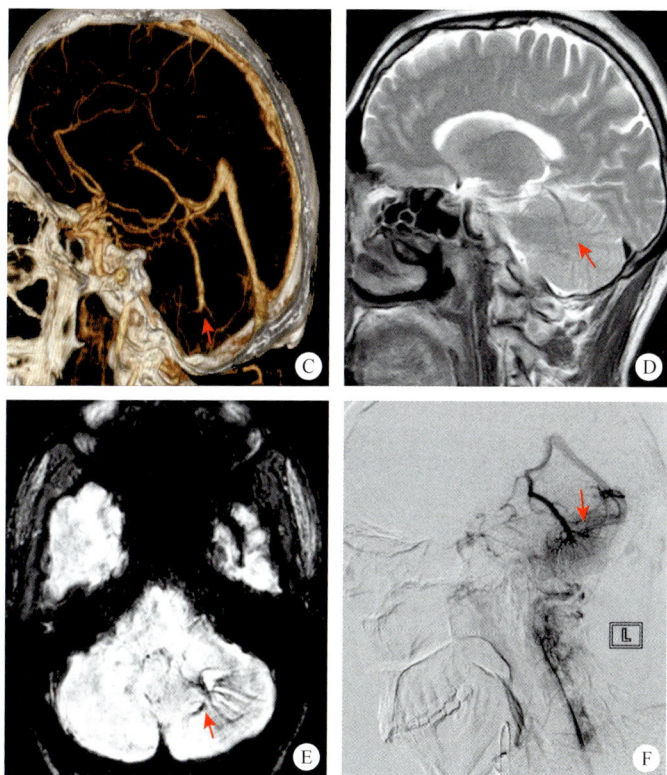

图 6-11　左侧小脑静脉畸形

CTA-MIP 图像矢状位（A）、CTA-MIP 图像冠状位（B）、CTA-VR 图像（C）示左侧小脑可见异常扩张静脉呈放射状并汇入一支粗大引流静脉（红色箭头）；MRI T$_2$WI 图像（D）示左侧小脑可见异常血管流空影，磁敏感序列（E）见扩张静脉呈"水母头征"（红色箭头）；DSA 图像（F）示髓样静脉呈轮辐状集中，呈"水母头征"并汇入一支粗大引流静脉（红色箭头）

质下区域引流入深部静脉系统。发生于额顶叶区域（36% ～ 64%）时，通常引流向侧脑室的额角；发生于小脑半球（14% ～ 27%）时，引流向第四脑室。

（2）脑静脉畸形特征性表现为多发扩张的髓样静脉汇入一支增粗的中央引流静脉。

（3）大多数无临床症状，偶因伴发的海绵状血管瘤出血引发癫痫等症状。

【影像表现】

1. CT 表现　平扫多正常，CTV 图像可见数条扩张的髓静脉以扇形汇集成一条扩张的中央静脉。

2. MRI 表现　在 T_2WI 上可见异常血管流空影（**图 6-11D**），增强及 SWI 序列最为敏感，可清楚地显示放射状髓样静脉和引流静脉，呈"水母头征"（**图 6-11E**）。

3. DSA 表现　髓样静脉呈轮辐状集中，呈伞状或"水母头征"（**图 6-11F**）。

【鉴别诊断】

1. 脑动静脉畸形　平扫常表现为边界不清的混杂密度病灶，内可见钙化，无明显水肿及占位效应，增强扫描显著强化。CTA、MRA 可完整显示动静脉畸形 3 个组成部分：增粗的供血动脉、团状畸形血管团和扩张的引流静脉。

2. 海绵状血管瘤　由众多薄壁血管组成的海绵状异常血管团，平扫表现为脑实质内圆形或不规则形高密度或混杂密度病灶，可见点状钙化；增强后病灶可轻度强化或不强化，病灶周围无明显水肿。MRI 最具特征性的表现是在 T_2WI 上病灶中央呈网格样混杂信号，病灶内无血管流空信号，呈爆米花样改变，周围伴含铁血黄素沉积形成的低信号带。CTA、MRA 及 DSA 表现为阴性。

【重点提醒】

大多数脑静脉畸形患者无明显临床症状，常偶尔发现。部分患者可表现为头痛、癫痫或局灶性神经功能障碍。脑静脉畸形常伴发海绵状血管瘤，也可伴发其他血管性或非血管性病变，如肿瘤、脱髓鞘疾病、动脉瘤、动静脉畸形、硬膜动静脉瘘、烟雾病及头面眼的血管病变等。

【影像检查选择策略】

CT 平扫多正常，MRV、CTV 可显示髓静脉扇形汇集成一条扩张的中央静脉；SWI 发现异常血管较为敏感，典型表现为"水母头征"；DSA 为诊断脑静脉畸形的金标准。

二、动静脉畸形

【典型病例】

患者，女，56 岁，头晕、偶发抽搐 2 年（**图 6-12**）。

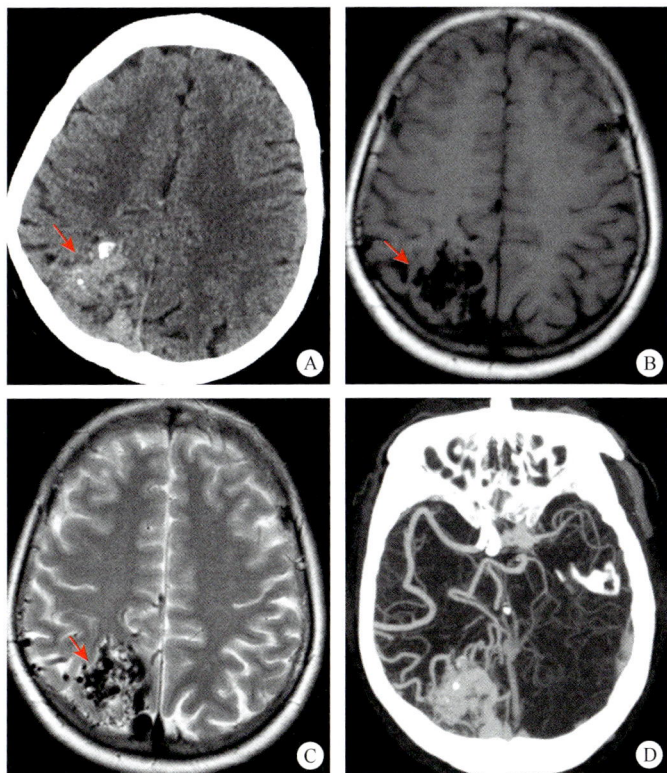

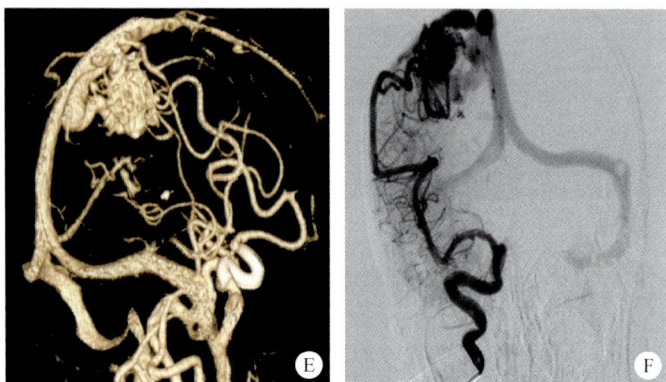

图 6-12　右侧顶叶动静脉畸形

CT 平扫（A）示右侧顶叶斑片状稍高密度，内可见钙化（红色箭头）；MR 平扫（B、C）T₁WI、T₂WI 右侧顶叶可见团状异常血管流空信号（红色箭头）；CTA-MIP 轴位图像（D）、VR 图像（E）、DSA（F）示右侧顶叶团状畸形血管团，供血动脉来自右侧大脑中动脉，粗大引流静脉汇入上矢状窦

【临床概述】

（1）脑动静脉畸形（cerebral arteriovenous malformation，CAVM）是一种先天性脑血管发育异常，脑动脉和静脉之间缺乏毛细血管床，直接形成异常交通的血管团。

（2）脑动静脉畸形约 85% 发生于幕上，15% 发生于颅后窝，绝大多数（98%）单发。

（3）脑动静脉畸形的主要临床表现为出血、癫痫和头痛，也可见颅内压增高症状、颅内血管杂音、突眼、精神症状等。

（4）脑动静脉畸形三要素：供血动脉、畸形血管团和引流静脉。

【影像表现】

1. CT 表现　平扫常表现为边界不清的混杂密度病灶，内可见钙化，无明显水肿及占位效应（图 6-12A），增强扫描显著强化。CTA 可完整显示动静脉畸形 3 个组成部分：增多、增粗的供血动脉，团状、结节状畸形血管团和早期显影、扭曲及扩张的引流静脉（图 6-12D、E）。

2. MRI 表现　异常血管团在 T_1WI 及 T_2WI 上均呈流空信号影（图 6-12B、C）；回流静脉由于血流缓慢，在 T_1WI 上可呈低信号，在 T_2WI 上可呈高信号；供血动脉表现为低或无信号区；病灶内可见不同时期的出血信号，周围脑组织萎缩；增强能更清楚地显示动静脉畸形。MRA 可直接显示动静脉畸形的供血动脉、异常血管团、引流静脉及静脉窦。

【鉴别诊断】

1. 海绵状血管瘤　由众多薄壁血管组成的海绵状异常血管团，这些畸形血管紧密相贴，血管间没有或极少有脑实质组织；典型 MRI 表现为 T_2WI 上爆米花样改变和极低信号的含铁血黄素环，CTA、MRA 及 DSA 表现为阴性。

2. 脑静脉畸形　多根轮辐状排列的小静脉汇入单一较大的集合静脉，然后汇入硬脑膜窦或深部的室管膜静脉，典型表现为"水母头征"，SWI 和 T_1WI 增强最敏感。

【重点提醒】

遇到有自发性蛛网膜下腔出血或脑内出血的年轻患者，特别是既往有局限性或全身性癫痫发作者，要考虑脑动静脉畸形合并出血的可能。影像表现为异常血管团，明确供血动脉及引流静脉是诊断的关键。

【影像检查选择策略】

CTA、MRA 可显示动静脉畸形的供血动脉、畸形血管团和引流静脉。MRA 对动脉细小分支的分辨率不及 CTA。CTA 的 MIP、VR 后处理技术可整体显示动静脉畸形血管结构。DSA 为诊断金标准，也可以进行介入治疗。

第五节　颈内动脉海绵窦瘘

【典型病例】

患者，女，38 岁，外伤后左眼视物模糊 2 天（图 6-13）。

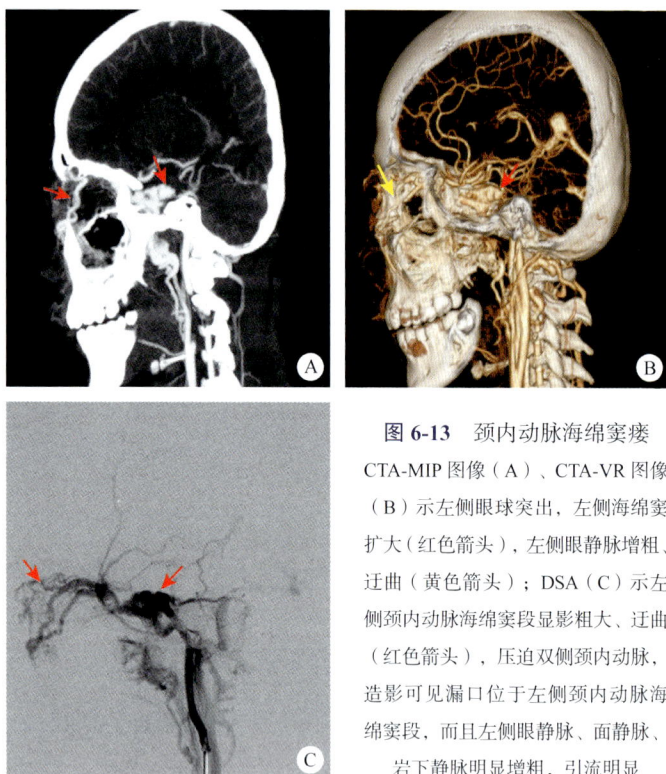

图 6-13　颈内动脉海绵窦瘘
CTA-MIP 图像（A）、CTA-VR 图像
（B）示左侧眼球突出，左侧海绵窦
扩大（红色箭头），左侧眼静脉增粗、
迂曲（黄色箭头）；DSA（C）示左
侧颈内动脉海绵窦段显影粗大、迂曲
（红色箭头），压迫双侧颈内动脉，
造影可见漏口位于左侧颈内动脉海
绵窦段，而且左侧眼静脉、面静脉、
岩下静脉明显增粗，引流明显

【临床概述】

（1）颈内动脉海绵窦瘘（carotid-cavernous fistula，CCF）是指颈内动脉海绵窦段或其分支破裂，与海绵窦之间形成异常交通。

（2）颈内动脉海绵窦瘘按病因分为以下几种：①外伤性；②自发性；③先天性。外伤性是最主要的病因。

（3）颈内动脉海绵窦瘘的临床表现为搏动性突眼，眼球表面血管怒张、突眼，颅内或眶部血管杂音，眼外肌麻痹，结膜及眼睑水肿等。

【影像表现】

1. CT 表现　可显示增粗的眼上静脉和眼外肌，海绵窦扩大，密度增高，强化后显示更加清晰；CTA 表现为眼上、下静脉较对侧粗大；与眼上、下静脉相关的静脉均扩张，如内眦静脉、翼静脉丛等；同侧海绵窦扩大、密度增高（图 6-13A、B）。

2. MRI 表现　眼球突出、海绵窦扩大、眼上静脉扩张、眼外肌增厚；T_1WI 和 T_2WI 均呈流空的无信号血管影，增强扫描可呈明显的血管状强化。

【鉴别诊断】

1. 眼眶动静脉畸形　无颈动脉与海绵窦的异常交通，通常不引起海绵窦膨大；表现为眼眶内不规则团块影和眼上静脉扩张。

2. Grave 眼病　眼外肌肌腹呈梭形对称性肿大、增粗，肌腱及附着点正常。

3. 海绵窦内颈内动脉瘤　CTA、MRA 或 DSA 可直接显示动脉瘤及与其相连的载瘤动脉。

【重点提醒】

诊断主要依靠其典型临床表现及典型眼征，尤其是合并颅脑外伤史。CT 可发现突眼，CTA 可显示海绵窦早期显影、扩张或眼静脉增粗。

【影像检查选择策略】

CT 显示颅脑外伤、颅底及眼眶骨折较佳，同时可显示突眼、眼外肌增厚及眶周软组织肿胀。CTA 可显示增粗的眼上静脉、眼下静脉及扩大的海绵窦；MRA 对小动脉显示不及 CTA。DSA 是诊断金标准，可确定瘘口位置和大小，并可以进行介入治疗。

第六节　烟　雾　病

【典型病例】

患者，男，32 岁，头晕、头痛 3 年，加重 2 天（图 6-14）。

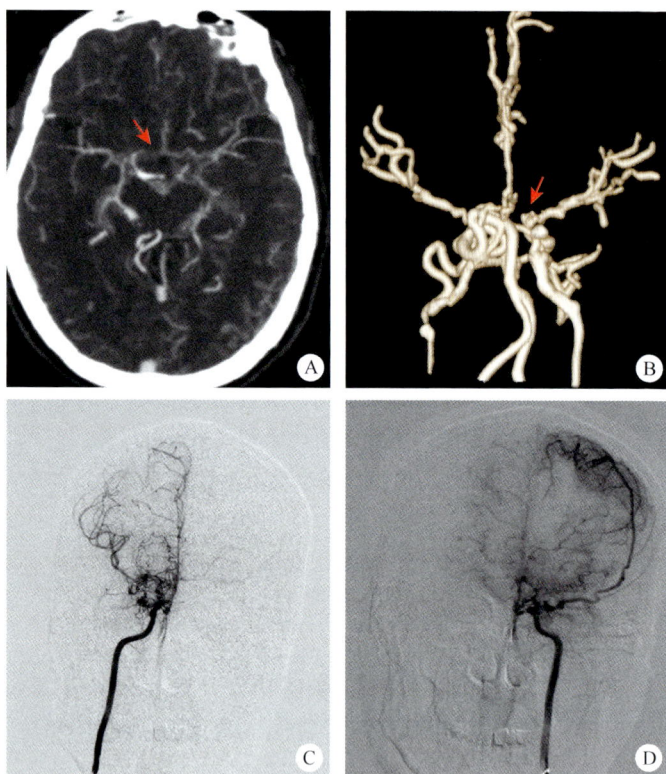

图 6-14　烟雾病

CTA-MIP 图像（A）、CTA-VR 图像（B）示双侧颈内动脉远端显示不清，双侧大脑前动脉及大脑中动脉明显纤细，并显示颅底异常小血管网（红色箭头）。DSA（C、D）示双侧颈内动脉远端未显影，双侧大脑前动脉及大脑中动脉明显纤细，且颅底异常小血管网形成

【临床概述】

（1）烟雾病是一种病因未明的脑血管病，主要表现为双侧颈内动脉末端及大脑前动脉、大脑中动脉起始部慢性进行性狭窄或闭塞，

同时伴有颅底代偿性异常毛细血管网形成（**表 6-1**），因这种异常小血管网在脑血管造影图像上形似"烟雾"而得名。

表 6-1　烟雾病 DSA 分期

分期	DSA 表现
Ⅰ期	颈内动脉末端狭窄
Ⅱ期	烟雾状血管形成
Ⅲ期	进行性颈内动脉狭窄，烟雾状血管增多
Ⅳ期	血管狭窄加重，烟雾状血管减少，颈外动脉侧支循环开始出现
Ⅴ期	颈外动脉侧支循环更多，烟雾状血管更少
Ⅵ期	颈内动脉完全闭塞，烟雾状血管消失，依赖颈外动脉侧支供血

（2）高峰发病人群：10 岁以下儿童和 20 ～ 30 岁成人。该病主要表现为脑缺血和脑出血两大症状。儿童期主要表现为缺血性改变，包括头痛、癫痫、行为障碍等；成人半数以上表现为蛛网膜下腔出血引起的症状。

（3）CTA、MRA 可对大部分烟雾病患者做出诊断，脑血管造影是诊断烟雾病的金标准。

【影像表现】

1. 直接征象　CTA、MRA 或 DSA 示脑底大血管狭窄或闭塞，烟雾血管形成（**图 6-14**），进而烟雾血管减少，依赖颅内颈外动脉侧支循环供血。

2. 间接征象

（1）脑血管狭窄后的继发性脑出血、脑缺血、脑梗死、脑软化、脑萎缩等表现。

（2）CT 或 MR 灌注成像显示受累血管区血流降低。

（3）常春藤征：MRI FLAIR 序列上脑沟内管状分支高信号（皮质软脑膜侧支血管网血流缓慢）。

（4）MR 增强可见软脑膜呈点状或线样强化（丰富的侧支血管形成）。

【鉴别诊断】

烟雾病脑出血需与其他脑出血相鉴别。

1. 高血压脑出血　多见于 50 岁以上高血压患者，出血部位以基底节、丘脑居多，多呈肾形或类圆形。

2. 动脉瘤破裂出血　动脉瘤样突起/扩张、蛛网膜下腔出血，出血较多可伴脑室积血。

3. 动静脉畸形出血　一般位于皮质边缘，伴条索状、团块状钙化影，MRA 或 DSA 可显示成团的畸形血管、粗大的供血动脉、引流静脉；无颈内动脉、大脑中动脉及大脑前动脉狭窄或闭塞，无侧支循环建立。

【重点提醒】

诊断烟雾病除了依据其典型的血管表现，还需排除一些其他合并疾病，包括动脉粥样硬化、自身免疫性疾病（如系统性红斑狼疮、抗磷脂抗体综合征、结节性周围动脉炎、干燥综合征）、脑膜炎、多发性神经纤维瘤病、唐氏综合征、头部外伤、放射性损伤、马方综合征、结节性硬化症等。

【影像检查选择策略】

CTA、MRA 均可显示脑底大血管狭窄或闭塞，烟雾血管及颅内颈外动脉侧支循环形成。CTA 是目前临床应用较广泛、便捷、无创的血管成像方法，成像快，一次扫描就可得到 CT 平扫、CTA、灌注图像。DSA 是诊断金标准，可以对烟雾病进行分期，明确出血风险，评估手术疗效。

第七节　静脉窦血栓形成

【典型病例】

患者，女，15 岁，发热、头痛 1 周，伴恶性、呕吐 3 天（图 6-15）。

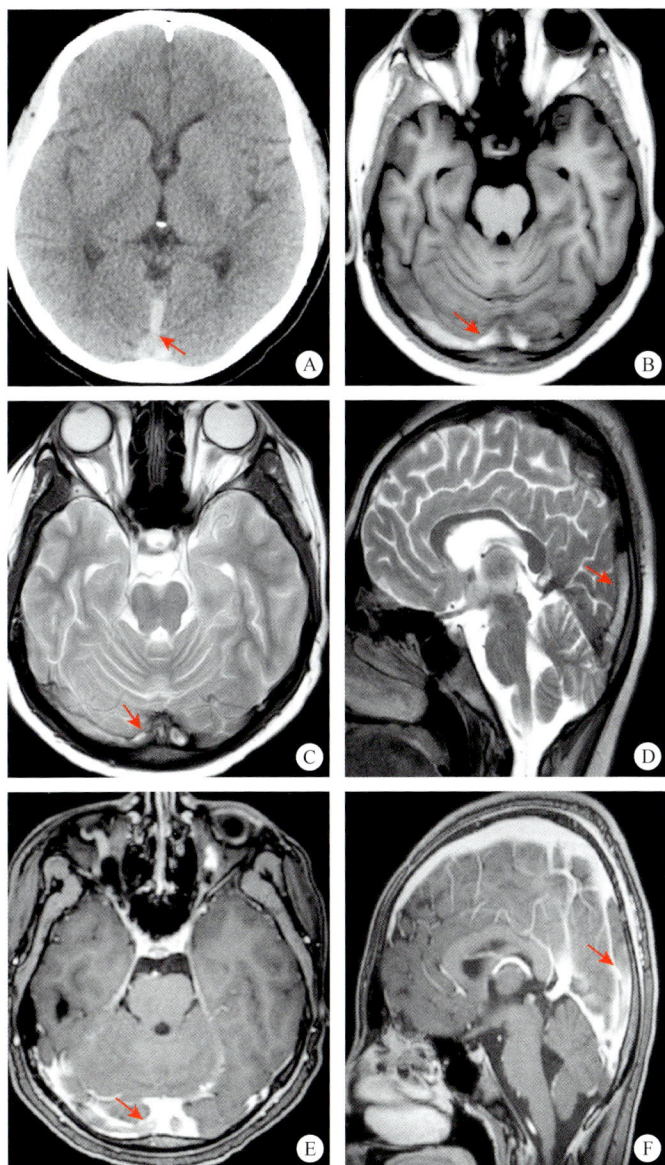

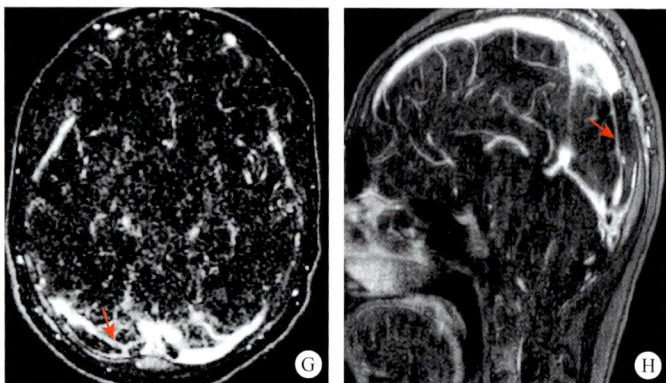

图 6-15　静脉窦血栓形成

CT 平扫（A）示上矢状窦密度增高（红色箭头）；MR 平扫 T_1WI、T_2WI 轴位（B、C）示双侧横窦内可见条片状 T_1WI、T_2WI 高信号血栓形成（红色箭头），T_2WI 矢状位（D）示上矢状窦流空信号中断（红色箭头）；MR 增强轴位（E）、矢状位（F）示双侧横窦、上矢状窦内充盈缺损，部分呈"空三角征"（红色箭头）；增强 MRV 轴位（G）、矢状位（H）示双侧横窦、上矢状窦内充盈缺损（红色箭头）

【临床概述】

（1）静脉窦血栓是指由各种病因引起的颅内静脉窦血栓形成造成静脉回流受阻或脑脊液循环障碍，导致以颅内高压和局灶脑损害为特征的一类少见的脑血管病。

（2）静脉窦血栓形成根据病因分为感染性和非感染性，前者以儿童多见，常继发于头面部或其他部位细菌性感染；后者与各种非感染性病因引起的高凝状态、血液淤滞、血管壁损伤和颅内压过低等有关。

（3）临床症状无特异性：①颅内压增高的症状，如头痛、喷射性呕吐、视神经盘水肿；②循环障碍的局灶症状，如颜面肿胀、静脉怒张、眼结膜水肿、突眼；③继发脑梗死、出血所致的局灶神经功能缺损症状。

（4）静脉窦血栓好发部位：上矢状窦最常见，其次为横窦、乙状窦、海绵窦、直窦。

（5）诊断静脉窦血栓以MRV为首选，CTV可以作为补充检查手段。

【影像表现】

1. CT表现　CT平扫示闭塞的静脉窦密度增高，呈高密度"条索征"或"三角征"（图6-15A），可合并脑水肿、静脉性梗死和脑出血。CTV/CT增强可显示静脉窦内充盈缺损，静脉窦壁强化，呈"空三角征"，周围可有扩张的引流静脉。

2. MRI表现　MRI平扫正常静脉窦示流空中断、消失，可显示静脉窦血栓（图6-15B～D），血栓信号表现多样，随着时间的推移而变化，类似于出血的信号演变，可伴有血管源性和细胞毒性脑水肿、静脉性梗死、脑出血和蛛网膜下腔出血等。MRV/增强MR显示受累静脉窦内充盈缺损（图6-15E～H）、不规则狭窄或闭塞，梗阻发生处有静脉侧支循环形成、引流静脉异常扩张。

【鉴别诊断】

1. 静脉窦发育不全　如单侧横窦发育不良或缺如，无脑梗死、脑水肿等脑实质改变。

2. 静脉窦血流较慢　如直窦、矢状窦及横窦-乙状窦，可呈轻度高密度及稍高信号，增强MRV可鉴别。

3. 蛛网膜颗粒　多位于上矢状窦、横窦，呈类圆形或椭圆形，与脑脊液密度或信号一致，当蛛网膜颗粒体积较大且处于优势的横窦内时，可能阻碍血流并引起静脉高压。

【重点提醒】

静脉窦血栓形成的临床表现缺乏特异性，出现非典型部位或非动脉分布的脑梗死、皮质或外周脑叶出血，需考虑到静脉窦血栓形成的可能，行增强MRV或DSA可以明确诊断。

【影像检查选择策略】

临床诊断静脉窦血栓以MRV为首选，同时MRI平扫可以显示血栓信号变化，以及伴发的脑水肿、静脉性梗死、脑出血；MRV 也是疗效评估的首选方法。对于一些存在凝血功能障碍、出血性疾病的患者，不宜行 DSA 检查。

第八节　动脉夹层

【典型病例】

患者，男，72 岁，一侧性头痛及颈部疼痛伴眩晕 2 天（图 6-16）。

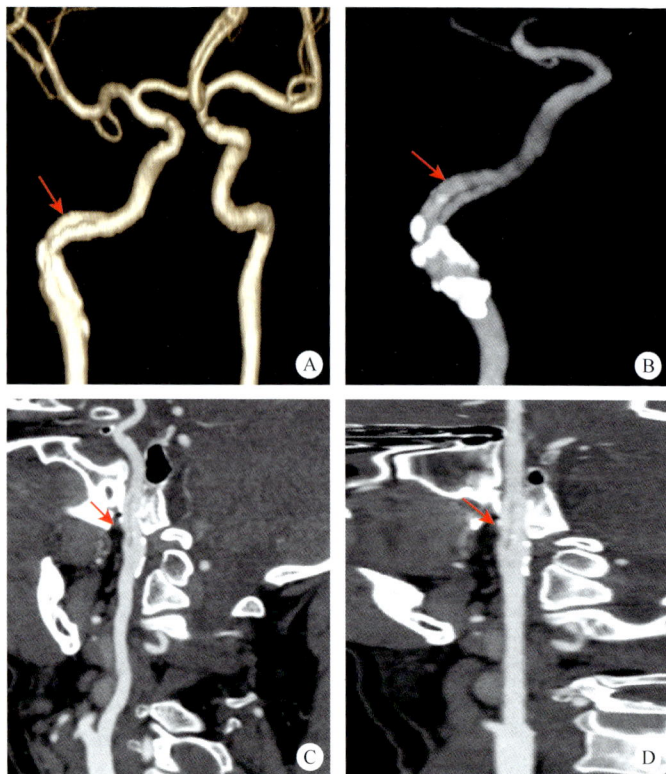

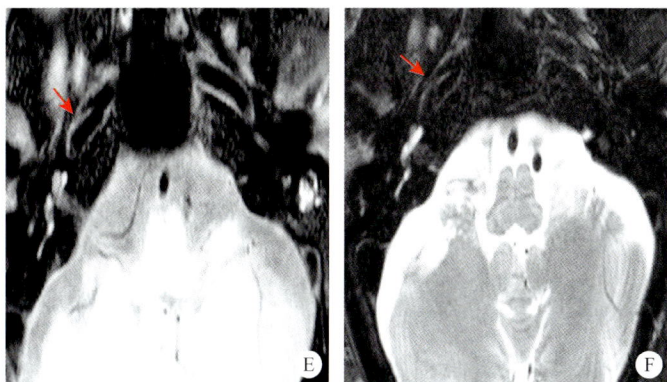

图 6-16 右侧颈内动脉夹层

CTA-VR 图像（A）、CTA-MIP 图像（B）、CTA-CPR 图像（C）及 CPR 血管拉直图像（D）示右侧颈内动脉 C1、C2 段呈双腔改变，可见低密度内膜片影（红色箭头）；MR 血管壁成像 T_1WI（E）、T_2WI（F）示右侧颈内动脉 C2 段呈双腔改变，显示线样高信号，提示内膜撕裂出血信号（红色箭头）

【临床概述】

（1）头颈部动脉夹层是指头颈部动脉内膜撕裂导致血液流入其管壁内形成壁内血肿，继而引起动脉狭窄、闭塞或动脉瘤样改变。

（2）头颈部动脉夹层形成的病因

1）外源性因素：①外力直接损伤；②轻度损伤，如咳嗽、呕吐、运动等；③医疗行为相关损伤；④近期感染等。

2）内源性因素：①基础疾病，如高血压、动脉粥样硬化等；②肌纤维发育不良；③动脉发育不良；④其他结缔组织病，如马方综合征、常染色体显性遗传性多囊肾病等。

（3）头颈部动脉夹层最常见的临床症状是一侧头痛及颈部疼痛，部分脑缺血表现为短暂脑缺血发作和脑梗死，夹层动脉瘤破裂时导致蛛网膜下腔出血。

（4）头颈部动脉夹层绝大多数发生于颅外段，颅外段颈动脉夹层常发生于颈动脉分叉远端 2cm 处，颅外段椎动脉夹层好发于椎动脉 V2 段和 V3 段。颅内动脉夹层最常见部位为颈内动脉颅内段（鞍上区更常见）、大脑中动脉主干和椎动脉颅内段。

【影像表现】

1. CT 表现　平扫可见脑动脉粗细不均匀，增强扫描及 CTA 可以显示细线样的内膜瓣将动脉分为真、假双腔（**图 6-16**），是夹层动脉瘤的直接征象，部分可见动脉管腔偏心性狭窄或完全闭塞，出现壁内血肿、血栓或夹层动脉瘤形成。

2. MRI 表现　通过 T_1WI 压脂成像观察壁内血肿效果最佳，可清晰显示壁内血肿及其信号演变；MRA 可显示管腔狭窄、瘤样扩张、串珠征，但对细微管腔狭窄显示欠佳。

【鉴别诊断】

1. 动脉硬化　虽然夹层和动脉粥样硬化斑块合并斑块内出血均有管腔狭窄、T_1WI 上高信号和偏心性血管壁强化等特点，但其他征象包括内膜瓣、结合血肿位置、累及范围及是否有明确的外管径双腔均提示夹层扩张，可以进行鉴别诊断。

2. 动脉炎性闭塞　动脉管壁呈环形且外表光滑均匀，动脉管壁出现强化及增厚的现象。

【重点提醒】

CTA 显示头颈部动脉夹层的特征性表现为双腔征，而不规则的血管增粗与变细交替出现的"珠线征"是典型的夹层表现。

【影像检查选择策略】

CTA、MRA 均可显示颈动脉夹层的位置、范围，MRA 对细微管腔狭窄显示欠佳。MRI 增强扫描时均可见血管壁和内膜瓣强化，且对内膜瓣的显示更佳；MRI 可以显示血管壁间血肿信号变化，更有利于鉴别血管内血栓与血管壁血肿。对于存在外伤或明显出血症状的急症患者更多选择 CT 及 CTA 检查。DSA 是诊断的金标准，也可以进行介入治疗。

（邢　艳　辛　娟　齐海成）

第七章

胸部血管常见病变的影像诊断

第一节　正常解剖与先天变异

一、肺动脉、肺静脉、主动脉的正常解剖

（1）肺动脉干起自右心室，经主动脉根部前方向左上后方斜行，至主动脉弓凹侧、左主支气管前方和隆突左侧分为较长的右肺动脉和较短的左肺动脉；右肺动脉再分为三支进入右上、中、下肺叶；左肺动脉再分成两支分别进入左上、下肺叶（图7-1A）。

（2）左右两侧各有两支肺静脉引流至左心房；左上肺静脉引流左肺上叶静脉，左下肺静脉引流左肺下叶静脉；右上肺静脉引流右肺上叶和右肺中叶静脉，右下肺静脉引流右肺下叶静脉（图7-1B）。

（3）主动脉从左心室发出，分为主动脉根部、窦管交界、升主动脉、主动脉弓、主动脉峡部、降主动脉；降主动脉以膈肌主动脉裂口为界，又分为胸主动脉和腹主动脉（图7-1C）。主动脉弓凸侧向上的三条主要分支血管由右向左依次分为头臂干、左颈总动脉、左锁骨下动脉；胸主动脉主要分支包括脏支：支气管动脉、食管支、心包支、纵隔支；壁支：肋间动脉（9对）、肋下动脉（1对）、膈上动脉。

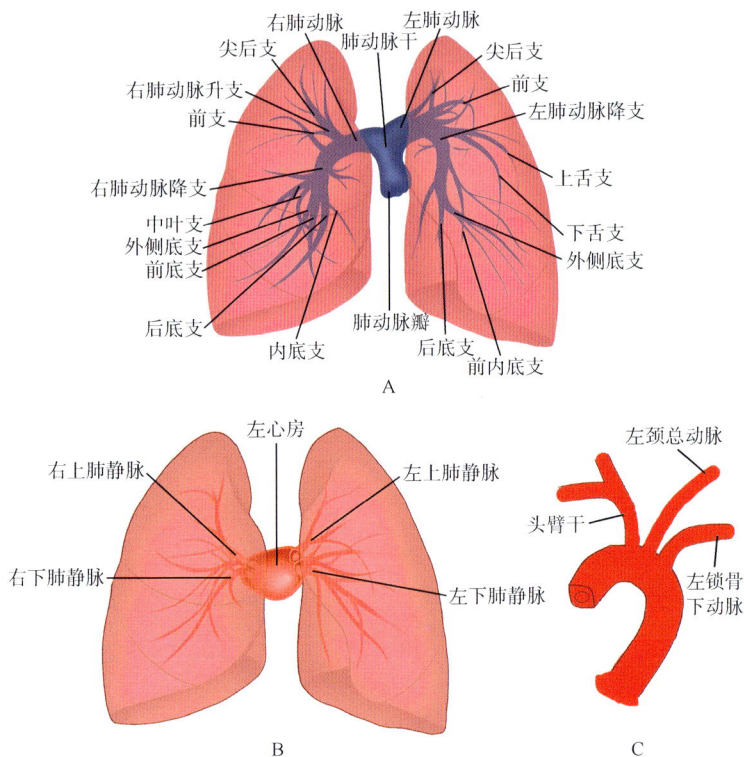

图 7-1 正常肺动脉、肺静脉及胸主动脉示意图

二、解 剖 变 异

（一）肺动脉的解剖变异

1. 肺动脉干缺如 又称肺动脉闭锁，肺动脉瓣口未发育，肺动脉干呈残存纤维索条状，而左、右肺动脉位于正常位置，并与主动脉相连通。

2. 单侧肺动脉近端中断缺如 肺动脉近端中断时，可由侧支血管供应肺；右肺动脉中断比左肺动脉更常见。

3. 特发性肺动脉干扩张　是一种罕见的先天性异常，肺动脉干异常扩大，伴或不伴左、右肺动脉扩张。

（二）肺静脉的解剖变异

肺静脉的解剖变异主要是数目的变异（图 7-2）。

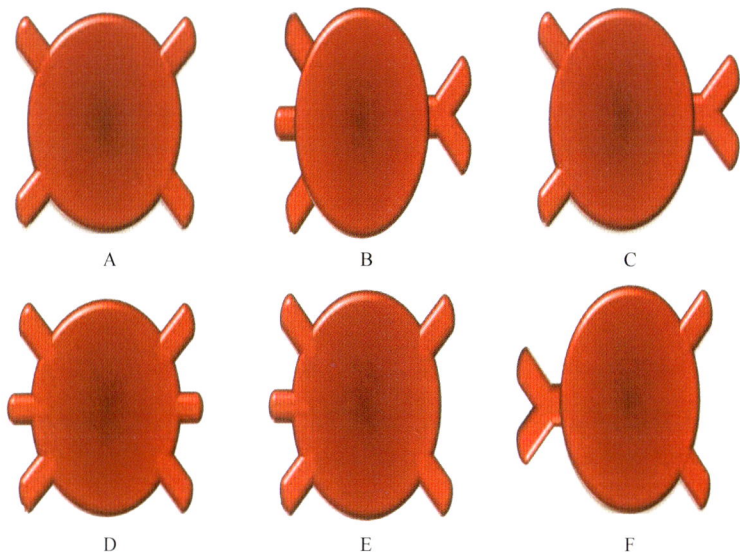

图 7-2　肺静脉数目变异示意图

A. 正常数目肺静脉；B. 左上、下肺静脉共干合并右肺中静脉；C. 左上、下肺静脉共干；
D. 左、右肺中静脉；E. 右肺中静脉；F. 右上、下肺静脉共干

（三）主动脉的解剖变异

1. 右位主动脉弓（图 7-3）　左侧弓缺如，代之主动脉弓位于食管和气管的右侧，常分为三型：Ⅰ型，右位主动脉弓伴镜像分支；Ⅱ型，右位主动脉弓伴迷走左锁骨下动脉；Ⅲ型，右位主动脉弓伴孤立左锁骨下动脉。

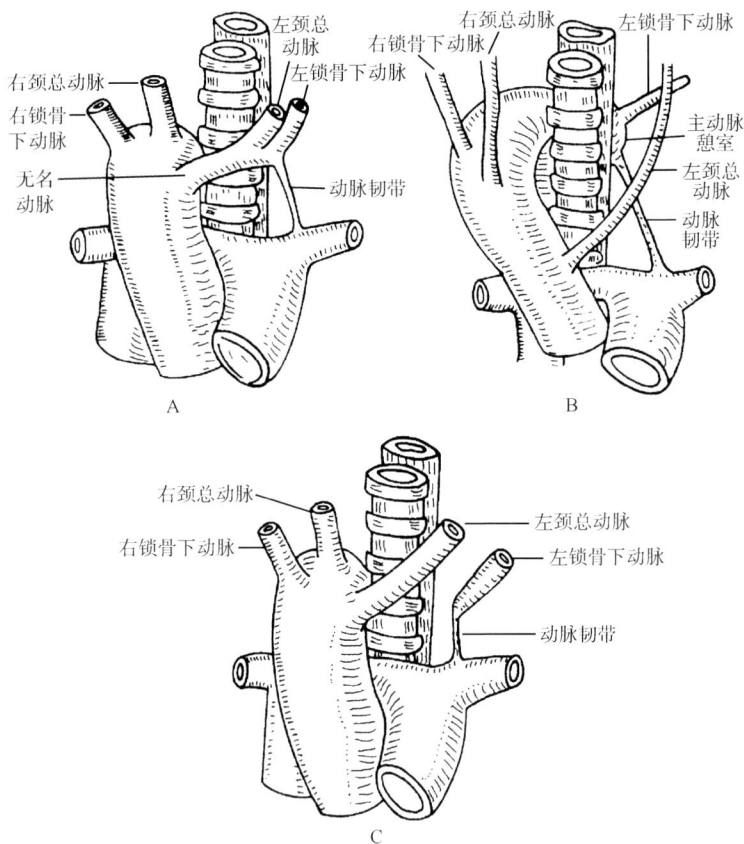

图 7-3　右位主动脉弓不同类型示意图

A. Ⅰ型示意图，可见右位主动脉弓伴镜像分支；B. Ⅱ型示意图，可见右位主动脉弓伴迷走左锁骨下动脉；C.Ⅲ型示意图，可见右位主动脉弓伴孤立左锁骨下动脉

　　2. 双主动脉弓（**图 7-4A**）　升主动脉分为左、右主动脉弓，左侧主动脉弓在气管前方从右向左走行，越过左主支气管，在脊柱左侧与右侧主动脉弓汇合形成降主动脉；右侧主动脉弓越过右主支气

管后,在脊柱前方与相对正常位置的左侧主动脉弓汇合,左、右主动脉弓各发出一支锁骨下动脉和颈总动脉。常分为三型:优势性右弓伴小左弓、优势性左弓伴小右弓和平衡主动脉弓。

3. **迷走右锁骨下动脉**(**图 7-4B**) 又称异位右锁骨下动脉,是指右锁骨下动脉不从头臂干发出,而是异常起源于左锁骨下动脉起始部后方的主动脉弓或降主动脉;常分为三型:食管后型、食管与气管间型及气管前型。

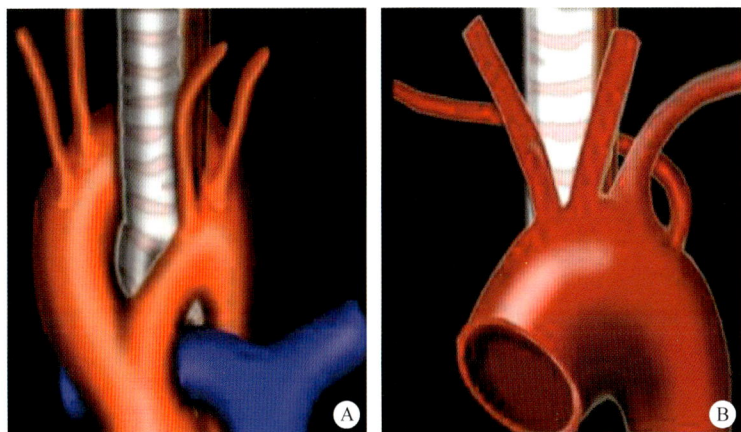

图 7-4 双主动脉弓(A)及迷走右锁骨下动脉(B)示意图

第二节 肺动脉高压

【典型病例】

病例一 患者,女,51 岁,疲劳、乏力,进行性活动后气短(**图 7-5A**)。

病例二 患者,女,56 岁,劳力性呼吸困难,嗜睡、乏力(**图 7-5B ～ D**)。

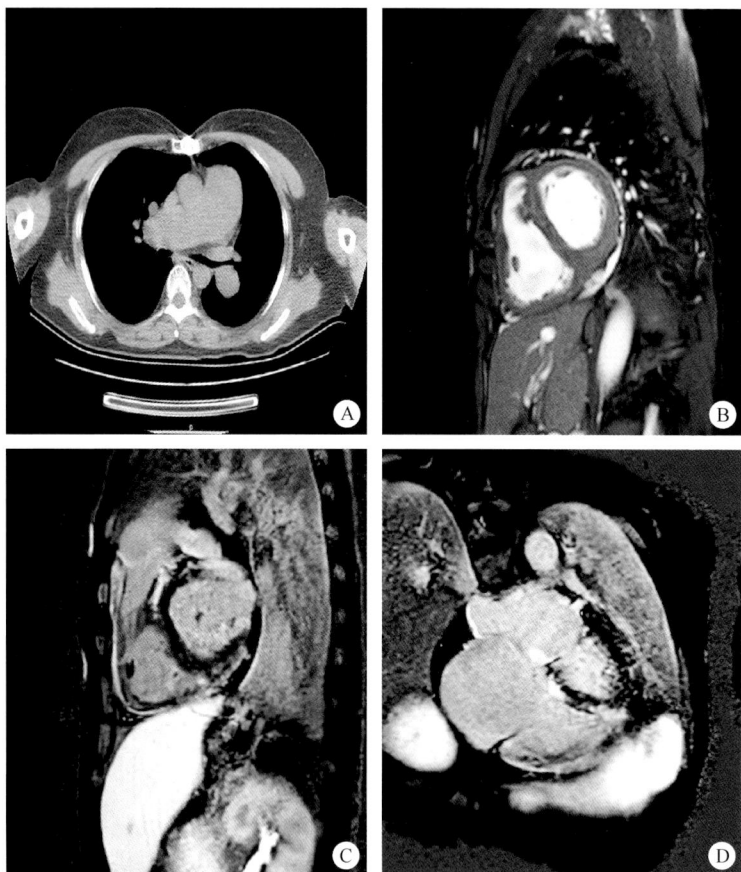

图 7-5　肺动脉高压

胸部 CT 平扫（A）示主肺动脉干及右肺动脉内径明显增宽，最宽处分别约 5.2cm、4.1cm。心脏 MRI 短轴位（B）示左心室腔受压变形，呈"D"形；延迟增强的短轴位（C）、四腔心层面（D）示双房增大，右心室壁稍厚，室间隔及右心室上下插入点心肌内斑片状延迟强化

【临床概述】

（1）肺动脉高压是一组以肺动脉阻力和肺动脉压力升高为特征

的进行性疾病，最终导致右心衰竭和右心室重塑不良。

（2）诊断标准为海平面下右心导管插入术时静息平均肺动脉压≥20mmHg（1mmHg=133.3Pa）。

（3）临床表现常为进行性呼吸困难、疲劳、胸痛、腿部或腹部肿胀、头晕或昏厥等症状。

（4）临床分型：①动脉型肺动脉高压；②左心疾病相关肺动脉高压；③肺部疾病和（或）缺氧相关肺动脉高压；④肺动脉阻塞性肺动脉高压；⑤未知和（或）多因素相关肺动脉高压。

【影像表现】

1. X线表现　右心系统增大；肺动脉段凸出；中心肺动脉扩张，外周肺血管分支逐渐稀疏、纤细，被称为"残根征"；一般认为右下肺动脉中点横径超过17mm即可诊断肺动脉扩张。

2. CT表现　①血管征象：主肺动脉分叉近端3cm范围内最宽处主肺动脉横径≥29mm；至少在3个肺叶的肺段动脉与伴行支气管外径比值>1；肺动脉与主动脉横径比值>1。②心脏征象：室间隔变平或向左心室弓状弯曲，右心室肥厚或扩张。③常伴肺部间质性病变或占位病变。

3. MRI表现　肺动脉增宽，右心室和右心房扩大，右室壁增厚，右室壁运动幅度减低、应变降低；室间隔向左偏移，在短轴层面，左心室受压呈"D"字形，而右心室由新月形变为圆形；延迟扫描可见右心室插入部延迟强化。

【鉴别诊断】

1. 特发性肺动脉干扩张　临床上罕见，是先天性病变，主肺动脉直径>30mm，伴或不伴分支扩张，无心肺器质性病变，右心室及肺动脉压正常，肺动脉管径长期观察无明显变化。

2. 肺动脉瘤　罕见，分为先天性和继发性，增强CT表现为肺动脉局部囊状、梭状扩张，瘤腔与肺动脉管腔相通。

【重点提醒】

肺动脉内径不足以作为肺动脉高压的独立诊断标准。首先观察明确有无肺动脉扩张和右心增大；其次需排除有无先天性心脏病导致的肺动脉高压、慢性肺栓塞、大动脉炎、肺静脉狭窄或闭塞、二尖瓣狭窄等病变。

【影像检查选择策略】

右心导管检查测定肺动脉压力是金标准，但这属于侵入性的检查手段；胸部 X 线片无法直接显示肺动脉各级分支有无狭窄，因此其应用价值有限；心脏 MRI 在评估右心室大小、形态和功能方面是准确且可重复的；CT 可以评估气道、肺实质及纵隔病变，还可提供心脏、大血管的大小、形态等信息，有利于肺动脉高压的早期识别、筛查及对肺动脉高压的病因诊断。

第三节　肺动脉栓塞

【典型病例】

患者，女，54 岁，咳嗽、气短 1 周，以干咳为主，咳嗽剧烈时伴胸部隐痛（图 7-6）。

【临床概述】

（1）肺动脉栓塞是由内源性或外源性栓子阻塞肺动脉系统引起的肺循环障碍的临床和病理生理综合征的总称。

（2）肺动脉栓塞包括肺动脉血栓栓塞、空气栓塞、脂肪栓塞、肿瘤栓塞、寄生虫栓塞、羊水栓塞、异物栓塞等；绝大多数肺栓塞栓子来源于下肢深静脉脱落的血栓。

（3）典型三联征为咯血、胸痛及呼吸困难；实验室检查 D- 二聚体明显升高；目前临床主要将肺动脉栓塞分为急性期（2 周之内）、亚急性期（2 周至 3 个月）和慢性期（3 ～ 6 个月）。

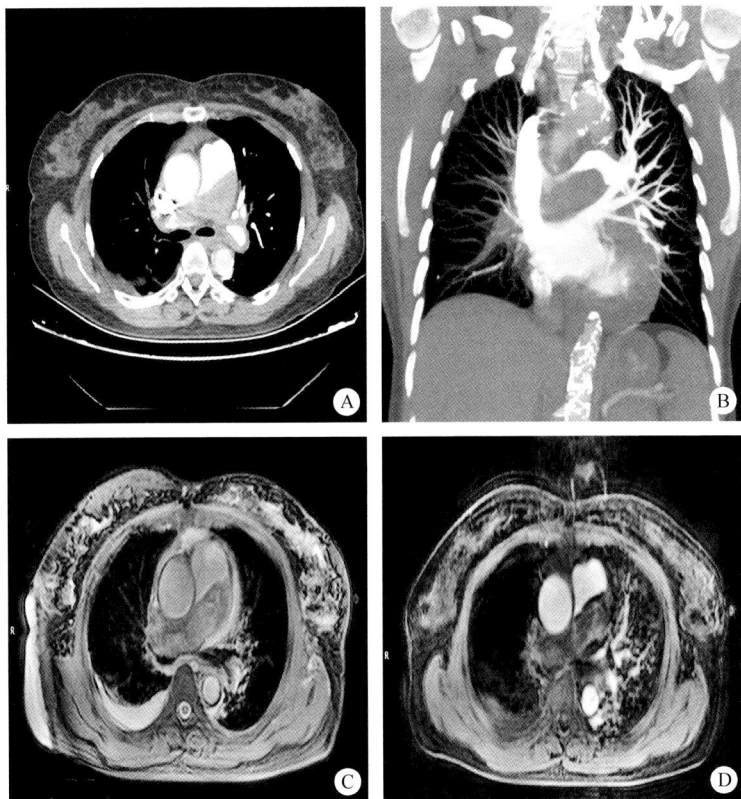

图 7-6　肺动脉栓塞

CT 肺动脉造影（CTPA）轴位（A）、冠状位最大密度投影（B）示主肺动脉、左右肺动脉主干及双肺动脉分支内低密度充盈缺损。MRI 轴位 T_2 压脂（C）及轴位 T_1 增强（D）示主肺动脉干及右肺动脉主干增宽，其内可见低信号充盈缺损影，增强后主肺动脉干及右肺动脉主干内栓子强化不明显

【影像表现】

1. X 线表现　①肺梗死：局部肺组织呈楔形密度增高影；
② Westermark 征：肺组织局部缺血，表现为肺纹理稀疏、纤细，肺

野透亮度增强；③肺动脉高压表现，肺容积缩小，膈肌上抬。

2. CT 表现　①急性肺动脉栓塞：肺动脉主干管腔内可见高密度肺动脉栓子；②马赛克征：不同密度的片状阴影互相镶嵌。

3. CTA 表现

（1）急性肺动脉栓塞：①血管腔完全充盈缺损（内径大于邻近血管）；②血管腔部分充盈缺损：呈环状充盈缺损（薄荷糖征）、轨道征、偏心性充盈缺损（与管壁成锐角）；③右心室增大（大于左心室内径）：急性右心衰竭。

（2）慢性肺栓塞：①管腔完全充盈缺损（内径小于邻近血管）；②"新月形"充盈缺损（与管壁成钝角）；③管腔不均匀强化，网状、筛孔状充盈缺损；④侧支循环形成、肺动脉主干栓塞。

4. MRI 表现　在 T_1WI 上血流显示为流空低信号，血栓则为中等信号；在 T_2WI 上血栓多为低信号。MR 肺动脉成像（MRPA）可显示高信号的肺动脉内见低信号的血栓栓子，或显示栓塞肺动脉的截断征象。MR 肺灌注成像：栓塞肺动脉远端的肺实质由于血供减少，强化不明显，而正常灌注的肺实质信号强度明显升高，与低信号区形成鲜明对比。

【鉴别诊断】

1. 肺动脉伪影　肺动脉内血流可能会出现涡流，造成低密度充盈缺损的假象，伪影显示较为浅淡，且边界略模糊、不清晰，血栓的低密度充盈缺损的边界十分清晰。

2. 原发性肺动脉肉瘤　一般为单侧发病，CTA 表现为分叶状不均匀强化，病变血管略增宽，并可见血管内播散，急性肺栓塞一般无强化。

【重点提醒】

久病卧床、妊娠、外科手术后、肿瘤患者突发性呼吸困难伴胸痛、咯血，实验室检查 D- 二聚体明显升高，强烈提示肺栓塞可能，CTPA 示肺动脉不同节段内低密度充盈缺损的典型影像表现时即可诊断，但对于不典型表现，需仔细观察分析，排除其他易混淆的因素，如较大的图像噪声、各种伪影等。

【影像检查选择策略】

胸部 X 线并非诊断肺栓塞的必要检查；MRPA 及肺灌注显示的局灶性低灌注征象可帮助间接推测有无肺动脉栓塞的存在，但 MRI 检查时间长、价格相对高昂；CTPA 为首选检查，特异性和敏感性均较高，可清晰显示肺动脉各叶、段内的血栓，还可显示肺栓塞导致的继发征象。

第四节　肺动静脉畸形

【典型病例】

患者，女，32 岁，心悸、气短，活动后呼吸困难（图 7-7）。

【临床概述】

（1）肺动静脉畸形（pulmonary arterio-venous malformation，PAVM）又称肺动静脉瘘，是指肺部动脉系统和静脉系统直接连通而引起的血流短路，通常包括一条供血动脉和一条或数条引流静脉，以及它们之间的异常血管团。

（2）多为先天性，少数可由胸部手术、创伤、血吸虫病、肝硬化相关肝肺综合征导致。在先天性 PAVM 患者中，60% ～ 90% 有家族性和遗传性毛细血管扩张症。

（3）PAVM 好发于两肺下叶及右肺中叶，可单发或多发，可局限于一侧肺内，亦可呈两肺弥漫性病变。

（4）常表现为活动后呼吸困难、心悸、气短、发绀、杵状指等，血管破裂时表现为咯血。

（5）根据输入血管的来源分为两种类型：①供血动脉来自肺动脉，此型占 95% 以上；②供血动脉来自体循环动脉（如降主动脉或支气管动脉），约占不足 5%。

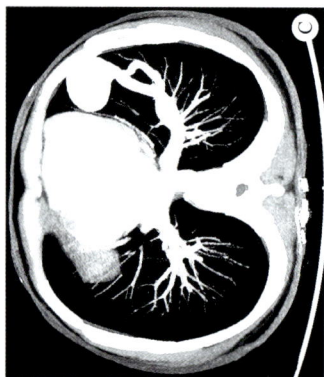

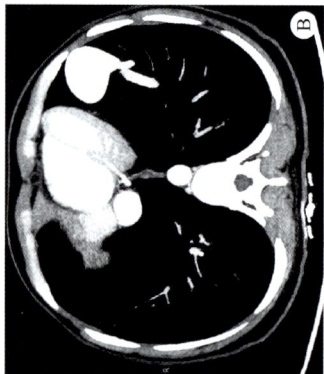

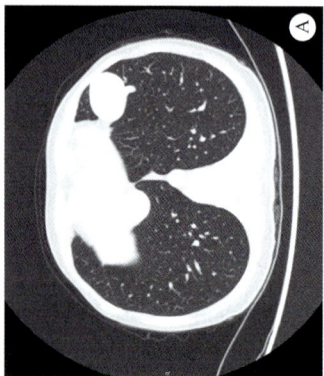

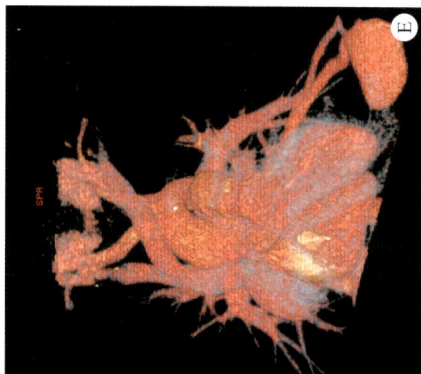

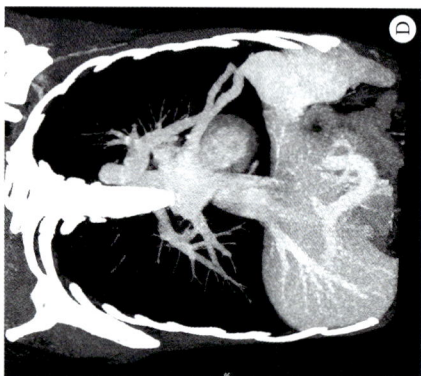

图 7-7　肺动静脉畸形

轴位肺窗（A）、轴位增强（B）、轴位最大密度投影（C）、容积重建（E）示左肺下叶类圆形高密度肿块影，边界清晰，边缘光整，增强后明显强化，与相邻大血管同步，病灶周围可见迂曲、增粗的供血动脉及引流静脉

【影像表现】

1. X 线表现　仅能检查出较大病灶，呈边界清楚的类圆形结节或肿块影，部分病灶边缘可见指向肺门的增粗血管影。

2. CT 表现　平扫病灶呈圆形、椭圆形、条带状、分叶状等形态多样的结节或肿块影，大小不一，多为单发，边界清楚，密度均匀；CTPA 可清晰显示供血动脉及引流静脉，评估血管数量、长度、直径及血管囊的内部结构，病灶在动脉期迅速呈血管样强化，与相邻大血管同步；左心房提前显影。

3. MRI 表现　可检出较大的肺动静脉畸形，由于流空效应，肺动静脉畸形内的血液表现为低信号，在快速梯度回波成像技术中，其内血流表现为高信号；如果肺动静脉畸形内血流缓慢，T_1WI 呈不均匀等信号，T_2WI 呈高信号。

【鉴别诊断】

1. 肺动脉瘤　表现为肺动脉局部囊状、纺锤状扩张，瘤腔与肺动脉管腔相交通，无动静脉异常交通。

2. 静脉曲张　无供血动脉和畸形血管团，仅表现为肺静脉增粗、迂曲。

【重点提醒】

肺动静脉瘘表现为形态多样的结节或肿块影，边缘清晰，与之相连的供血和回流血管是诊断的关键。穿刺活检为本病禁忌，因此肺内占位性病变穿刺活检前应首先行增强检查以排除本病，以免引起严重出血。

【影像检查选择策略】

肺血管造影是诊断 PAVM 的金标准。CTPA 是首选检查，可评估供血动脉的来源、数量、长度和直径，以及血管囊的内部结构，MIP、VR 等后处理技术可以清晰显示供血动脉、囊状扩大的畸形血管团及引流静脉。MRI 可检出较大的 PAVM，小病变易漏诊，故 MRI 临床应用受到限制。

第五节　主动脉壁间血肿和穿透性溃疡

一、主动脉壁间血肿

【典型病例】

病例一　患者，女，54 岁，突发胸痛 1 小时（图 7-8A、B）。

病例二　患者，男，72 岁，腹部钝痛 6 小时（图 7-8C ～ E）。

【临床概述】

（1）主动脉管壁由内至外可分为内膜、中膜和外膜 3 层。壁间血肿（intramural hematoma，IMH）为在主动脉壁中膜区（中偏外）

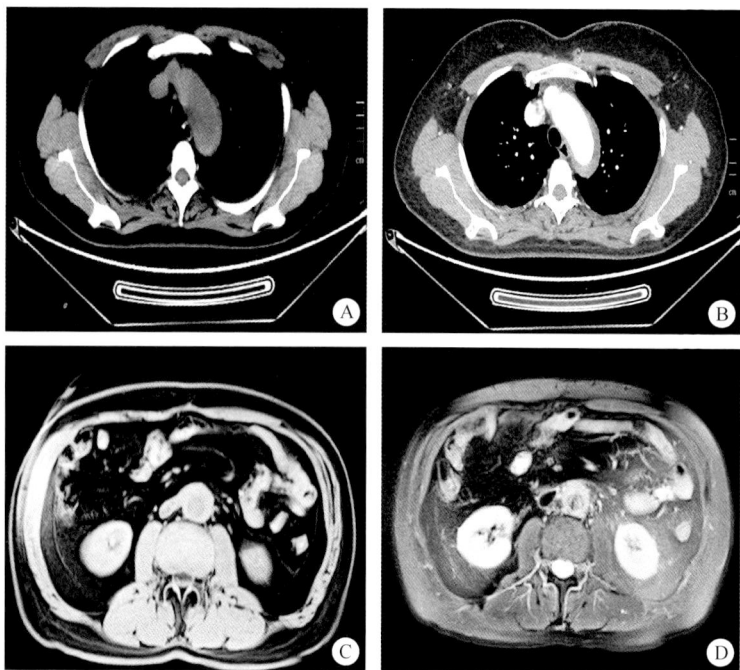

图 7-8　主动脉壁间血肿

CT 平扫轴位（A）见主动脉弓管腔内密度不均，外层见新月形高密度影，增强轴位（B）示平扫中的高密度增厚区域不强化，且不与真腔相通。T_1 压脂轴位（C）、T_2 压脂轴位（D）、增强轴位（E）示腹主动脉管壁增厚，信号增高，增强扫描后未见强化

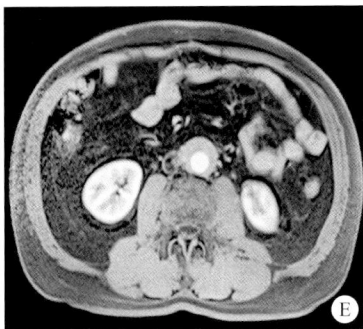

滋养血管发生出血，呈圆形或新月形增厚达 7mm 以上，且没有明显内膜撕裂（破口），没有血流。

（2）壁间血肿可分为原发性和继发性两种，前者由动脉壁滋养血管破裂出血所致，在降主动脉的发生率高于升主动脉，后者常继发于硬化斑块破裂或主动脉溃疡。

（3）大多数患者表现为突发的急性胸痛或背痛，部分患者表现为腹痛，其疼痛可以表现为锐性的切割样痛、撕裂样痛或钝痛。

【影像表现】

1. X 线表现　无特异性。

2. CT 表现　IMH 早期 CT 平扫表现为主动脉壁环形或新月形的高密度增厚区域，增厚 > 5mm。随着时间的推移，增厚的主动脉壁可吸收变薄，逐渐表现为等密度，在 IMH 中晚期常呈低密度；内缘多较光整，主动脉管腔正常或轻度受压，钙化斑块内移；增强后 IMH 通常和强化的主动脉腔形成光滑的界面，CT 平扫中主动脉壁环形或新月形的高密度增厚区域不强化，且不与真腔相通。

3. MRI 表现　主动脉管壁呈"环形"或"新月形"增厚，沿主动脉纵轴延伸，主动脉管腔正常或轻度受压稍变小；增厚的管壁在黑血序列上表现为大致均匀的中等信号；在亮血序列或 MRI 电影序列上壁内血肿信号低于管腔；增强扫描增厚区域不强化。

【鉴别诊断】

1. 主动脉夹层　常有真假双腔，一般真腔小，假腔大；可见内膜片及内膜破口，血液进入中膜。

2. 主动脉粥样硬化伴附壁血栓　主动脉壁不规则增厚及多发钙化斑，硬化斑块位于内膜表面，常有管腔扩张，CTA 则显示主动脉腔内不规则充盈缺损；而壁间血肿会沿主动脉长轴较广泛分布，管腔多不扩张。

3. 大动脉炎　多见于中青年女性，管壁增厚呈同心圆状，管腔狭窄，病程短者钙化较少，病变可呈节段性。

【重点提醒】

CT 平扫即可发现主动脉壁偏心性新月形增厚，密度增高，可伴内膜钙化内移，但没有夹层内膜片和真假腔。

【影像检查选择策略】

胸部 X 线片诊断主动脉壁内血肿的特异性不高；MRI 可基于血红蛋白不同沉降物对血肿信号强度进行评价，有助于对血肿消退和进展进行判断，评价 IMH 预后；主动脉 CTA 扫描速度快、空间分辨率高，可进行任意多角度重建，诊断准确，已成为首选检查方法。

二、主动脉穿透性溃疡

【典型病例】

患者，男，67 岁，突发胸痛 2 小时（图 7-9）。

【临床概述】

（1）主动脉穿透性溃疡（penetrating ulcer，PAU）是以主动脉粥样硬化斑块溃疡穿透内膜、破入中膜为特征的疾病；可形成局限性中膜血肿，也可穿透外膜，由于纤维层包绕，形成假性动脉瘤，甚至透壁破裂。

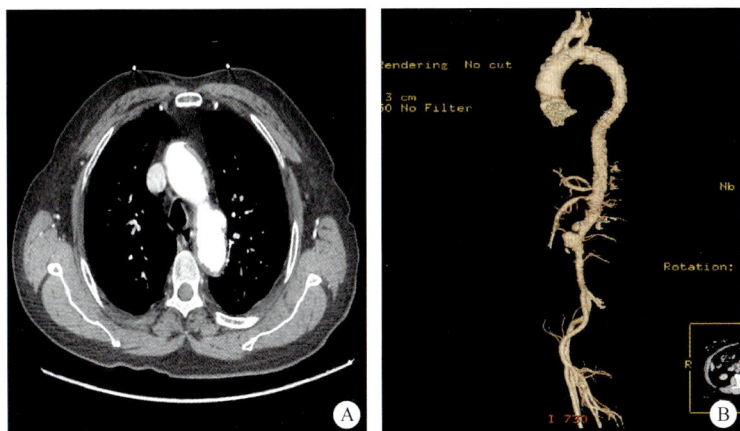

图 7-9 主动脉穿透性溃疡

增强 CT 轴位（A）、容积重建（B）示主动脉粥样硬化，降主动脉可见多发不规则突出于主动脉管腔的龛影

（2）常发生于降主动脉（明显多于升主动脉），多为高龄、高血压患者，多伴有广泛的动脉粥样硬化。

（3）胸背部剧烈疼痛为较常见的临床表现，且常伴有胸主动脉和（或）其他动脉的粥样硬化病变，如腹主动脉瘤等。

【影像表现】

1. X 线表现 无特异性。

2. CT 表现 弥漫的动脉粥样硬化病变；突出于主动脉管腔的龛影，可呈蘑菇状、指状、半圆形、不规则形；主动脉局限性节段扩张；可伴有壁内血肿；可破裂出血，形成假性动脉瘤或局限性夹层。

3. MRI 表现 黑血序列表现为主动脉壁不规则，局部血流呈流空信号。在常规 SE 序列基础上，辅以电影序列和 3D MRA 可获得无创血管造影样图像，显示单个或多个壁充盈缺损伴较大的龛影。

【鉴别诊断】

1. 局限性主动脉夹层 当主动脉内膜的龛影口部较大、壁内有局限性少许血流时两者容易混淆，但局限性主动脉夹层的假腔范围较大，可见钙化的内膜向主动脉腔内移位，PAU 的血肿多为局限性或只延伸数厘米，不形成假腔。

2. 假性动脉瘤 主动脉旁可见肿块状或囊袋状等或稍高密度影，瘤壁不规则，易形成血栓，增强显示对比剂进入，廓清较缓慢，可见血栓及钙化。

【重点提醒】

PAU、主动脉夹层及 IMH 三者的关系：PAU 始于粥样硬化斑块的破溃，穿透内膜或内弹力层，进而可形成中膜壁内血肿，常继发假性动脉瘤，甚至透壁破裂。IMH 的转归受发病基础、发病部位及是否合并穿透性溃疡等因素影响，血肿治疗后可完全吸收，也可进展为主动脉夹层、真性动脉瘤甚至破裂；IMH 被广泛认为是典型夹层的前兆。

【影像检查选择策略】

胸部 X 线片诊断穿透性溃疡的特异性不高；MRI 层厚和空间分辨率相对较低，对于小溃疡病变显示欠佳，亦不能显示钙化；CT 平扫可显示内膜钙化的移位；CTA 对分析溃疡和主动脉分支之间的复杂空间关系十分重要，已成为首选检查方法。

第六节 主动脉夹层

【典型病例】

患者，女，66 岁，四肢无力、胸背部撕裂样疼痛（图 7-10）。

【临床概述】

（1）主动脉夹层（aortic dissection，AD）为各种原因导致的主动脉内膜、中膜撕裂、分离，血液通过破裂口流入，继而沿主动脉长轴方向扩展，并可累及分支动脉，管壁分成两层的同时管腔形成真假两腔；真假腔之间可以无交通，也可经再次出现的破口相交通。

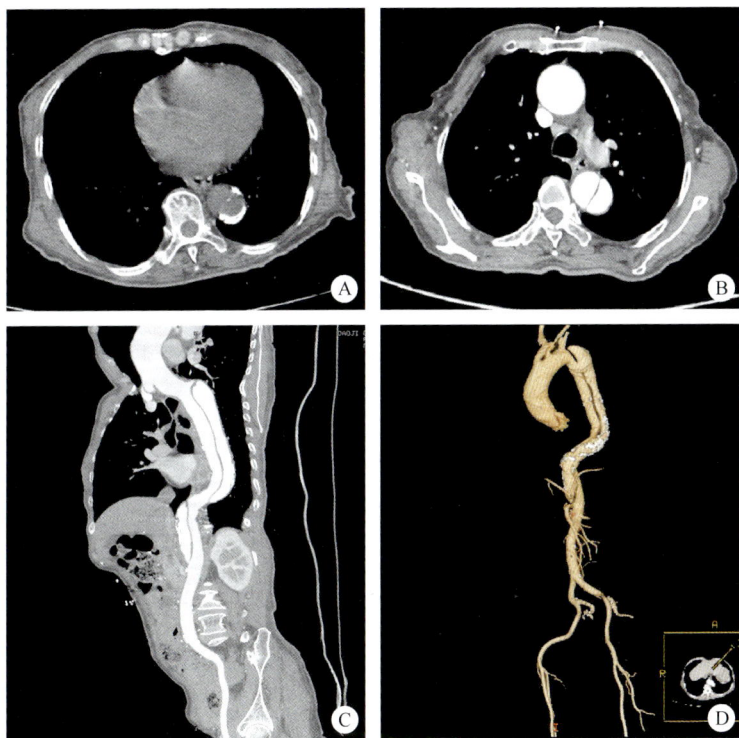

图 7-10　主动脉夹层

CT 平扫轴位（A）见降主动脉管腔扩张，其内见线样高密度分隔影，内膜钙化内移；CTA 轴位（B）、曲面重建（C）、容积重建（D）可见主动脉管腔内呈螺旋形低密度影的内膜片，其将主动脉血管分隔为真假两腔，假腔大于真腔，腹腔干动脉由假腔供血，肠系膜上动脉骑跨于真假腔之间

（2）与 AD 相关的最常见风险因素是高血压，占 65% ～ 75%，其他风险因素包括主动脉或主动脉瓣疾病史、主动脉疾病家族史、

心脏手术史、吸烟等。

（3）最常见的症状是胸痛，以突然发作的胸部和（或）背部撕裂样疼痛最为典型，其次是背痛和腹痛。急性 AD 极易出现危及生命的并发症，主要包括主动脉破裂、主动脉瓣关闭不全、心包积血和心脏压塞，以及终末器官的灌注不良综合征。

（4）分型

1）1965 年 DeBakey 首次根据 AD 原发破口的位置及夹层累及范围提出 DeBakey 分型（**表 7-1**）。

表 7-1　主动脉 DeBakey 分型

DeBakey 分型	具体描述	解剖示意图
Ⅰ型	主动脉内膜破口位于升主动脉或主动脉弓，夹层病变扩展至降主动脉或胸腹主动脉	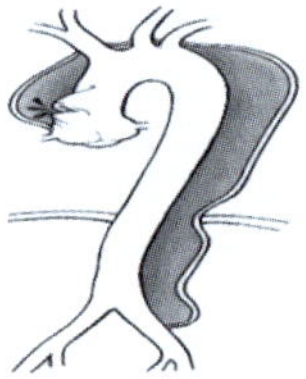
Ⅱ型	主动脉内膜破口位于升主动脉，但夹层病变扩展局限于升主动脉，少数可累及主动脉弓	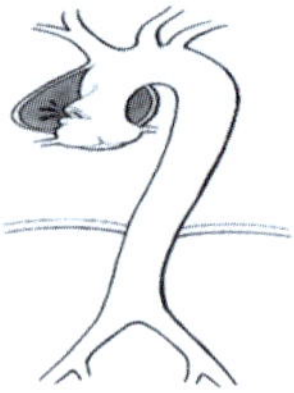
Ⅲa 型	主动脉内膜破口位于降主动脉峡部，夹层病变累及降主动脉	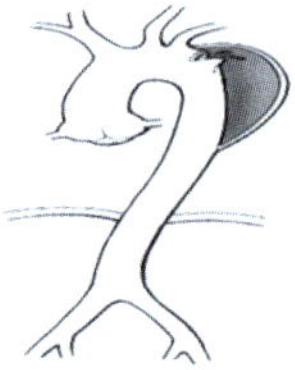

续表

DeBakey 分型	具体描述	解剖示意图
Ⅲb 型	主动脉内膜破口位于降主动脉峡部，夹层病变累及腹主动脉	

2）1970 年，Daily 根据病变部位和手术方法，将主动脉夹层分为 Stanford A 型和 Stanford B 型（**表 7-2**）。

表 7-2　主动脉 Stanford 分型

Stanford A 型	主动脉内膜撕裂口位于升主动脉，夹层扩展累及升主动脉和主动脉弓，也可累及降主动脉乃至腹主动脉，相当于 DeBakey Ⅰ型和 DeBakey Ⅱ型
Stanford B 型	主动脉内膜破口在降主动脉峡部，而夹层扩展累及降主动脉或腹主动脉，相当于 DeBakey Ⅲ型

【影像表现】

1. X 线表现　有时可见上纵隔增宽或主动脉弓影增大。

2. CT 表现　CT 平扫显示主动脉扩张，主动脉内膜钙化内移＞5mm，主动脉管腔密度不均，呈真假双腔样改变，通常真腔较窄，充盈对比剂快，而假腔宽大，充盈对比剂慢。真、假腔内均可有血栓形成，呈低密度充盈缺损；CTA 可显示主动脉管腔内线形、螺旋形、弧形或不规则线形低密度内膜片，内膜片连续性中断处为破口所在；可显示主动脉主要分支受累；若见对比剂向周围渗漏，提示主动脉夹层漏出或破裂。

3. MRI 表现　与 CTA 相似，真腔血流速度快，一般无信号；假腔内血流速度慢，常可出现线状等信号或低信号内膜片，沿主动脉长轴延伸，真腔多小于假腔；内膜片连续性中断，电影序列可见破口处血流往返，或见假腔侧的血流信号喷射现象。

【鉴别诊断】

AD 经常需与 IMH、PAU 相鉴别，主要鉴别点见**表 7-3**。

表 7-3　AD、IMH、PAU 的鉴别诊断

疾病名称	表现
壁间血肿（IMH）	动脉壁滋养管破裂出血
	平扫为高密度血肿位于中膜与外膜之间，没有明确内膜破口
	无血流灌注
	主动脉壁环形或新月形增厚
	增厚的动脉壁动态变化较大
主动脉夹层（AD）	血液进入中膜，于中膜内 1/3 处剥离
	可见内膜片及内膜破口
	真假"双腔"，存在交通
	一般真腔小，假腔大
	慢性 AD：原发破口闭合，假腔血栓化时，鉴别较困难，需动态观察，如见内膜钙化内移及残留的管腔狭窄或变形存在，则强烈提示 AD 可能
穿透性溃疡（PAU）	多伴有弥漫性动脉粥样硬化病变
	粥样硬化斑块溃疡穿透内膜，破入中膜
	病变相对局限，形态多不规则，常伴有 IMH
	有较深大的龛影

【重点提醒】

临床上多数患者突然感觉腹部、胸部或背部刀割样或撕裂样剧烈持续性疼痛，给予吗啡类药物不能减轻疼痛，主动脉 CT

平扫示钙化内移大于 5mm，增强后可见内膜片及双腔，强烈提示 AD。

【影像检查选择策略】

过去，DSA 被视为主动脉夹层诊断的金标准，目前 DSA 已被无创性影像检查技术所代替；X 线诊断主动脉夹层的特异性不高；MRI 扫描时间过长，通常不适用于紧急情况下的 AD 检查；CTA 现已成为 AD 的首选检查方式，其扫描速度快、诊断准确。MSCT 三维重建，如冠状位、矢状位 MIP、MPR、VR 或虚拟再现技术可立体显示主动脉内膜撕裂的破口、内膜片、主动脉夹层真腔和假腔，以及主要分支血管受累情况。

第七节　大 动 脉 炎

【典型病例】

患者，女，36 岁，低热、乏力、消瘦（图 7-11）。

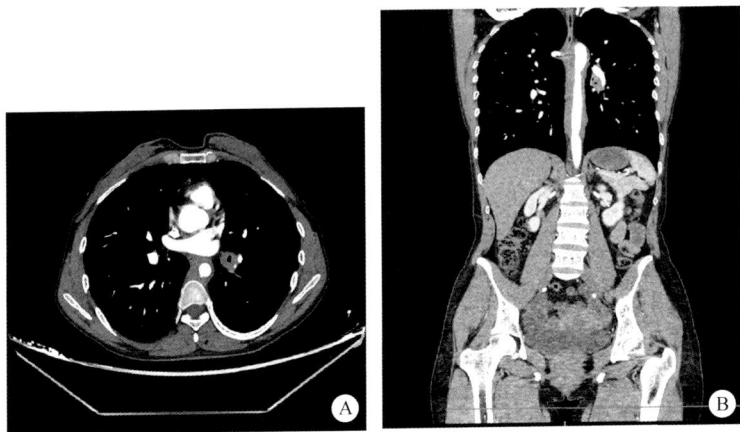

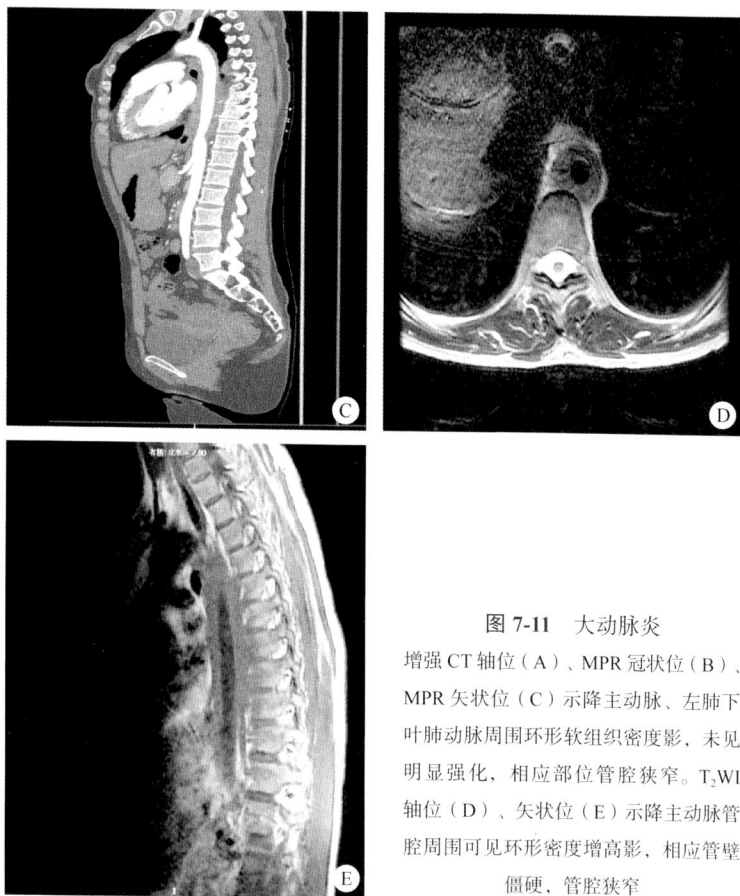

图 7-11　大动脉炎

增强 CT 轴位（A）、MPR 冠状位（B）、MPR 矢状位（C）示降主动脉、左肺下叶肺动脉周围环形软组织密度影，未见明显强化，相应部位管腔狭窄。T_2WI 轴位（D）、矢状位（E）示降主动脉管腔周围可见环形密度增高影，相应管壁僵硬，管腔狭窄

【临床概述】

（1）大动脉炎（Takayasu arteritis，TAK）是以大中动脉壁的中膜损害为主的非特异性全层动脉炎，继发中膜和外膜广泛性纤维化，最终导致血管壁显著增厚、僵硬、顺应性下降，管腔狭窄甚至闭塞，影响重要器官如脑、心、肾等的供血。

（2）本病好发于亚洲年轻女性，常隐匿起病，早期为血管炎性期，通常表现为非特异性的全身症状，如低热、乏力、消瘦和易疲劳；晚期为血管闭塞期，最常见的症状为血管闭塞所致脉搏减弱或消失、双侧血压测量结果不一致，以及跛行。

（3）临床按病变部位不同分为 5 种类型：头臂动脉型（主动脉弓综合征）、胸 - 腹主动脉型、主 - 肾动脉型、混合型（广泛型）和肺动脉型。

【影像表现】

1. X 线表现　通常无阳性发现。

2. CT 表现　常表现为血管壁连续性、环形均匀性增厚（主动脉管壁厚 > 1.5mm，分支血管壁厚 > 1.0mm）。血管腔狭窄、闭塞，管腔狭窄多为向心性，狭窄范围较广，可合并狭窄后扩张，甚至动脉瘤形成，部分管腔闭塞后可见不同程度侧支循环形成。平扫增厚的管壁呈环形低密度影，增强后管壁强化者提示处于活动期，管壁无强化者提示处于非活动期。

3. MRI 表现　显示受累动脉管壁增厚、T_2WI 高信号、管壁僵直、管腔狭窄和阻塞，活动期表现为受累管壁异常强化；电影序列可显示继发的主动脉瓣关闭不全。

【鉴别诊断】

1. 动脉粥样硬化　常见于 50 岁以上人群，表现为管壁不规则增厚，局部可伴溃疡及钙化，年龄较大的大动脉炎患者可伴发动脉粥样硬化。

2. 主动脉壁间血肿　表现为动脉壁新月形增厚，平扫密度较高，慢性血肿可为低密度。

3. 血栓性闭塞性脉管炎　常见于有吸烟史的年轻男性，为周围慢性血管闭塞性炎症。

【重点提醒】

年轻女性（一般 40 岁以下）出现反复头晕 / 头痛、乏力、胸闷/胸痛、跛行、浅表动脉触痛和（或）闻及杂音、上肢动脉搏动异常、双侧上肢肱动脉血压差≥20mmHg时应警惕大动脉炎的可能。最典型的影像学特征是血管壁环形增厚、向心性狭窄与闭塞。

【影像检查选择策略】

DSA曾是诊断TAK的金标准，但因其有创性，现已较少使用；欧洲抗风湿病联盟（EULAR）大血管炎诊治指南推荐MRA作为首选影像学检查方法用于大动脉炎血管管腔和血管壁的评估；CTA可以无创、简便、全面、准确地显示受累血管的病变范围、管壁增厚程度、管腔狭窄或闭塞、侧支血管形成情况及少见的并发症。

第八节　马方综合征

【典型病例】

病例一　患者，男，22岁，气促，心悸，胸痛（图7-12A～E）。

病例二　患者，男，63岁，胸闷，活动后气促（图7-12F、G）。

【临床概述】

（1）马方综合征（Marfan syndrome）又称蜘蛛指综合征，是一种常染色体显性遗传的、与年龄相关的多系统结缔组织病，由FBN1基因编码的原纤维蛋白1缺陷引起。

（2）本病主要累及骨关节、眼及心血管系统，骨骼异常包括身材高大、上下肢不成比例、扁平足、踇外翻、畸形足、脊柱异常弯曲（脊柱侧凸）和胸骨突出或凹陷（漏斗胸）等；眼部变化（主要表现为晶状体移位或错位）。

（3）马方综合征的主要危害是心血管病变，表现为大动脉中层弹力纤维发育不全，主动脉根部的无症状扩张，逐渐形成动脉瘤，最终可能发展为急性升主动脉夹层。

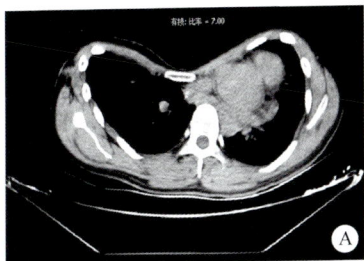
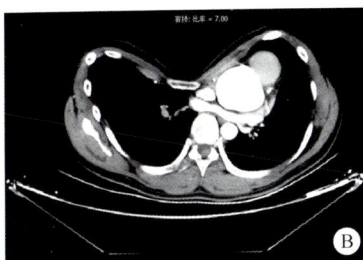

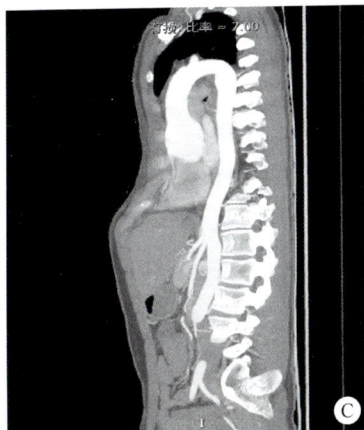
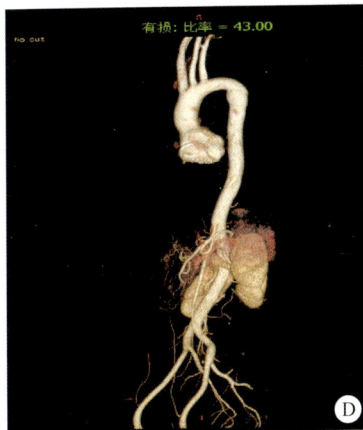

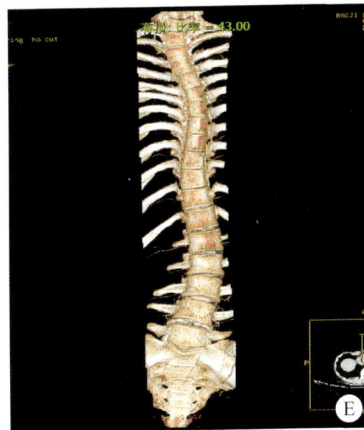
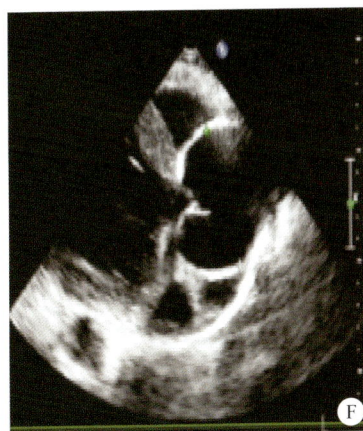

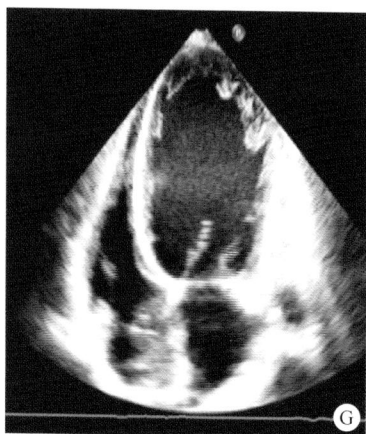

图 7-12 马方综合征
CT 平扫轴位（A）、增强轴位（B）、MPR 矢状位（C）、主动脉 VR（D）、全脊柱 VR（E）示升主动脉及主动脉窦部增宽，呈"大蒜头征"，升主动脉最宽处约 3.2cm；漏斗胸；脊柱侧弯畸形。超声心电图（F）示主动脉窦及升主动脉瘤，窦部约 6.4cm，升主动脉约 4.6cm，超声心动图（G）示二尖瓣关闭不全

【影像表现】

1. 超声心动图

（1）主动脉瘤：主动脉窦和（或）升主动脉呈瘤样扩张，主动脉窦呈蒜头样或梨状管壁变薄；主动脉根部扩张按 Brown 等标准划分：①主动脉宽度 > 22mm/m² 体表面积；②实测主动脉内径 > 37mm；③左房主动脉内径 < 0.7cm；具备 3 项中的 2 项者可诊断本病。

（2）主动脉夹层：主动脉内见剥脱内膜回声，分离主动脉的真假腔。

（3）主动脉瓣脱垂：主动脉瓣脱入左心室流出道，舒张期见反流信号。

（4）二尖瓣脱垂及二尖瓣关闭不全：二尖瓣脱入左心房，收缩期见偏心反流信号。

（5）伴有其他心血管畸形。

2. X 线表现 胸部 X 线片可见升主动脉根部扩张；双手的 X 线可以发现"蜘蛛指"，掌骨和指骨发育细长；髋臼突出，髋臼和股骨头侵入骨盆腔。

3. CT 表现 表现为主动脉根部、主动脉窦和（或）升主动脉近心段动脉瘤或动脉瘤样扩张，窦管交界处消失，呈"大蒜头征"，主要是由于主动脉中层囊样坏死所致；可合并左心室增大、主动脉瓣关闭不全、主动脉夹层、先天性房间隔缺损、室间隔缺损、法洛四联症、动脉导管未闭、主动脉缩窄等心血管畸形。CT 可显示胸廓或脊柱畸形，如鸡胸或漏斗胸、脊柱侧凸或脊椎裂等。

4. MRI 表现　可以显示 CT 上述征象，同时还可以显示主动脉瓣关闭不全。

【鉴别诊断】

1. 升主动脉瘤　患者多为中老年人；升主动脉呈瘤样扩张，直径超过相邻管径 1.5 倍；多伴动脉粥样硬化并可见低密度附壁血栓形成。

2. Loeys-Dietz 综合征（LDS）　表现为主动脉 / 外周动脉瘤或动脉迂曲、腭裂 / 腭垂裂、眼距过宽；马方综合征患者动脉瘤 / 夹层主要局限于主动脉根部；LDS 引起的动脉瘤 / 夹层可累及全身血管；LDS 患者无晶状体脱位，肢体细长症和二尖瓣关闭不全较马方综合征少见。

3. 血管型 Ehlers-Danlos 综合征（vEDS）　主要表现为特征性面容、皮肤菲薄易于挫伤、关节过度松弛、血管组织脆性增加及空腔脏器破裂等。

【重点提醒】

马方综合征患者中 75% 有家族史，特征性病变包括升主动脉扩张或升主动脉夹层动脉瘤；骨骼及肌肉异常，如蜘蛛指（趾）、晶状体脱位及高度近视。

【影像检查选择策略】

诊断此病的最简单方法是行超声心动图检查，进一步确诊可进行 CT 或 MRI 检查；心脏 MRI 无辐射性，如果主动脉直径保持稳定且 <45mm，则每年进行一次 MRI 检查；CTA 是最常用的影像学检查之一，能确定动脉瘤的扩张程度，但该检查存在一定的局限性，如在升主动脉中可能存在心脏运动产生的伪影，且有辐射性，不适合多次检查。

（刘　倩　李　杉　任月玲）

第八章

腹部主要血管常见病变的影像诊断

第一节 正常解剖与先天变异

一、腹部主要血管正常解剖

腹部血管主要包括腹主动脉、下腔静脉及门静脉三大系统。

（一）腹主动脉及其主要分支

腹主动脉发出三大支不成对脏支分支血管，分别是腹腔动脉（又称腹腔干）、肠系膜上动脉及肠系膜下动脉。

1. **腹腔动脉** 是腹主动脉发出的第一大分支，于第12胸椎至第1腰椎水平从腹主动脉左前壁发出最多，占66%，从腹主动脉前壁正中发出者占33%。腹腔动脉三大分支为肝总动脉、脾动脉及胃左动脉。肝总动脉发出肝固有动脉、胃右动脉和胰十二指肠动脉（又分为胰十二指肠前动脉和胰十二指肠后动脉）。脾动脉发出胃网膜左动脉、胰支及胃后动脉。肝固有动脉分支包括肝左动脉及肝右动脉。胆囊动脉常起自肝右动脉，也有变异，可起自肝固有动脉或其左支、胃十二指肠动脉或具有双胆囊动脉等。变异的动脉常行经肝总管或胆总管的前方（**图 8-1**）。

2. **肠系膜上动脉** 在腹腔动脉稍下方腹主动脉前壁发出，起点多平第1腰椎椎体水平，位于胰颈后方，向下经胰腺钩突、十二指肠下部和左肾静脉前方进入肠系膜。肠系膜上动脉在肠系膜内向右下腹走行至回肠末端,供应所有小肠、右半结肠和大部分横结肠的血液(图8-2)。

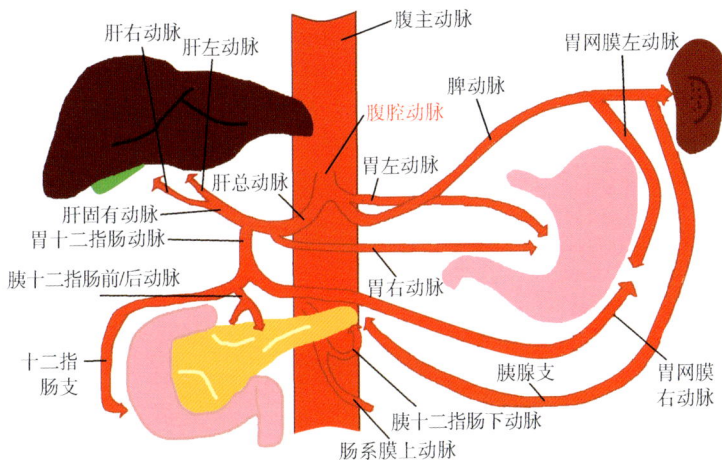

图8-1 腹腔动脉及其主要分支解剖示意图

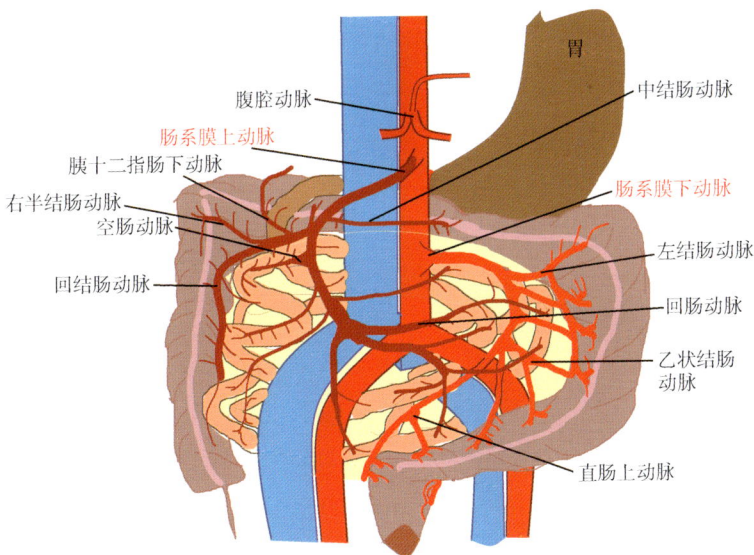

图8-2 肠系膜上、下动脉解剖示意图

3. 肠系膜下动脉 起自腹主动脉的前壁，平第 3 腰椎及第 3 腰椎间盘高度。分支有左结肠动脉、乙状结肠动脉和直肠上动脉，供应降结肠、乙状结肠和直肠上段等部位的血液（图 8-2）。

（二）腹部主要静脉

腹部静脉系统包括下腔静脉系统及门静脉系统。

1. 下腔静脉系统 下腔静脉是体内最大的静脉干，下腔静脉系统的主干在第 5 腰椎平面，由左、右髂总静脉汇合而成，沿腹主动脉右侧上升，经肝的后方，穿膈的腔静脉孔入胸腔，进入右心房，主要收集下肢、盆腔和腹腔的静脉血（图 8-3）。

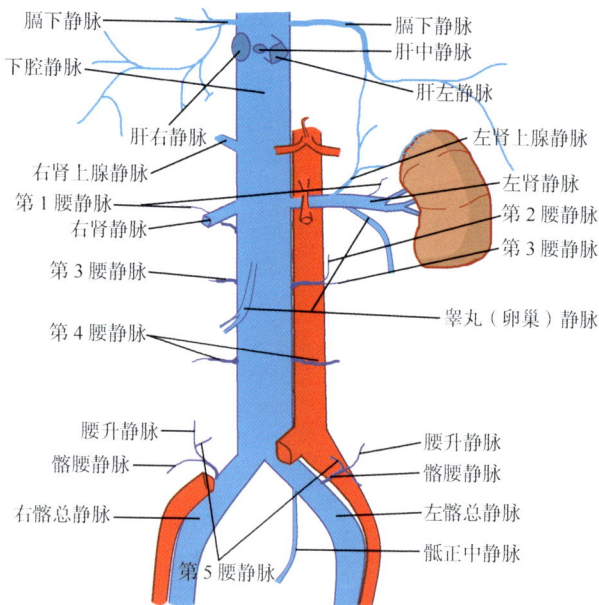

图 8-3 腔静脉解剖示意图

2. 门静脉系统 由肝门静脉及其属支组成，主要收集腹腔不成对的静脉血，由肠系膜上静脉、脾静脉汇合而成，长约 6.5cm，平均直径约 0.8cm。其他主要属支包括胃左静脉（门静脉左侧缘）、胰十二指肠静脉（胰头），以及肠系膜下静脉。起始端和末端与毛细血管相连，无瓣膜（**图 8-4**）。

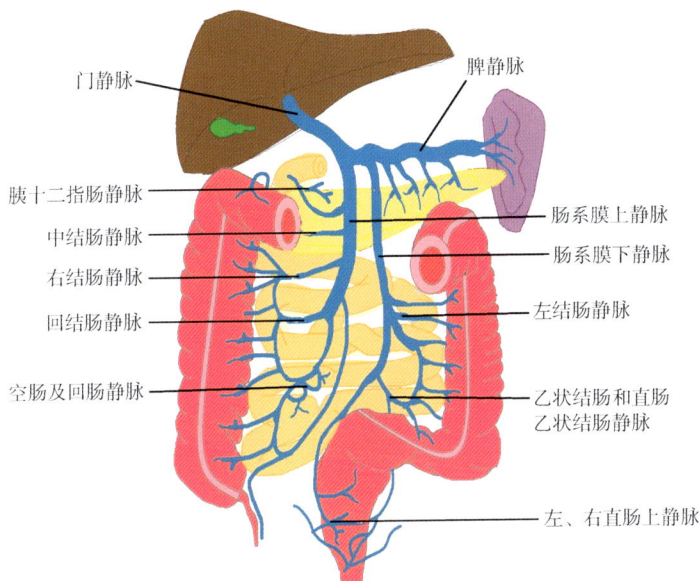

图 8-4　门静脉系统解剖示意图

二、腹部主要血管解剖变异

（一）腹部动脉常见变异

肝胆胰十二指肠区域是器官最多、血管分支最密集的部位，其血管分布在腹腔动脉及肠系膜上动脉之间常有交错，即为血管变异的基础，下面对腹部主要分支动脉血管常见变异进行介绍。

1. 肝动脉解剖变异　Michels 将变异肝动脉分为替代肝动脉和副肝动脉两大类，共十种类型。其中，肝左动脉的变异多数来源于胃左动脉，肝右动脉的变异多数来源于肠系膜上动脉。

（1）替代肝动脉：是指异常起源的肝动脉完全取代"正常"肝动脉单独供应肝脏相应某一区域，常见肝叶的供血动脉起自胃左动脉、肠系膜上动脉（图 8-5，图 8-6）。

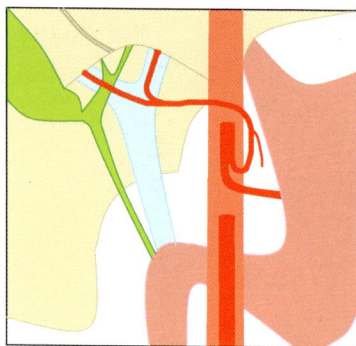

图 8-5　肝总动脉起自胃左动脉

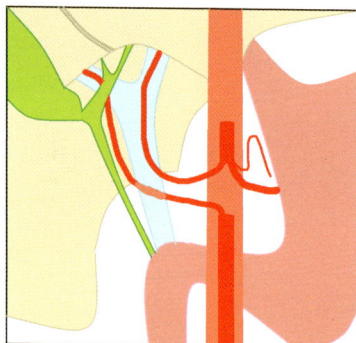

图 8-6　肝右动脉起自肠系膜上动脉

（2）副肝动脉：是指异常起源的肝动脉与正常的肝动脉之间存在连接，有两支及以上的肝动脉进入肝叶供血。而来自非肝固有动脉以外的供血血管称为副肝动脉（图 8-7，图 8-8）。

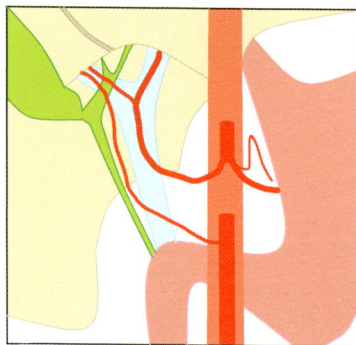

图 8-7　来自肠系膜上动脉的副肝右动脉

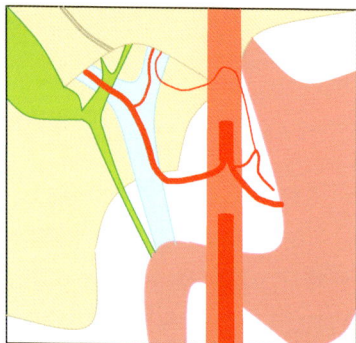

图 8-8　来自胃左动脉的副肝左动脉

2. 腹腔干变异　腹腔干分支有多种变异，常见腹腔肠系膜干、胃膈干 + 肝脾肠系膜干、肝脾干 + 胃左动脉 + 肠系膜上动脉、肝胃干 + 脾肠系膜干、脾胃干 + 肝肠系膜干、完全腹腔干 + 肝肠系膜上动脉干等。

3. 脾动脉解剖变异　变异较少，可起自于腹主动脉、肠系膜上动脉；极少数起自结肠中动脉、肝左动脉、胃左动脉、肝右动脉及肝总动脉等。

4. 肠系膜上动脉解剖变异　最常见的是在肠系膜上动脉的起源处附近发出肝右动脉替换支或附属支；肠系膜上动脉与腹腔干共干；右肾动脉与肠系膜上动脉共同开口；肠系膜上动脉纤细或缺失伴肠系膜下动脉粗大；脾动脉异位起源于肠系膜上动脉等。

5. 肠系膜下动脉解剖变异　左结肠动脉与乙状结肠动脉分支共干；左结肠动脉缺如，功能由乙状结肠动脉分支代偿；乙状结肠动脉还可发自左结肠动脉与肠系膜下动脉夹角处；以及肠系膜上动脉纤细或缺如、肠系膜下动脉粗大代偿等。

6. 肾动脉解剖变异

（1）肾副动脉：是最常见的肾血管变异，1/3 的人会出现肾副动脉，多见一侧肾，少数可见两侧。肾副动脉又可分为副肾门动脉和副的上、下极动脉。副肾门动脉与主肾动脉直径相当；而副的上、下极动脉进入肾的上极或下极，直径比较细小。

（2）肾门前动脉分支：也称过早分支，指在肾动脉的第一支分支位于其开口 1.5cm 内，是供体肾切除前必须确认的另一常见肾动脉变异。

（二）腹部静脉解剖变异

下腔静脉解剖变异　左位下腔静脉；双下腔静脉；下腔静脉肝段缺如，奇静脉代偿引流至上腔静脉；左肾静脉环绕主动脉；环下腔静脉输尿管；主动脉后左肾静脉。

第二节　腹主动脉瘤

一、真性动脉瘤

【典型病例】

患者，男，56 岁，突发胸背部胀痛 6 小时，行主动脉 CTA 检查（**图 8-9**）。

【临床概述】

（1）腹主动脉瘤（abdominal aortic aneurysm，AAA）是指腹主动脉管壁薄弱且永久性扩张超过邻近动脉管径的 30%，腹主动脉直径＞3cm 即可诊断。其病理基础是主动脉中层薄弱或破坏后被纤维组织所代替，使主动脉壁变薄，失去原有的韧性，在高压血流冲击下使动脉壁膨出，逐渐形成动脉瘤。

（2）真性动脉瘤的瘤壁由动脉壁的三层组织结构；形态学上可分为囊状、梭形及混合型。

（3）老年男性多见。腹主动脉瘤最常见的病因是动脉粥样硬化，其次为感染（结核、细菌感染、梅毒等）、外伤、大动脉炎、先天性及马方综合征等。

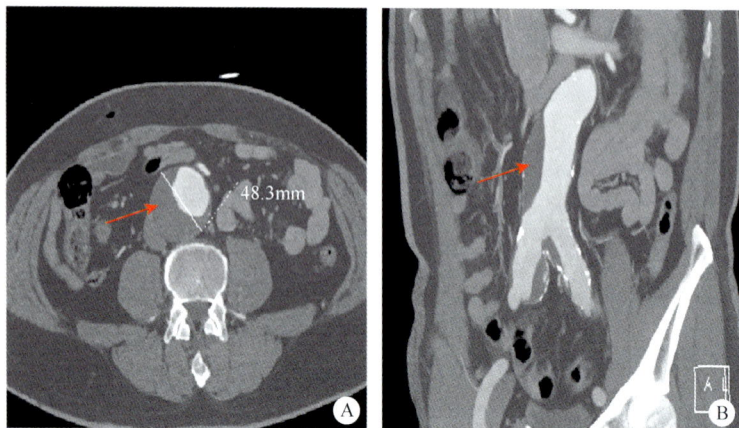

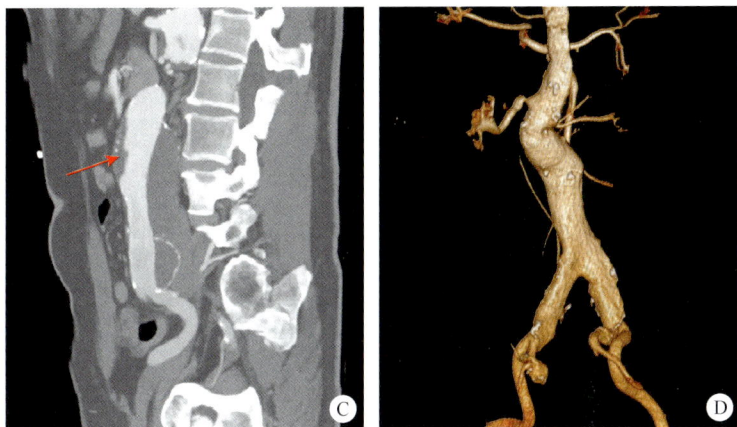

图 8-9　腹主动脉真性动脉瘤

CTA 轴位、斜冠状位、矢状位图像（A～C）显示腹主动脉下段管腔增宽，最宽直径约为 48mm，腔内可见新月形低密度充盈缺损影（红色箭头），内缘欠规则；VR 图像（D）可立体显示腹主动脉下段动脉瘤形态、大小及累及范围

（4）本病发展缓慢，早期多无症状和体征，大多数腹主动脉瘤患者的瘤体会逐渐增大，当动脉瘤逐渐增大时，由于瘤体压迫周围组织而产生症状。体征上，可扪及搏动性肿块或闻及杂音。腹主动脉瘤瘤腔内附壁血栓如脱落则将引起远端肢体栓塞。

（5）CTA 可确定瘤体大小、范围、部位和瘤颈直径等信息。MR 敏感性与 CT 相仿，也可在急性期进行检查。DSA 为诊断腹主动脉瘤的金标准。

【影像表现】

1. X 线表现　腹部 X 线检查可部分提示腹主动脉瘤的存在，如主动脉走行区域有膨大的弧形钙化、腹部巨大的软组织密度影或腰大肌轮廓显示不清等。

2. CT 表现　腹主动脉瘤直径大于 3cm 或超过邻近主动脉管径的 30%；瘤体多呈梭形（血管整周受累）或囊状扩大（血管部分受累）；

瘤壁可见钙化影，钙化可呈片状、环状或斑点状；动脉瘤常合并附壁血栓，增强后呈低密度充盈缺损。

3. MRI 表现　主动脉局部扩张、迂曲，主动脉壁增厚，病变段主动脉呈局限性梭形及囊状扩张；瘤腔内开放管腔与主动脉内流空信号相通；SE 序列可显示附壁血栓的存在及主动脉残留的开放管腔；T_2 加权像上陈旧血栓呈低信号；附壁血栓在 SE 序列上的信号改变视其时间长短而不同，机化性血栓在 T_1 加权像和 T_2 加权像上均显示为低信号，未机化性血栓在 T_1 加权像和 T_2 加权像上均显示为高信号。

4. 先兆破裂及破裂 CT 表现

（1）先兆破裂：①新月形高密度影，表现为平扫瘤壁或腔内血栓新月形高密度影，增强后，其密度高于腰大肌（提示附壁血栓或动脉瘤壁内急性出血）；②内膜钙化不完整；③主动脉披挂征；④边缘不光整；⑤血栓变薄征。

（2）破裂：腹主动脉瘤合并腹膜后血肿，瘤周出现积液，脂肪间隙模糊，可蔓延至肾周间隙、肾旁间隙或两者并存，增强后可见对比剂渗出。

【鉴别诊断】

1. 主动脉夹层　常见于高血压患者，双腔影，真腔小、假腔大，可见破口、内膜片撕裂，常伴钙化内移，假腔易见血栓。

2. 假性动脉瘤　多继发于创伤、手术并发症等，瘤体与主动脉之间有颈相连，机化血栓与纤维结缔组织构成瘤壁。

【重点提醒】

临床上有疼痛、压迫症状，体表触诊搏动性膨隆，听诊有杂音与震颤，主动脉 CTA 及 MRI 表现为主动脉管腔局限性病理性扩张，超过邻近主动脉管径的 30%。

【影像检查选择策略】

CTA 是真性主动脉瘤的最佳影像检查方法，可准确地评价真性动脉瘤的形态、位置、大小及其与局部血管分支的关系，同时 CTA 还可以评估毗邻器官与动脉瘤的关系，测量动脉瘤的直径、长度、角度，腔内治疗前测量锚定区血管相关数据，评价是否合并并发症，如夹层、附壁血栓、壁间血肿、自发破裂等，因此 CTA 常用于腹主动脉瘤血管内治疗或手术治疗前的评估。MRI 对血栓性质的诊断具有优势，也可同时评价主动脉瓣和心脏功能，但 MRI 对动脉细小分支、精细结构的分辨率不及 CT。

二、假性动脉瘤

【典型病例】

患者，女，65 岁，腰背部疼痛 4 年，既往患有布鲁氏菌病，行主动脉 CTA 检查（图 8-10）。

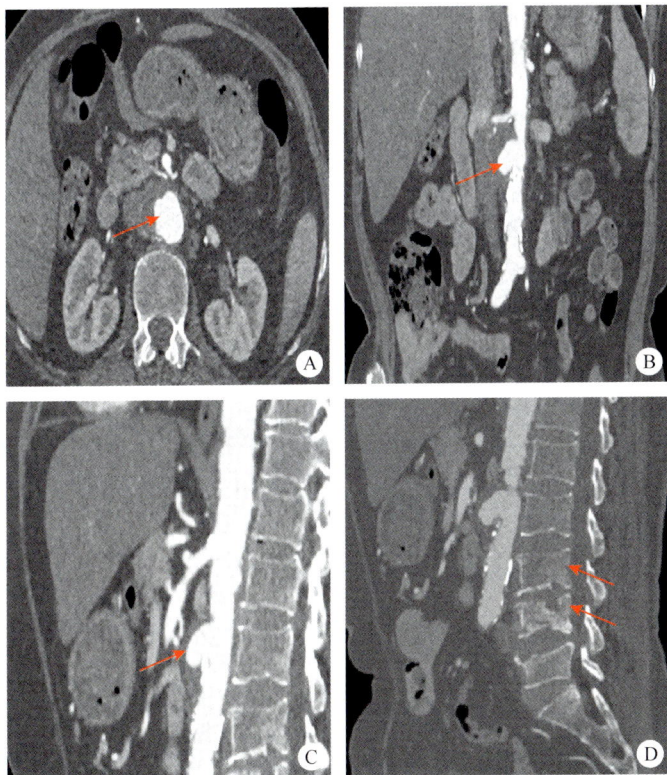

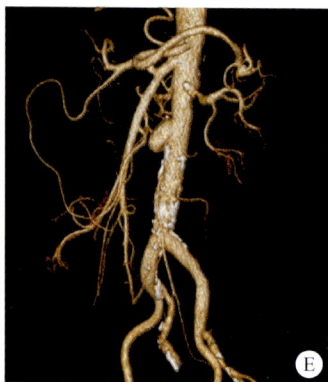

图 8-10 腹主动脉假性动脉瘤

CTA 轴位、冠状位、矢状位图像（A～C）显示腹主动脉远段局部可见囊袋样外突影（红色箭头），病灶周围可见不规则低密度影包绕；CTA 骨窗图像（D）显示第 3、4 腰椎椎体骨质破坏（红色箭头）；VR 图像（E）可清晰立体地显示腹主动脉远段动脉瘤形态、大小及累及范围

【临床概述】

（1）腹主动脉假性动脉瘤（abdominal aortic pseudoaneurysm，AAP）是指由各种因素引起的主动脉壁全层损伤，继而破裂出血，血液通过破口进入周围组织，并被邻近结构包裹而形成的瘤样结构。

（2）假性动脉瘤的瘤壁并非主动脉管壁结构，而是由血栓及其机化物、纤维结缔组织等共同构成。

（3）本病的发病率低，占所有动脉瘤的 1%～3%。各年龄段均可发生，多见于 20～60 岁。男女无明显差别。假性动脉瘤最常见的病因是创伤、医源性损伤及感染，其次是风湿免疫相关疾病、动脉粥样硬化、先天性疾病等。

（4）本病发展快，是血管外科常见的急危重症。部分患者早期可无症状和体征。部分患者首发症状以局部剧烈疼痛，如腹痛、腰痛为主，可伴有或不伴有发热。周围器官压迫时可出现相应症状，可扪及腹部搏动性包块，有时在包块处可听到收缩期杂音，少数还伴有震颤。

（5）CTA 检查是术前的重要检查手段，可为主动脉假性动脉瘤的病因诊断提供重要信息。CTA 可清晰显示瘤壁及血栓情况，对瘤体的显示与实际情况相符，可以根据瘤壁、瘤体的显影特点，对真性和假性主动脉瘤做出明确的鉴别诊断。MRI 可显示瘤体形态，但在空间分辨率方面尚不如 CTA。DSA 为动脉瘤检查的"金标准"，但因假性动脉瘤腔内有血栓，瘤腔常明显小于瘤体的实际大小。

【影像表现】

1. X 线表现　假性腹主动脉瘤经 X 线检查多难以发现。

2. CT 表现　假性动脉瘤形态多为葫芦形、圆形、椭圆形或不规则形，悬挂在主体血管一侧，呈"挂果征"。可见明确"破口"，大小不一，与主动脉相通的瘤腔内可见相同密度对比剂充盈，"瘤颈"与主动脉多成角。当瘤腔内有大量血栓形成时，瘤腔外围为中等密度影，厚薄不一，表现为瘤体大、对比剂充盈小。当腹腔和（或）腹膜后发生血性积液提示假性动脉瘤进展。

3. MRI 表现　可见位于主动脉旁层状不均匀中等信号或中等稍高信号的较大占位性病变，其外缘形状不规则，内部多有偏心小囊腔，内壁光滑，其内可见均质的流空信号，经小破口即瘤颈与主动脉相通。电影序列可清楚显示经瘤口向瘤腔内喷射的血流信号，提示假性动脉瘤。

4. DSA 表现　可见主动脉局部经破口对比剂外溢，可呈喷射状，管腔外形成一囊腔，显影持续至静脉晚期；假性动脉瘤的囊腔可呈分叶形、圆形、椭圆形或葫芦形，边缘不规整，密度亦不均匀。由于造影仅显示瘤腔，对周围环绕的血栓无法显示，常低估瘤体的大小。

【鉴别诊断】

1. 真性动脉瘤附壁血栓　管腔扩大，瘤壁与邻近主动脉壁延续，腔内偏心性低密度影，内缘不规则，外缘锐利可伴钙化。血栓低密度影无强化，其内无对比剂流入。

2. 主动脉溃疡　常由动脉粥样硬化或壁间血肿区域出现的内膜破坏引起，从腔内突向主动脉壁间，常在壁间血肿内见小囊状强化区域，交通孔径 > 3mm。

【重点提醒】

患者有外伤史（如高处坠落、经历汽车高速行驶突然减速等情况）、手术史及感染病史等，常发生于主动脉弓与活动度较大的降主动脉近段之间，CTA 提示与母体血管相连、形态不规则的假性动脉瘤形成。同时，动脉粥样硬化者亦可发生主动脉壁破裂，形成假性动脉瘤。

【影像检查选择策略】

CTA 可多方位、立体地显示假性动脉瘤的部位、大小、形态及其与邻近组织器官的关系，还可以清晰显示母体血管粥样硬化、大动脉炎等病变情况，并同时显示其他脏器的创伤及骨折情况，为主动脉假性动脉瘤的病因诊断提供重要信息。根据瘤壁、瘤体的显影特点，可以对真性和假性主动脉瘤做出明确的鉴别诊断，同时可清晰显示瘤壁及血栓情况。MRI 为无创伤、无射线的影像检查技术，可直接行任意方向的扫描，软组织对比度好，对假性动脉瘤的血栓部分和瘤腔血液部分尤为敏感，且具有较高的特异性，便于假性动脉瘤的诊断和鉴别诊断。DSA 因瘤腔内有血栓，瘤腔常明显小于瘤体的实际大小。

第三节　主动脉支架植入术后内漏

【典型病例】

病例一　患者，女，83 岁，腹痛 1 周，加重 1 天，1 年前行腹主动脉瘤覆膜支架腔内修复术，现复查腹主动脉 CTA（图 8-11）。

病例二　患者，男，79 岁，腹主动脉瘤覆膜支架腔内修复术后 1 年，行腹主动脉 CTA 检查（图 8-12）。

【临床概述】

（1）支架内漏：是指支架植入术后原有瘤腔未被彻底隔绝，血液持续进入已被封闭的瘤腔。其是主动脉腔内修复术（TEVAR）最常见的并发症，也是影响远期疗效的关键因素。

（2）内漏分型：内漏有 5 种类型，详见**表 8-1** 和**图 8-13**。

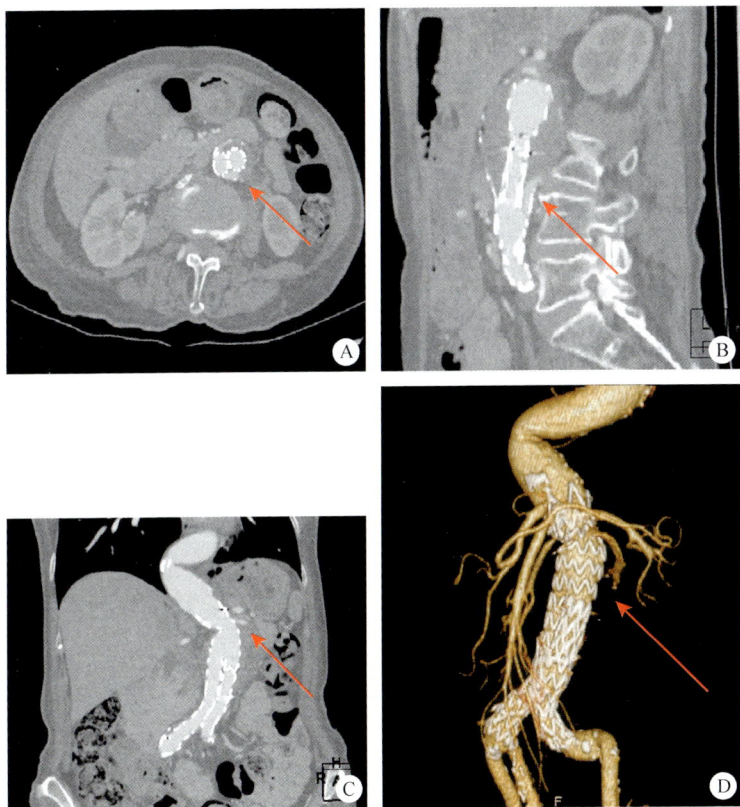

图 8-11　主动脉夹层支架植入术后内漏Ⅰ型

CTA 轴位、矢状位图像（A、B）示右侧髂总动脉支架周围可见对比剂流出（红色箭头）；

CTA 冠状位、VR 图像（C、D）示腹主动脉支架近端可见内漏形成（红色箭头）

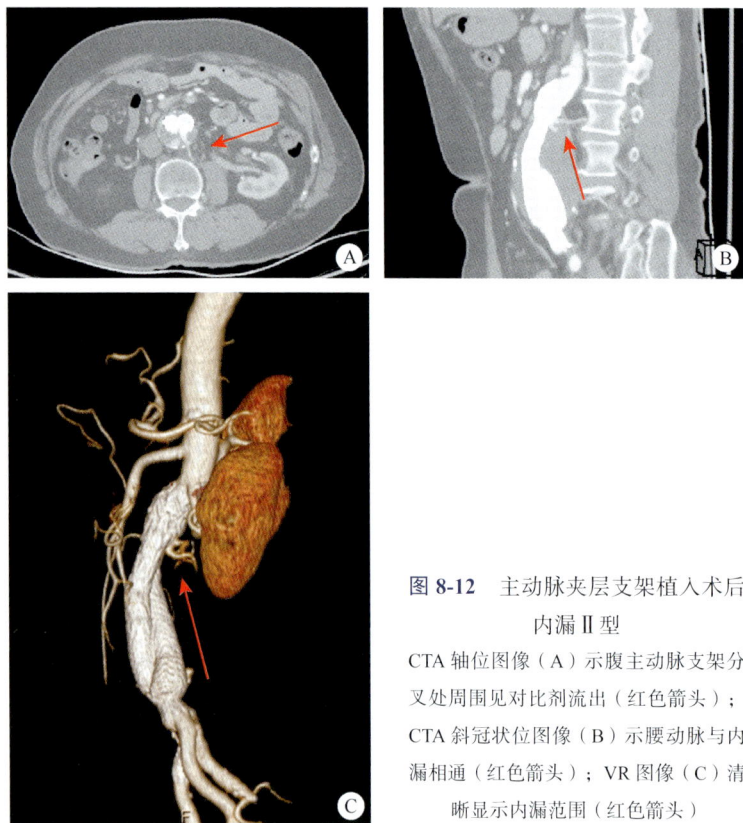

图 8-12　主动脉夹层支架植入术后内漏 II 型

CTA 轴位图像（A）示腹主动脉支架分叉处周围见对比剂流出（红色箭头）；CTA 斜冠状位图像（B）示腰动脉与内漏相通（红色箭头）；VR 图像（C）清晰显示内漏范围（红色箭头）

表 8-1　支架内漏分型

分型	原因	部位	处理
I 型（覆膜相关型内漏）	近端和远端附着点位置不当	支架近端附着处支架远端附着处	常规介入修复
II 型（反流性内漏）	分支血管逆行灌注动脉瘤	腰动脉、肠系膜下动脉或髂内动脉汇入区	可自行消退；当动脉瘤直径 > 5mm，栓塞相应侧支动脉

续表

分型	原因	部位	处理
Ⅲ型（纤维破裂型内漏）	支架与覆膜连接处破裂、移位变形	支架或移植物接口的破损	必须立即治疗（该型内漏已减少），通常使用额外的支架
Ⅳ型（覆膜渗透型内漏）	支架的孔隙导致的渗漏	支架针孔处漏入，术中出现，表现为一过性	无须处理，48 小时内可自行封闭
Ⅴ型（内张力型内漏）	并不是真正的漏	有动脉瘤持续扩张，但未发现泄漏部位的证据	当证明动脉瘤持续生长时，建议进一步治疗

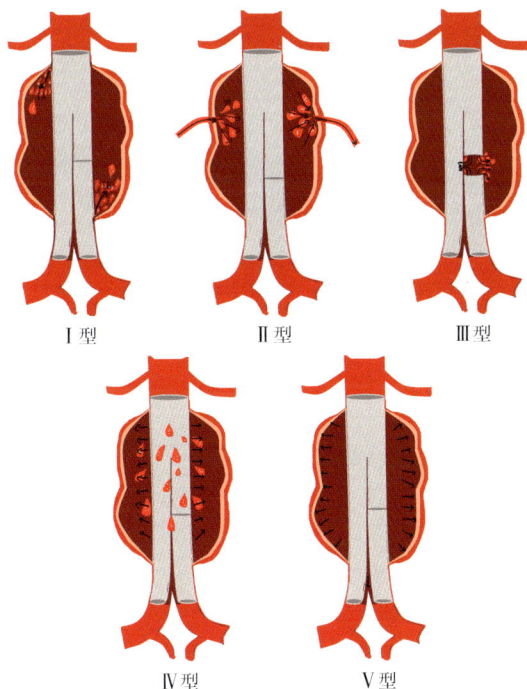

图 8-13　腹主动脉瘤腔内修复术后 5 种类型内漏示意图

（3）内漏通常是无症状的，然而当血流动力学的稳定性受到影响，血流方向、流速发生改变，再加上移植物对血管壁的压迫使局部发生水肿、炎性改变，从而使管壁脆性增加，可有动脉瘤或夹层破裂的风险。

（4）内漏可能在术中、术后数年或两者之间的任何时期出现，因此，患者需要终身行CTA复查。

【影像表现】

1. X线表现　不能进行诊断。

2. CTA表现　正常支架TEVAR术后，原瘤腔内支架外表现为无强化的低密度血栓化区，Ⅰ型内漏对比剂由支架近端或远端间隙流入瘤腔；Ⅱ型为分支血管反流至瘤腔处，低密度区内同时可见小片状对比剂聚集及分支血管影。

3. MRI表现　较少用于TEVAR术后内漏的随访，图像质量容易受到金属支架及弹簧圈金属伪影影响，成像不如CTA清晰。

4. DSA表现　能明确鉴别内漏的分型，直观显示漏口的位置和大小，并可在造影的同时进行手术干预。

【鉴别诊断】

1. 支架源性新发破口　在支架两端可引起支架源性新发破口，支架近端新发破口会引起逆撕裂夹层（特别是发生在胸主动脉的支架近端），需与支架内漏相鉴别。

2. 内漏分型鉴别　Ⅲ型内漏由于支架重叠不充分，Ⅲb型（覆膜撕裂）内漏易被误诊为Ⅰa型，临床上Ⅲb型常发生在短臂与长臂支架套接处。

【重点提醒】

TEVAR术后，要定期进行CTA随访，如原有瘤腔较之前进行性增大或低密度区内有对比剂聚集、流入，要仔细观察邻近区域是否存在支架内漏表现。延迟60秒扫描可发现低流速内漏及迟发型动脉瘤破裂。

【影像检查选择策略】

CTA 是 TEVAR 术后监测的首选成像方式，且一直被认为 TEVAR 术后内漏探查的金标准，其成像精准、清晰，但需要延迟扫描。MRI 可用作特殊人群的替代检查方法。DSA 可同时实现内漏类型诊断及介入治疗。对于 V 型（内张力型内漏），如果内张力持续存在，随访前后对比发现动脉瘤显著增大（ > 1cm ）者，建议使用超声造影做进一步诊断评估。

第四节　主动脉血管周围炎

【典型病例】

患者，男，51 岁，腹痛 3 天，3 个月前因慢性胰腺炎行腹腔镜手术治疗，现行腹部增强 CT 检查（图 8-14 ）。

【临床概述】

（1）腹主动脉血管周围炎又称慢性腹主动脉周围炎（chronic periaortitis，CP ），是一组特发性纤维炎性疾病的总称，是源自腹主动脉壁的纤维炎症反应扩展到腹膜后，包绕邻近组织而引起的一系列临床综合征。

（2）病理基础：本病是一类纤维化炎症，主要表现为腹主动脉瘤样扩张、腹膜后纤维化、纤维化累及周围脏器。

慢性腹主动脉周围炎分型包括炎性腹主动脉瘤（inflammatory abdominal aortic aneurysm，IAAA ）、特发性腹膜后纤维化（idiopathic retroperitoneal fibrosis，IRF ）、孤立性主动脉周围炎（isolated periaortitis，IP ）和动脉瘤周围的腹膜后纤维化（peri-aneurysmal retroperitoneal fibrosis，PARF ）。以 IRF 最常见，常包绕周围的输尿管造成梗阻（图 8-15 ）。

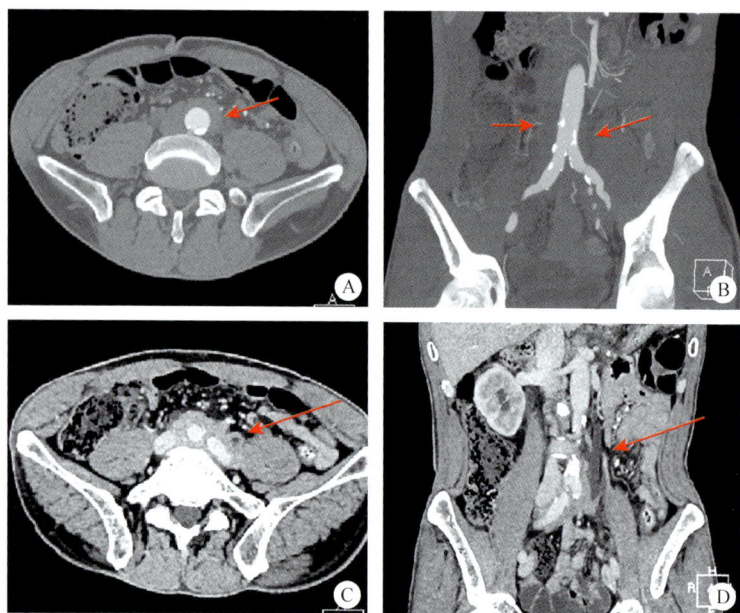

图 8-14 腹主动脉血管周围炎

CT 动脉期轴位及冠状位最大密度投影重建图像（A、B）示腹主动脉及双侧髂总动脉周围可见环形低密度影（红色箭头）；CT 静脉期轴位及冠状位重建图像（C 及 D）示腹主动脉及双侧髂总动脉周围低密度影静脉期可见延迟强化，左侧输尿管中段受累（红色箭头），继发左侧输尿管积水、扩张

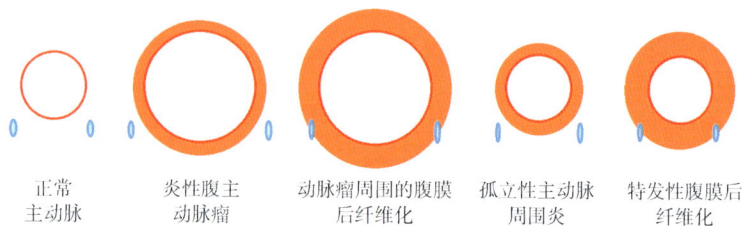

| 正常
主动脉 | 炎性腹主
动脉瘤 | 动脉瘤周围的腹膜
后纤维化 | 孤立性主动脉
周围炎 | 特发性腹膜后
纤维化 |

图 8-15 慢性腹主动脉周围炎分型示意图

（3）主动脉周围炎主要发生于 60 岁以上的中老年人，属于自身免疫性疾病。IgG4 相关指标阳性率较高，同时表现出免疫性疾病相关的临床症状。

（4）主动脉周围炎的诊断主要依赖于影像学检查。CT 和 MRI 是诊断本病的重要检查方法。

【影像表现】

1. X 线表现　无阳性表现。

2. CT 表现　主动脉周围（前外侧）多见均匀软组织密度影，可累及邻近器官，腹主动脉周围纤维化最常累及邻近输尿管，引起肾盂积水表现，可见输尿管内移。增强扫描可见主动脉周围软组织密度影活动期延迟强化，静止期多无明显强化。

3. MRI 表现　病变组织在 T_1 加权像上呈低信号，在 T_2 加权像静止期呈较低信号，在活动期呈较高信号，在 DWI 上呈高信号。增强扫描静止期，病变组织无明显强化，活动期呈延迟期轻中度强化。

4. PET 表现　对于早期动脉炎敏感，随访期发现动脉壁持续性 ^{18}F-FDG 摄取，预示有动脉血管的重塑和动脉瘤样扩张。

【鉴别诊断】

1. 大动脉炎　以头臂血管、肾动脉、胸腹主动脉及肠系膜上动脉为好发部位，常呈多发性、节段性受累，可引起不同部位动脉狭窄、闭塞，少数可导致动脉狭窄后扩张及动脉瘤。血清 IgG4 的测定有助于鉴别诊断，但其特异性还有待进一步研究。

2. 主动脉壁内血肿　CT 平扫主动脉壁可见环周或偏心增厚，密度略高于血管腔内血液密度，并可见钙化内移。CT 增强示无内膜破口，增厚管壁无强化，血管周围无受累。

3. 继发腹膜后纤维化　部分主动脉周围纤维化继发于恶性肿瘤、组织增生症、放射治疗、创伤及手术等，要注意病因的影像诊断。

【重点提醒】

主动脉周围炎 主动脉周围组织病理检查中发现存在淋巴浆细胞性胸主动脉炎或炎性腹主动脉瘤和腹主动脉周围炎。病变组织一般位于肾下腹主动脉和髂动脉周围，常包裹输尿管或其他腹部器官。特发性腹膜后纤维化占 70%，可以是 IgG4 相关性或非 IgG4 相关性。继发性腹膜后纤维化可能由感染、恶性肿瘤、药物、腹膜后出血等多种因素造成。

【影像检查选择策略】

主动脉周围炎的诊断主要依赖于影像学检查。CT 和 MRI 是诊断本病的重要检查方法，典型 CT 表现为腹膜后包绕腹主动脉、髂动脉，以及累及输尿管、下腔静脉及腰大肌的近似于肌肉密度的不规则软组织密度病变，边缘清晰或模糊，可对称或不称性分布，往往伴有单侧或双侧的肾盂积水，增强 CT 在延迟期可有轻至中度强化。通过 PET/CT 可排查肿瘤，局部组织活检病理、病原学检查可帮助明确诊断。

第五节　肠系膜血管病变

一、肠系膜血管缺血

【典型病例】

患者，男，56 岁，腹痛 1 天，伴恶心、呕吐、肛门停止排便、排气，行腹主动脉 CTA 检查（**图 8-16**）。

【临床概述】

（1）肠系膜血管缺血（acute mesenteric ischemia，AMI）是各种原因导致的肠道动脉或静脉闭塞及血流灌注不足引起的肠壁缺血坏死和肠管运动功能障碍综合征。急性肠系膜缺血所致死亡率可高达 50% ～ 90%。

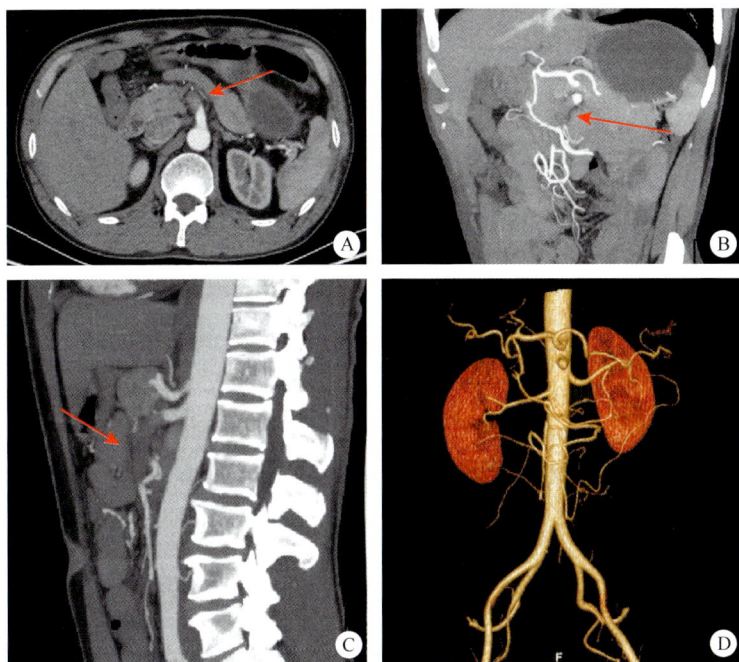

图 8-16　肠系膜上动脉血栓

CTA 横断位图像（A）示肠系膜上动脉内有条状充盈缺损影（红色箭头）；MIP 图像
（B、C）示肠系膜上动脉长段闭塞，远端分支稀疏（红色箭头）；VR 图像（D）示肠
系膜上动脉局部截断

（2）肠系膜血管缺血病因可分为肠系膜动脉闭塞、肠系膜静脉
闭塞，以及血流缓慢与血管痉挛。前者较常见，包括动脉栓塞、动
脉血栓形成、肠系膜动脉夹层及非闭塞性肠系膜缺血。后者较少见，
包括静脉血栓形成。肠缺血是由肠系膜动脉及静脉闭塞所导致的肠
壁水肿、出血及肠系膜水肿。

（3）肠系膜血管缺血是常见的血管急症，以突发腹部持续性剧
烈绞痛为主要临床表现，伴频繁呕吐，当呕吐血性物质或排出暗红

色血便时腹痛可减轻。初期肠鸣音存在，与腹痛程度不相称。主要见于血栓、动脉硬化、肠系膜动脉夹层、血管炎及肿瘤等，病情发展迅速，发病凶险。

（4）患者常以急诊就诊发现，目前主要依靠腹部CT增强扫描、腹主动脉CTA发现并诊断。

【影像表现】

1.X线表现　立位腹部X线片检查显示小肠及结肠扩张、充气。

2.CT表现

（1）直接征象：CT平扫显示肠系膜血管内的密度高于正常血管腔密度，CT值为50～70HU（正常动静脉血管CT值约37HU），增强扫描直接显示肠系膜血管及其分支内充盈缺损或狭窄，当体循环压力深度下降引起非器质性阻塞性肠系膜血管缺血（NOMI），主动脉及下腔静脉管径可缩小。

（2）间接征象：肠管扩张、积气、积液及气液平面、肠管壁增厚（多见于静脉性缺血）或变薄（多见于动脉性缺血或非阻塞性）、肠壁密度减低（水肿）或增高（多见于出血性病变）、门静脉及肠管壁积气、肠系膜周围渗出、腹腔积液、腊肠征、缆绳征、脂肪浑浊征、漩涡征等，增强扫描可见肠壁不强化或者强化减弱、高强化、条纹状强化伴靶征或晕征。腹腔可有游离气体、游离液体。

【鉴别诊断】

1.非绞窄性肠梗阻　有恶心、呕吐，肛门停止排气、排便，立位腹部X线片显示肠管扩张，多发气液平面，CT增强无血管病变及肠壁缺血表现。

2.假性肠壁积气征　无动力性肠梗阻，空肠扩张，可见小气泡位于肠腔内液体及肠壁之间，而与气液平面不相关的区域无气泡影。

3.克罗恩病　右下腹及脐周疼痛，餐后加重，便后缓解，可有全身发热。小肠镜或结肠镜发现肠黏膜面纵行溃疡。少数可伴有病变回肠与直乙交界处形成的瘘管及脓肿。CT 示活动期肠壁增厚及黏膜高强化表现，无血管动脉粥样硬化表现。

【重点提醒】

急性肠系膜血管缺血是一种危及生命、高死亡率的疾病，属于影像科急诊危急值范畴。对于疑诊为 AMI 的患者，应尽快进行 CTA 检查，注意肠管、肠壁及系膜病变的影像观察顺序，避免漏诊、误诊。

【影像检查选择策略】

影像学检查中，AMI 的 X 线表现并不具有特异性；超声诊断对操作者的要求较高，且易受到肠积气、水肿的影响；动脉血管造影曾被认为是 AMI 的最佳诊断方法，但因其有创，现已很少用于 AMI 的诊断。目前，CTA 技术已正式取代血管造影成为 AMI 影像学首选检查方法，腹部增强 CT 可以进一步明确肠缺血情况。

二、肠系膜上动脉压迫综合征

【典型病例】

患者，男，17 岁，间断恶心、呕吐 6 年余，加重 3 个月，行腹主动脉 CTA 检查（图 8-17）。

【临床概述】

（1）肠系膜上动脉压迫综合征（superior mesentery artery syndrome，SMAS）又称 Wilke 综合征及良性十二指肠淤滞症，为肠系膜上动脉位置变异压迫十二指肠水平部所引起的十二指肠部分或完全梗阻而出现的一系列症状。

（2）病因：先天性或后天性因素造成肠系膜上动脉与腹主动脉间夹角过小，间距＜ 8mm 或角度＜ 20°（正常人肠系膜上动脉与腹主动脉之间夹角为 40°～ 60°），导致十二指肠水平部受压继发肠腔狭窄和梗阻。当肠系膜上动脉开口过低，小肠系膜与后腹壁固定过紧，或系膜松弛、内脏下垂、使前述夹角变小，则压迫十二指肠水平段，引起慢性十二指肠淤滞（图 8-18）。

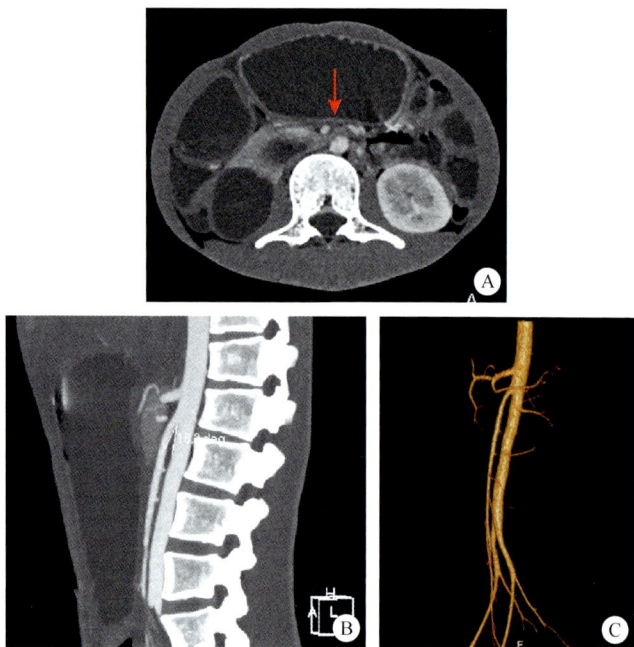

图 8-17　肠系膜上动脉压迫综合征

CT 横断位图像（A）示十二指肠水平段受肠系膜上动脉压迫明显狭窄（红色箭头），近侧十二指肠腔及胃腔扩张；MIP、VR 图像（B、C）示肠系膜上动脉与腹主动脉夹角明显减小，约 18.3°

（3）本病多发生于体型瘦长的中青年女性，也见于体重快速下降、长期卧床或有脊柱前突的患者。病程长，症状轻重不等，临床常以进食后腹胀、腹痛为首发症状，伴恶心、呕吐，呕吐量较大，呕吐物含有胆汁，无粪臭味。进食后可诱发呕吐，一般多发生于进食后 15 ～ 40 分钟。变换体位（胸膝位或左侧卧位时）多数能缓解。

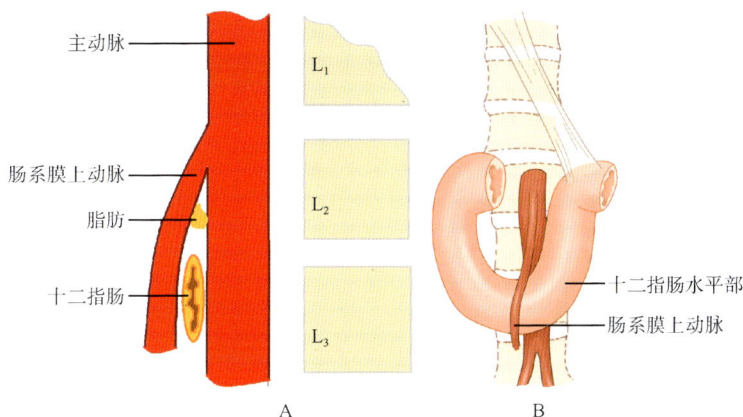

图 8-18　十二指肠压迫综合征解剖示意图

A. 十二指肠压迫综合征矢状位示意图，$L_1 \sim L_3$ 为第 1 ~ 3 腰椎椎体；B. 十二指肠压迫综合征解剖图

【影像表现】

1. X 线表现　上消化道造影检查可见不同程度的十二指肠梗阻表现，梗阻部位以上十二指肠及胃腔扩张，受阻近段肠管频繁蠕动且可见逆蠕动，呈钟摆样改变，另一特征性表现为十二指肠升段笔杆样压迹，即相当于与肠系膜上动脉走行一致的局限性光滑整齐的纵向压迹，状如笔杆，黏膜可变平。

2. CT 表现　胃及十二指肠近端肠管扩张，升部可见笔杆样压迹，水平部呈鸟嘴样受压变窄。矢状位图像显示肠系膜上动脉压迫十二指肠水平部，CTA 示肠系膜上动脉与腹主动脉夹角小于 20°。

【鉴别诊断】

1. 十二指肠动力障碍　周期性、发作性上腹痛，反酸、嗳气，胃镜检查可鉴别。上消化道造影示十二指肠扩张，但没有笔杆样压迹，肠蠕动弱。

2. 十二指肠粘连带压迫　患者常有腹部手术或腹腔内感染病史，

可合并其他肠管粘连受压。

3.环状胰腺　CT平扫示十二指肠降部呈鼠尾状狭窄，其周围见软组织密度影，增强CT可见十二指肠降部周围有强化的胰腺组织包绕。

4.十二指肠外肿瘤　胰头癌或巨大胰腺占位性病变压迫可引起十二指肠继发淤积，胃肠造影提示十二指肠明显占位外压改变，CT提示十二指肠旁占位外压改变。

【重点提醒】

对于体型瘦长的青少年或中年女性，如出现反复上腹部不适、进食后胀痛伴恶心呕吐、体重减轻，且症状随体位变化而缓解可怀疑本病。上消化道钡剂造影呈笔杆征，CTA显示肠系膜上动脉与主动脉夹角变小。

【影像检查选择策略】

影像学检查是本病的主要确诊方式，包括上消化道造影、CT增强、CTA、超声、MRI及DSA检查。对于胃肠道改变，可以选择上消化道造影、CT增强；对于血管疾病的诊断，可以选择CTA或超声；对于血管病变的确诊，可以选用DSA检查。

三、胡桃夹综合征

【典型病例】

患者，男，49岁，腹痛、腹胀并呃逆4天，行主动脉CTA检查（图8-19）。

【临床概述】

（1）胡桃夹综合征（nutcracker syndrome，NCS）：左肾静脉回流入下腔静脉过程中，在穿行于腹主动脉和肠系膜上动脉形成的夹角或腹主动脉与脊柱之间的间隙时受到挤压，引起一系列症状的临床综合征。

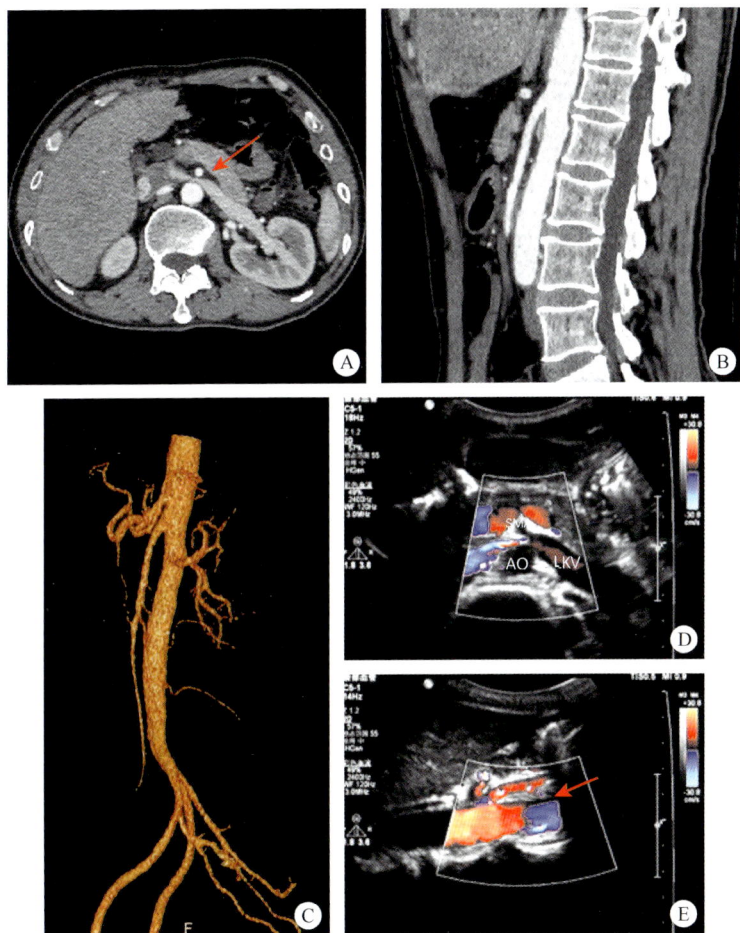

图 8-19 胡桃夹综合征

CT 横断位图像（A）示肠系膜上动脉与腹主动脉之间的左肾静脉受压、狭窄（红色箭头）；VR 图像（B、C）示肠系膜上动脉与腹主动脉夹角变小。超声声像图（D、E），D 图示主动脉（AO）、左肾静脉（LKV）、肠系膜上动脉（SMA），左肾静脉局部受压，远端狭窄后扩张。E 图示肠系膜上动脉夹角明显变小（红色箭头）

（2）好发于青春期至40岁左右的男性，13～16岁为发病高峰年龄；而儿童发病年龄多集中在4～7岁。

（3）病因：①解剖发育异常所致，肠系膜上动脉与腹主动脉之间的夹角变小，夹角＜35°（正常夹角为40°～60°）及距离＜0.30cm；②肠系膜上动脉受压继发原因，如肿大淋巴结、肿瘤或内脏下垂造成的肠系膜上动脉受压、牵拉，也可导致左肾静脉的狭窄。

（4）分型：依据左肾静脉与腹主动脉解剖关系共分为两类，即前胡桃夹征和后胡桃夹征（图8-20）。

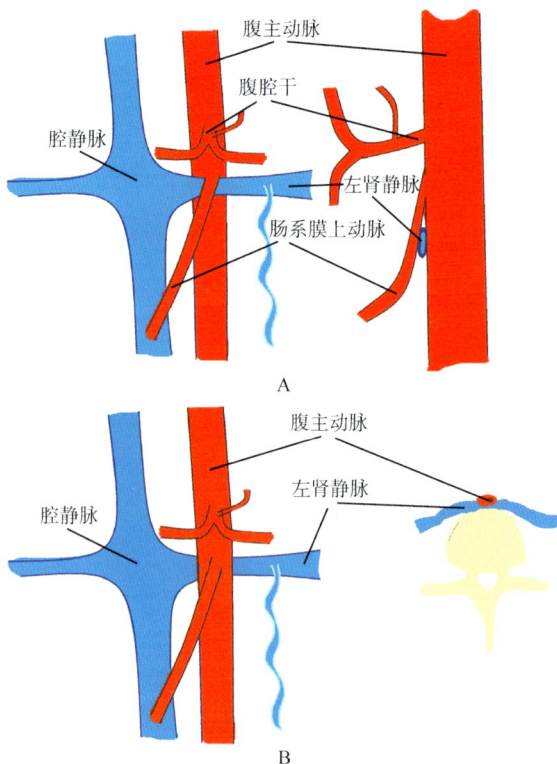

图8-20　胡桃夹综合征分型示意图

A.前胡桃夹征；B.后胡桃夹征

（5）临床表现：一侧性（左侧）血尿（无症状性肉眼血尿）、蛋白尿（多为直立性蛋白尿）、左侧腰腹部疼痛、生殖静脉综合征（如性腺静脉曲张）、不规则月经出血、高血压、偶伴十二指肠受肠系膜上动脉压迫而同时发生十二指肠淤滞。可有侧支循环开放（肾静脉属支扩张），左肾体积可见增大。

【影像表现】

1. CTA 表现　VR 血管成像可直观显示肠系膜上动脉与腹主动脉间夹角变小，即前胡桃夹综合征。直接征象：肠系膜上动脉与主动脉之间夹角变小，主动脉 - 肠系膜上动脉之间的左肾静脉严重狭窄（鸟嘴征）；间接征象：左侧卵巢 / 睾丸静脉扩张。后胡桃夹综合征为左肾静脉走行于腹主动脉后方、脊柱前方，左肾静脉受压变窄。

2. MRI 表现　T_2 加权像可评估鸟嘴征和测量左肾静脉门部及主动脉肠系膜区的直径，采用反转恢复序列测量腹主动脉与肠系膜上动脉之间的夹角，可在矢状面上显示主动脉 - 肠系膜区的狭窄情况和左肾静脉压迫伴狭窄前扩张。有时可见侧支循环及曲张的静脉影。该检查适用于儿童。

3. 超声表现　超声是诊断 NCS 的首选检查方法，不仅可以评价肾静脉形态特征，还可以同时观察血流力学特点。诊断标准：①肠系膜上动脉与腹主动脉夹角变小；②左肾静脉受压扩张，仰卧位狭窄前扩张部位内径比狭窄部位内径＞3 倍，脊柱后伸位 15 分钟，扩张更明显，＞4 倍；③左肾静脉狭窄处血流加快，脊柱后伸位 15 分钟，与肾门处血流速度比值＞4；④狭窄处及扩张处血流频谱随心动周期而变化。

【鉴别诊断】

引起血尿的其他泌尿系统疾病　泌尿系统肿瘤、结石、感染、畸形和肾小球疾病等易引起血尿，应加以一一排查。腰痛和血尿在胡桃夹综合征和 IgA 肾病中均可出现，临床上应加以鉴别。

【重点提醒】

胡桃夹综合征患者多数以血尿伴或不伴腰痛就诊，其中体型瘦长的青少年为好发人群。需注意的是，胡桃夹综合征属于排除性诊断。腹部 B 超、CT 和 MRI 表现为左肾静脉受压、扩张。

【影像检查选择策略】

左肾静脉造影依然是 NCS 诊断的金标准，其不仅能够提示左肾静脉回流障碍，还能显示夹带区域的压力梯度，测量左肾静脉远端与下腔静脉的压力差 > 4mmHg，即可确诊。超声为最常用的检查方法，或行增强 CT[和（或）CTA] 检查可进一步明确病因。

第六节　门静脉病变

一、门静脉高压

【典型病例】

患者，女，59 岁，发现乙肝表面抗原阳性 12 余年，黑便 5 天，行肝胆脾增强 CT 检查（图 8-21）。

【临床概述】

（1）门静脉高压（portal hypertension，PHT）指门静脉与下腔静脉压力差大于 5mmHg 时所呈现的一种病理状态。PHT 是由不同原因引发，当门静脉血流受阻或者血流异常增多，就会导致全身内脏动脉血管扩张，形成高动力循环状态，并伴发门体侧支循环形成，是一种复杂的临床综合征，可加速相关并发症的发生。正常门静脉压力为 1.27 ～ 2.36kPa（13 ～ 24cmH$_2$O）。

（2）分类及病因：可分为肝前型、肝内型、肝后型。以肝内型最多见。肝前型多见于门静脉血栓、门静脉海绵状变、胰源性门静脉高压，以及外压性、先天性及特发性疾病等；肝内型多见于肝炎性肝硬化、特发性门静脉高压症、血吸虫病、先天性肝纤维化及肝窦阻塞综合征；肝后型多见于布 - 加综合征、缩窄性心包炎和右心衰竭。

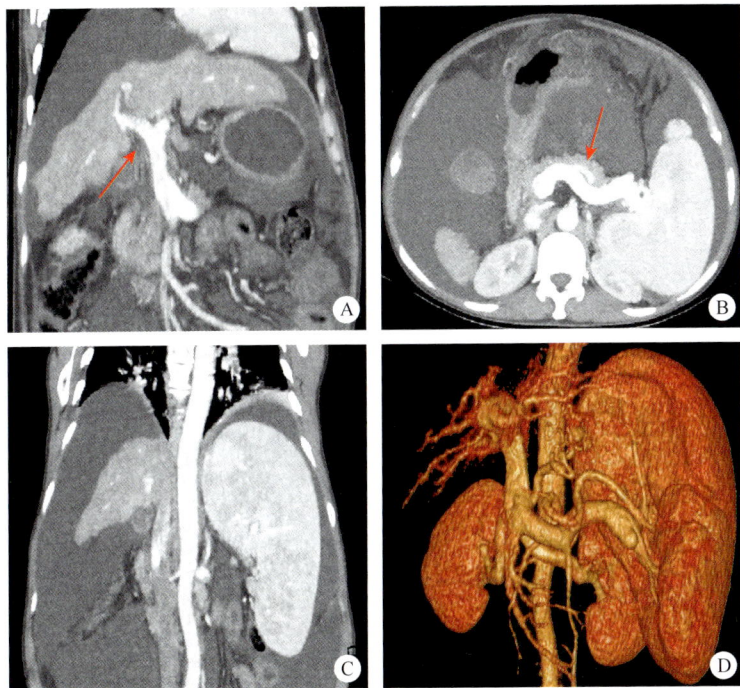

图 8-21　门静脉高压

CT 冠状位图像（A）示门静脉增宽，肝边缘呈波浪状改变（红色箭头）；CT 轴位图像（B）示脾静脉增宽（红色箭头）、脾大；CT 冠状位图像（C）显示脾大、腹水、肝脏体积缩小，边缘凹凸不平；VR 图像（D）可清晰立体地显示门静脉高压继发的脾静脉增宽、脾大、食管胃底静脉曲张等

　　（3）临床症状：脾大、脾功能亢进、食管胃底静脉曲张和腹水。典型症状是突发的无痛性上消化道出血，常表现为大量呕血。

　　（4）肝静脉压力梯度（hepatic venous pressure gradient，HVPG）是检测 PHT 变化的"金标准"，但其为有创检查，存在一定的假阴性。

（5）门静脉侧支循环：①食管胃底静脉曲张；②附脐静脉、腹壁静脉曲张；③脾肾分流、胃肾分流；④门静脉右后支与下腔静脉分流。

【影像表现】

1. CT 表现　①门静脉表现：增强门静脉期能清楚显示增粗的门静脉主干（门静脉内径 ≥ 1.3cm），下腔静脉、肝静脉轻度扩张，合并静脉炎时可出现门静脉系统积气。②肝脏表现：早期当肝淤血、肿大时，肝脏体积增大、密度减低；晚期肝硬化，肝脏体积缩小、脾大、腹水。③侧支循环：脾静脉（内径 ≥ 1.0cm）、肠系膜上静脉（内径 ≥ 1.0cm）、肠系膜下静脉、侧支循环静脉曲张，如食管胃底静脉曲张、胃冠状静脉曲张、脐静脉开放、腹壁静脉曲张。

2. MRI 表现　可直接显示门静脉增宽和侧支循环开放情况。血栓形成时，急性期为 T_1 加权像、T_2 加权像呈高信号，流空信号消失；慢性期血栓为 T_1 加权像呈混杂信号、T_2 加权像呈低信号，提示血栓机化、钙化及血管再通，增强检查为血管腔内充盈缺损，血管壁"轨道样"强化，可累及肠系膜静脉、脾静脉。

3. 超声表现　显示门静脉双向或离肝血流，门体侧支循环形成（附脐静脉、冠状静脉和胃左静脉、胃底食管静脉、肾静脉、胆囊静脉等）；肝门静脉主干血流速度 < 12cm/s；附脐静脉再通且直径 > 0.3cm，并可测及出肝血流信号；门静脉频谱随呼吸波动消失；脾大、脾静脉直径 > 0.9cm。

【鉴别诊断】

肝窦阻塞综合征（肝内窦型门静脉高压）要与布 - 加综合征进行鉴别。前者下腔静脉、肝静脉、门静脉轻度扩张；早期肝脏淤血、肿大，肝实质密度 / 信号减低。晚期肝淤血、硬化体积缩小。很少出现广泛侧支血管，有时可见食管胃底静脉、腹壁静脉曲张。

【重点提醒】

门静脉高压的病因诊断存在一定困难。常见的影像诊断：门静脉主干内径＞ 1.3cm，脾静脉内径＞ 1.0cm 时提示门静脉高压。多有肝硬化病史，临床上有食管胃底静脉曲张引起上消化道出血、脾功能亢进、腹水等表现，CT 直接显示门静脉、脾静脉扩张，侧支循环开放。

【影像检查选择策略】

门静脉高压的无创影像学检查技术主要包括超声、CT 和 MRI 等。超声检查常被视为疾病筛查的首选方法，CT 和 MRI 对于门静脉高压的诊断有着十分重要的临床价值，不仅可清晰显示肝脏外形的变化，还能观察肝脏密度和血管变化，包括门静脉系有无扩张、血栓及侧支循环开放情况等。

二、门静脉海绵样变性

【典型病例】

患者，男，46 岁，间断上腹痛伴黑便 8 天，行肝静脉、门静脉及其属支 CTV 检查（图 8-22）。

【临床概述】

（1）门静脉海绵样变性（cavernous transformation of portal vein，CTPV）是指门静脉主干或其分支完全或部分阻塞后，在十二指肠韧带内形成海绵状扭曲的侧支血管网，可形成门 - 门分流及门 - 体分流，是门静脉再通所致的一种代偿性病变，可伴或不伴门前型门静脉高压。CTPV 是机体为保证肝脏血流量和肝功能正常的代偿性病变。

（2）病因：分为原发性 CTPV 和继发性 CTPV。原发性 CTPV 多见于小儿，多为门静脉及其属支先天发育异常。继发性 CTPV 多见于成年人，主要是由各种原因引起的门静脉完全或部分闭塞，如肿瘤侵犯、门静脉炎、门静脉血栓及门静脉相关术后等原因。

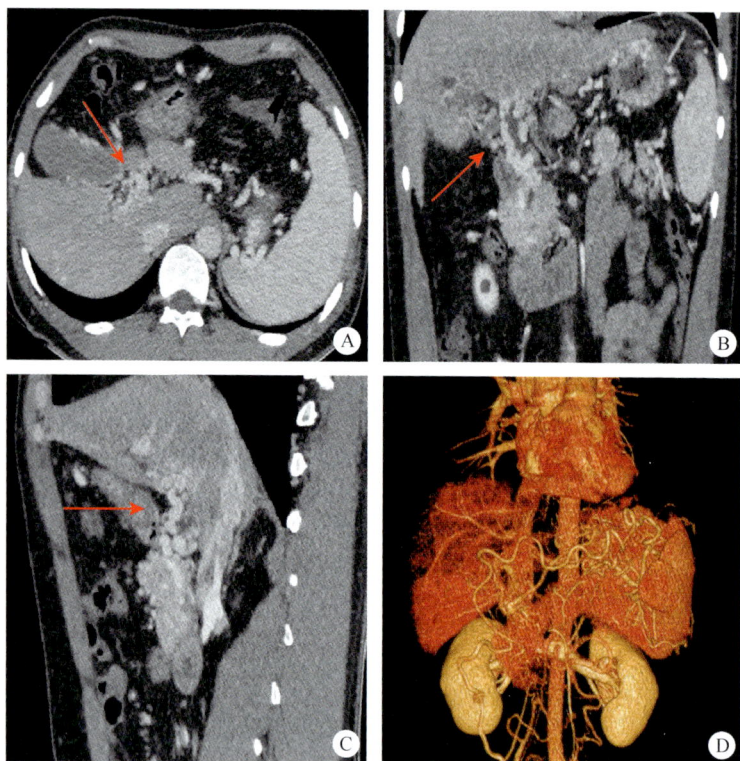

图 8-22　门静脉海绵样变性

CT 轴位、冠状位、矢状位图像（A～C）示门静脉变细，周围可见多发增多、迂曲血管影（红色箭头），食管胃底、腹壁、脾周静脉增多、迂曲；VR 图像（D）可清晰立体地显示门静脉海绵样变性累及的范围、程度

（3）临床分型：Ⅰ型，海绵样变性限于门静脉，无临床症状，无脾大；Ⅱ型，海绵样变性限于门静脉，同时有脾大、肝硬化；Ⅲ型，海绵样变性累及门静脉和肠系膜上静脉、脾静脉；Ⅳ型，海绵样变性累及整个门静脉系。

（4）临床表现：原发性 CTPV 无明显症状，继发性 CTPV 主要表现为反复上消化道出血、脾大、脾功能亢进；侧支循环建立与开放；腹水是 PHT 的主要临床表现；肝功能减退常为伴随表现。

【影像表现】

1. CT 表现

（1）直接征象：门静脉增宽，走行区结构紊乱，正常结构部分或全部消失，沿病变门静脉走行区出现多条杂乱、迂曲扩张的侧支血管。扩张的门静脉内可见低密度血栓，周围可见侧支血管形成，表现为管样或迂曲窦隙样网状管样结构。

（2）间接征象：肝动脉分支增粗、肝动脉期肝实质一过性异常灌注、"假胆管癌征"及肝形态的改变（左叶萎缩）。冠状位 MPR 图像门静脉走行区见大量迂曲扩张静脉丛，自胰头部开始蜿蜒向上进入肝内。伴门静脉高压患者可见多发侧支循环血管。

2. MRI 表现　平扫即可发现 CTPV，增强扫描动脉期可见肝实质异常灌注、肝动脉增粗及迂曲，门静脉期门静脉主干及主要分支、肠系膜上静脉及脾静脉周围可见迂曲扩张的异常强化血管样结构、门静脉阻塞的部位及侧支静脉等情况。磁共振胰胆管造影（MRCP）有助于发现胆总管的不规则狭窄及慢性胆囊炎等情况。

3. 超声表现　表现为肝内门静脉区域蜂窝状高回声团，彩色多普勒超声在蜂窝状高回声团内可见门静脉样血流信号。

【鉴别诊断】

门静脉海绵样变性的影像学表现具有特征性，主要需与门静脉血栓形成和肿瘤侵犯门静脉相鉴别。

1. 门静脉血栓形成　多继发于慢性肝病及肿瘤患者，临床可无明显症状，当侧支存在，可显示侧支情况，CT 或 MR 增强示血栓无强化，而瘤栓可见强化。

2. 肿瘤侵犯门静脉　门静脉受到周围肿物侵犯、压迫，导致门静脉回流受阻，继发门静脉侧支循环建立，多为肝脏肿瘤压迫，需完善检查以明确。

【重点提醒】

早期临床症状多不典型，就诊时多伴有上消化道出血，早期诊断主要依靠影像学检查。门静脉高压、侧支循环形成及肝硬化是其常见影像学表现。

【影像检查选择策略】

诊断主要依靠影像学检查。彩色多普勒超声对 CTPV 的诊断具有重要价值，可显示门静脉内栓子情况，以及局部血流量和血流方向的改变，但对病因诊断具有一定局限性。CT、MR 有助于了解门静脉栓塞程度及侧支情况，同时还可显示肝脏本身及腹部其他脏器的情况，从而有助于发现 CTPV 的病因。门静脉 DSA 检查直观准确，可从显影过程了解病变特点和血液流向及分流情况。

第七节　肝动静脉病变

一、肝动静脉分流

【典型病例】

患者，男，53 岁，间断腹部不适 3 年，查体无明显阳性体征，行腹部 CT 增强检查（图 8-23）。

【临床概述】

（1）肝动静脉分流（hepatic arteriovenous shunting，HAVS）指各种原因导致肝动脉与门静脉系统或肝动脉与肝静脉系统之间形成的异常吻合，包括肝动脉 - 门静脉分流和肝动脉 - 肝静脉分流。

（2）病因：可分为器质性原因和功能性原因。器质性原因最常见于肿瘤侵犯、创伤及手术等；功能性原因包括肝动脉血流代偿性增多（肝硬化、布 - 加综合征）及原发性肝动脉血流增加（肝血管瘤等）。

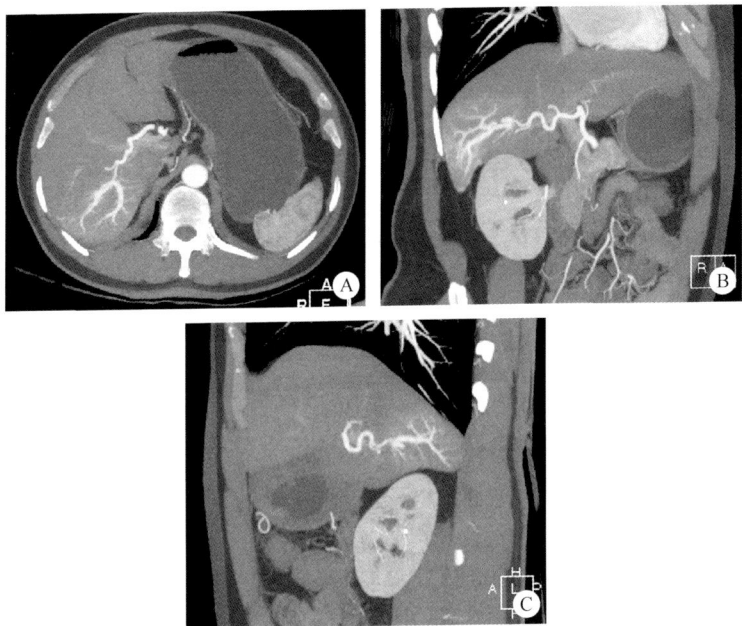

图 8-23　肝动静脉分流

CT 横断位图像（A）示肝动脉期门静脉右支提前显影；MIP 图像（B、C）示肝右动脉与
门静脉右支相通

（3）分型：分为肝动脉 - 门静脉分流（hepatic arterioportal-venous shunting，HAPVS）、肝动脉 - 肝静脉分流（hepatic arteriohepatic-venous shunting，HAHVS），其中以 HAPVS 多见。相应区域于动脉期呈现高灌注表现，容易与富血供肿瘤相混淆。

（4）临床表现：通常无明显临床症状，但若动脉血流速度过快，可引起高动力性门静脉高压、缺血性肠炎、心力衰竭等，导致肝区疼痛、肝硬化、脾大等。

【影像表现】

1. CT 表现　平扫无异常改变。增强后动脉期可见门静脉分支提前显影，且密度高于门静脉主干密度，并与肝动脉相连。邻近肝实质可见一过性楔形强化区，边界清晰、锐利，门静脉期恢复正常。当合并原发型肝癌时，肿瘤强化程度发生改变，与分流程度有关。

2. MRI 表现　肝脏灌注异常动态增强扫描时，强化及分布特征类似于 CT，动脉期高灌注表现为 T_1 加权高信号，低灌注表现为 T_1 加权像呈低信号，平扫大多数呈 T_1 加权像、T_2 加权像呈等信号，少数可表现为 T_1 加权像呈低信号、T_2 加权像呈高信号。

【鉴别诊断】

肝动静脉瘘　可见增粗供血动脉、畸形血管团和引流静脉影。而肝动静脉分流是指动脉血未流经具备物质交换功能的毛细血管、不经过物质交换而直接流入静脉系统，所以肝动静脉瘘只是分流的一种形式。

【重点提醒】

大部分患者有肝癌原发病史，已形成门静脉癌栓。CT 增强动脉期出现特征性的门静脉或肝静脉提早显影，肝实质呈一过性异常强化，可考虑存在动静脉分流。

【影像检查选择策略】

CT 或 MRI 检查均可早期发现 HAVS 表现，同时可进行病因诊断。

二、布 - 加综合征

【典型病例】

患者，男，60 岁，腹痛、腹胀不适 10 天，行全腹 CT 增强检查（图 8-24）。

【临床概述】

1. 布 - 加综合征　又称巴德 - 基亚里综合征（Budd-Chiari syndrome，BCS），属于肝静脉系统疾病，是指肝脏血液流出道阻塞而引起的以肝后型门静脉高压和下腔静脉高压为主要表现的复杂性肝脏疾病。

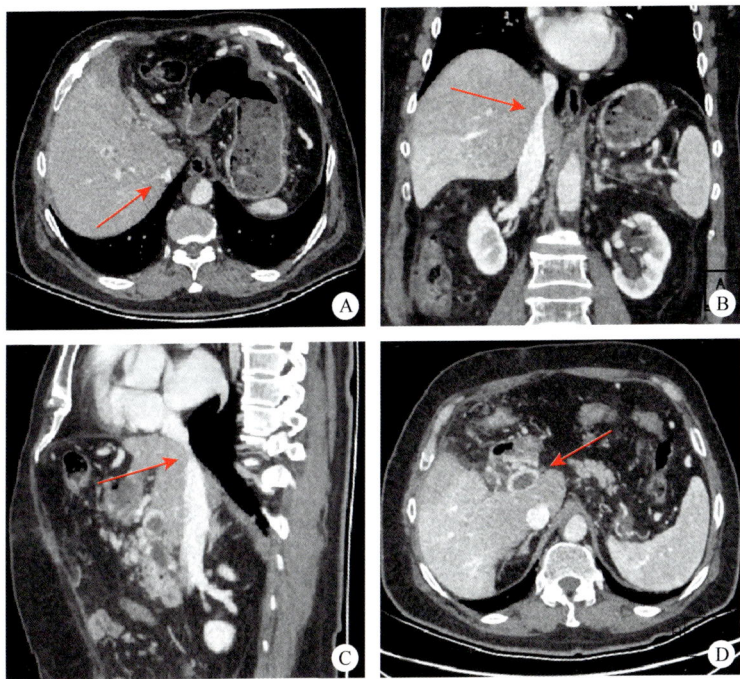

图 8-24　布 - 加综合征

CT 横断位图像（A）示下腔静脉肝段节段性管腔狭窄（红色箭头）；MIP 图像（B、C）示狭窄远端下腔静脉增粗、扩张（红色箭头）；CT 横断位图像（D）示门静脉主干增粗并腔内血栓形成

2. 病理基础　阻塞可发生于肝小静脉、下腔静脉至右心房交汇处的任何部位，从而导致淤血性肝纤维化和肝硬化。

3. 病因　BCS 可分为原发性 BCS 和继发性 BCS。前者是由于体内高凝状态或骨髓增殖性疾病导致静脉内血栓形成、血管狭窄及闭塞，后者则是由于外来压迫或浸润（如囊肿、脓肿、肿瘤等）阻断肝脏血流。

4. 分型　包括下腔静脉梗阻、肝静脉梗阻及混合型。

5. 临床表现　多数 BCS 患者为慢性起病，病程可长达数十年，其在发病早期可无明显症状。肝功能失代偿期患者可出现腹胀、腹痛、肝脾大、不同程度的黄疸、双下肢肿胀、色素沉着、反复出现难愈合性溃疡、躯干出现纵行走向的静脉曲张、大量腹水等。

【影像表现】

1. CT 表现

（1）直接征象：血管重建可显示肝静脉或下腔静脉狭窄、闭塞。

（2）间接征象：①肝脏形态变化，早期肝大，慢性期出现肝硬化表现；②肝脏灌注相关改变，动脉期肝门附近形成"扇形"强化，周边强化不明显，后渐进性均匀强化；③侧支血管形成，肝静脉或腔静脉侧支形成；④再生结节形成，类似于局灶性结节增生的再生结节。⑤门静脉高压表现，肝脾大、腹水。

2. MRI 表现　与 CT 相似。多期动态增强可准确反映肝脏血流动力学的变化，有利于分期。下腔静脉及肝静脉主干可以被显示，尤其是肝右静脉及肝中静脉，下腔静脉狭窄或阻塞能较好地被显示，有时可见下腔静脉的隔膜。

3. 超声表现　①下腔静脉梗阻的超声表现：下腔静脉管腔内可见隔膜；下腔静脉狭窄或闭塞状；下腔静脉内出现血栓或癌栓。②肝静脉流出道狭窄或闭塞。③侧支循环开放：病变远侧肝静脉扩张，其血流经交通支静脉汇入开放的肝静脉或扩张的肝短静脉，再流入下腔静脉或直接流向肝外静脉。④肝大，主要表现在肝尾状叶，肝门静脉及脾静脉增宽，脾大，腹水等。

【鉴别诊断】

肝窦阻塞综合征（hepatic sinusoidal obstruction syndrome，HSOS）又称肝小静脉闭塞病（hepatic veno-occlusive disease，HVOD），是由各种原因引起的以肝窦内皮细胞、肝小静脉及小叶间静脉内皮受损为主要病理生理基础的一种肝脏血管性疾病。服"土三七"等含有吡咯生物碱的植物或中草药在我国是引起 HSOS 的主要原因。

【重点提醒】

急性布 - 加综合征多以右上腹痛、大量腹腔积液和肝大为突出症状；慢性病例多以肝大、门体侧支循环形成和持续存在的腹腔积液为特征。CTA 可显示狭窄的肝静脉和（或）下腔静脉肝段。

【影像检查选择策略】

超声是该病首选影像学筛查方法。CT 及 MRI 可以清晰地显示 BCS 病变血管的阻塞程度范围、数量及是否合并血栓形成等，以进一步指导介入和外科手术治疗。

第八节　肾血管病变

一、肾动脉狭窄

【典型病例】

患者，女，77 岁，高血压 12 年，腹胀伴恶心、呕吐 1 周，行全腹部 CT 增强检查（图 8-25）。

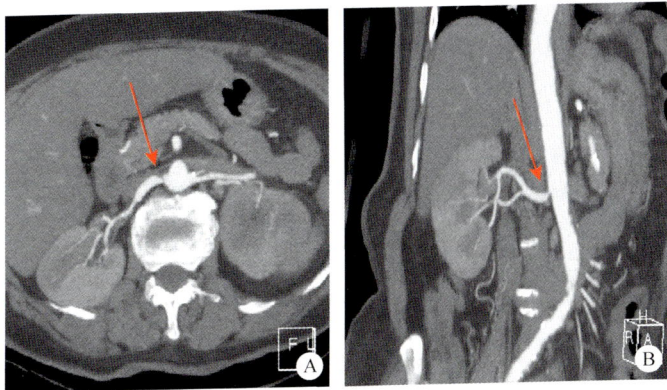

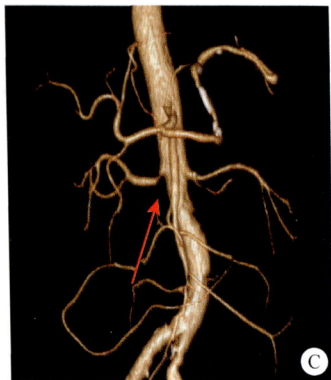

图 8-25 肾动脉狭窄

MIP 轴位、冠状位图像（A、B）示右肾动脉起始段重度狭窄（红色箭头）；VR 图像（C）可清晰立体地显示示右肾动脉起始段狭窄的程度、范围（红色箭头）

【临床概述】

（1）肾动脉狭窄（renal artery stenosis，RAS）是由多种病因引起的一种肾血管疾病，临床上主要表现为肾血管性高血压和缺血性肾病。

（2）病因：RAS 的病因分为先天性和后天性。先天性包括先天性肾动脉发育畸形或肾动脉肌纤维增生症和动静脉瘘。后天性常为大动脉炎和动脉硬化性，其中肾动脉肌纤维增生症多见于青少年，大动脉炎多见于青年女性，而动脉粥样硬化多见于 55 岁以上的老年人。

（3）RAS 是高血压重要致病因素之一，占全部高血压的 3% ～ 5%，多见于 30 岁以下或 50 岁以上无高血压家族史者。

（4）临床表现：高血压是肾动脉狭窄最常见的症状，其临床特点为恶性高血压，以舒张压升高更为明显。一般降压药效果欠佳，其他表现包括腰痛、血尿、蛋白尿、继发性醛固酮增多症、肾功能减退、视力减退等。

【影像表现】

1. CT 表现　由于原因不同，影像学表现各异。①动脉粥样硬化：

位于肾动脉起始部及近端1/3，管腔多呈偏心性狭窄，管壁不规则增厚并可见粥样硬化斑块表现。②多发大动脉炎肾血管型：多位于肾动脉起始部，管腔多呈环周样狭窄，管壁多均匀增厚，内壁光滑，常伴有狭窄后扩张或动脉瘤形成，活动期管壁可见延迟强化。③肾动脉肌纤维增生症：病变大多位于肾动脉主干中远段，可累及一级分支。严重狭窄远端往往可见侧支血管来自肾动脉主干近端或邻近的腰动脉。狭窄多呈向心性，常伴有狭窄后扩张，典型者因多发节段性狭窄使肾动脉呈串珠状表现，主动脉或其他动脉无狭窄及扩张等异常表现。

2. MRI 表现 MRA 可显示肾动脉狭窄的具体情况。MRA 包括对比增强 MRA（contrast-enhanced MRA，CE-MRA）及非对比增强 MRA。对于肾衰竭患者，非对比增强 MRA 可作为 CTA 及 DSA 的最好替代选择。肾动脉狭窄往往伴随肾发育不良的表现。后天肾动脉狭窄患者的肾脏发育良好，肾实质萎缩变薄，体积减小，表面为分叶状。

【鉴别诊断】

1. 肾动脉先天性发育不良 一般为肾动脉全段纤细伴肾发育不良。

2. 萎缩性肾盂肾炎 肾动脉主干无局限性狭窄，肾内动脉普遍变细并常相互靠拢或呈卷曲状，肾实质萎缩伴外形不规则，无肾动脉狭窄后扩张及侧支循环表现。

【重点提醒】

RAS 的诊断应该包括：①病因诊断；②解剖诊断；③病理生理诊断。肾动脉狭窄为解剖诊断，影像检查显示肾动脉狭窄即可确诊，而病因诊断的意义更为重大。

【影像检查选择策略】

CTA 可以清楚地显示肾动脉主干及其分支，亦能清楚显示钙化及软斑块的状况，能对肾动脉狭窄做出准确的诊断，可作为无创评价 RAS 的金标准，其敏感性、特异性和准确性极高。MRI 由于受空间分辨率的影响，对狭窄程度的评估准确性较低，且不利于对斑块的显示。非对比增强 MRA 可作为肾衰竭患者的替代选择，可测量肾动脉血流、肾脏灌注，大致评估肾功能，是较好的 RAS 无创检查方法。DSA 为血管管腔狭窄诊断的"金标准"，但不利于显示斑块及确定狭窄的病因诊断。

二、肾动脉瘤

【典型病例】

患者，男，66 岁，腹痛、腹胀伴停止排气、排便 3 天，行全腹部 CT 增强检查（图 8-26）。

【临床概述】

（1）肾动脉瘤（renal artery aneurysm，RAA）是一种少见的肾血管性疾病，发病率占普通人群的 0.01% ～ 1%，占全部内脏动脉瘤的 22% ～ 25%。

（2）病因：肾动脉瘤有多种发病因素，常见动脉硬化性、外伤性、炎症性、先天性、纤维肌性发育不良和妊娠等。

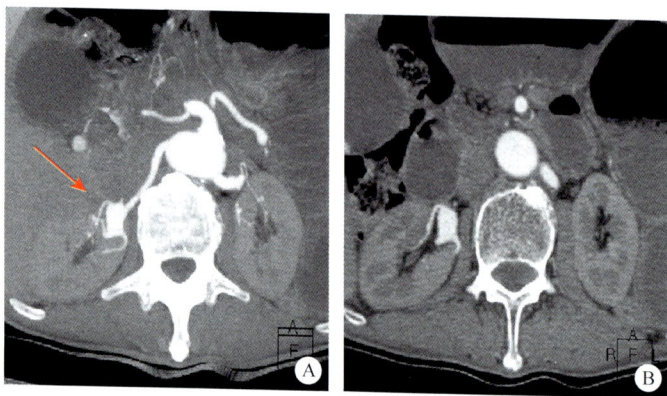

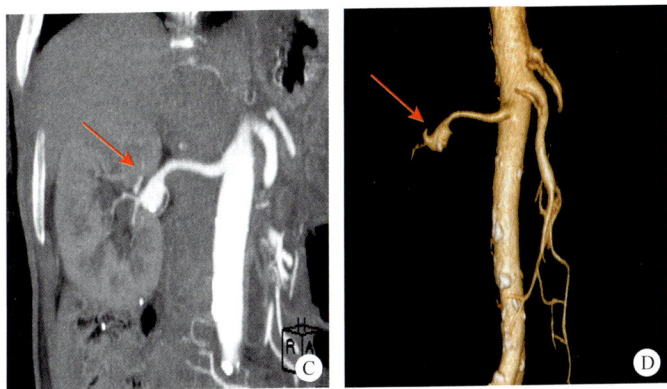

图 8-26　肾动脉瘤

MIP 轴位、CT 轴位、MIP 冠状位图像示（A～C）右肾动脉局部瘤样扩张（图 A、C 中红色箭头）；VR 图像（D）可清晰立体地显示右肾动脉瘤形态、大小及累及范围（红色箭头）

（3）分型：包括囊状型、梭状型、动脉夹层型、肾内型。

（4）临床表现：高血压为其最常见的临床表现，约 70% 的肾动脉瘤患者伴有高血压，还可伴有腰腹部痛、血尿、上腹部血管杂音、搏动性肿块等。动脉瘤破裂出血时可出现上腹部剧烈疼痛、压痛及腹肌紧张，出血量大时可引起休克。

【影像表现】

1. CT 表现　①CT 平扫：可显示肾动脉或分支动脉瘤及其高密度瘤壁钙化；动脉瘤如伴随肾动脉狭窄，患侧肾可萎缩；动脉瘤破裂出血可见肾周血肿。②增强 CT：显示囊状突出或梭形扩张的动脉瘤体与相邻肾动脉一致的强化。部分瘤内可有低密度血栓影，CTA 可全面显示动脉瘤大小、形态、部位及其与载瘤动脉的关系。

2. MRI 表现　MRI 对显示动脉瘤钙化不敏感，但可以显示动脉瘤破裂形成的血肿，增强扫描可以显示与肾动脉强化相一致的动脉瘤体，MRA 可以直观地显示动脉瘤体。

【鉴别诊断】

1. 肾肿瘤　平扫肿块多为等密度或稍高密度，增强后不具备与动脉强化方式一致的特点，CTA 示肿块与肾动脉关系不密切。

2. 肾内血肿　急性期平扫时为高密度影，增强后肿块多不强化。

【重点提醒】

体检时在腹部触及搏动性肿块或在腹部听到血管杂音，并且患者出现高血压、血尿、腰痛等症状时均应怀疑肾动脉瘤。通过 CT、DSA、彩色多普勒超声及 MRI 检查等均可确诊。

【影像检查选择策略】

本病确诊主要依靠影像学检查。肾动脉造影能直接显示瘤体大小、形态、边缘及周围血管情况，但属于有创检查，针对病因学诊断意义不大。超声检查具有方便和费用较低的特点，可作为筛查手段，但其主观性较强、准确性差。增强 MRA 具有无放射性的特点，联合肾脏平扫及增强图像不仅可以显示瘤体大小，还可以测量血流的速度及压力，但其空间分辨率不高、伪影及准确性较差的问题尚待解决。目前，随着多层螺旋 CT 的发展，CTA 在血管性疾病的诊断方面已经能够取代 DSA。

第九节　腔静脉病变

下腔静脉梗阻综合征

【典型病例】

患者，女，60 岁，肿瘤小肠造瘘术后复查，行下腹部 CT 增强检查（图 8-27）。

【临床概述】

（1）下腔静脉综合征（inferior vena cava syndrome，IVCS）是指下腔静脉的狭窄或阻塞，导致下肢、腹部和盆腔的静脉回流受阻而产生的临床综合征。阻塞发生在下腔静脉肝部也称为布 - 加综合征。

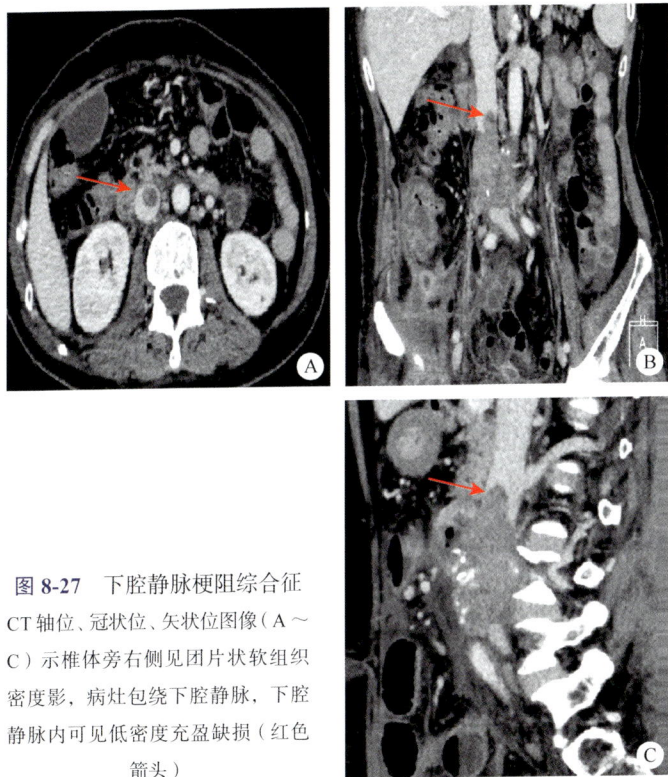

图 8-27 下腔静脉梗阻综合征 CT 轴位、冠状位、矢状位图像（A～C）示椎体旁右侧见团片状软组织密度影，病灶包绕下腔静脉，下腔静脉内可见低密度充盈缺损（红色箭头）

（2）病因：首要原因是血栓形成，在欧美国家血栓形成发病率较高；其次为下腔静脉壁赘生物/肿瘤侵犯或者压迫、继发于感染/外科手术的纤维性粘连、手术结扎、栓塞和先天性异常等。

（3）临床表现取决于阻塞的部位、程度及侧支循环的情况。下段阻塞表现为双侧下肢肿胀和浅静脉迂曲扩张，症状类似于下肢静脉功能不全；中段阻塞表现为盆腔淤血、肾静脉高压、盆腔脏器和肾功能损害；上段阻塞表现为肝充血、肝功能受损和充血性心力衰竭等，可以累及肝静脉，表现为布-加综合征的症状。

（4）下腔静脉综合征按部位分为上段下腔静脉阻塞（下腔静脉肝部）、中段下腔静脉阻塞（肾静脉流入部）、下段下腔静脉阻塞（肾静脉以下）。

【影像表现】

1. CT 表现　直接征象为下腔静脉的管腔狭窄。可见邻近肿瘤或淋巴结对下腔静脉的外部压迫。腔壁增厚与肿瘤界限欠清表明有肿瘤侵犯。可因静脉淤滞或肿瘤转移导致血栓形成，如果是瘤栓可有强化。

2. MRI 表现　T_2WI 可见下腔静脉管腔呈狭缝状，狭窄处仍可见血管流空。下腔静脉阻塞合并血栓的 MRI 表现：MRA 下腔静脉阻塞区血流消失表现为膜样横行低信号带或节段状低信号区，与非阻塞区强化的高信号血管内腔形成鲜明对比。血栓信号特点与形成时间有关。

3. DSA 表现　下腔静脉造影证实下腔静脉重度狭窄，外形光滑。

【鉴别诊断】

假性充盈缺损和下腔静脉血栓、癌栓：假性充盈缺损会在延迟期扫描中消失，而血栓、癌栓则持续存在。

【重点提醒】

患者出现腹痛、肝大，或者腰痛、水肿、下腔静脉淤滞、浅表静脉扩张等表现，CTV 显示下腔静脉受压变窄或充盈缺损。

【影像检查选择策略】

下腔静脉 CTV 可作为无创性检查首选方法。肾下段下腔静脉会显示对比剂混杂伪影。将扫描延迟时间延长到 70～90 秒可以使下腔静脉呈现均一强化。MRI 亦可用于下腔静脉检查。MRI 扫描，尤其是屏气对比增强 3D T_1 加权和平衡稳态自由进动技术评估下腔静脉瘤栓比 CT 更可靠。

（汪　芳　唐路松　马嘉宇）

第九章

周围血管常见病变的影像诊断

第一节 正常解剖与先天变异

一、上肢动脉正常解剖与变异

1. 锁骨下动脉 左侧起于主动脉弓，右侧起自头臂干，穿斜角肌间隙至第 1 肋外缘延续为腋动脉，主要分支为椎动脉、胸廓内动脉、甲状颈干（图 9-1）。

2. 腋动脉 发自锁骨下动脉，行于腋窝深部，分为胸上动脉、胸肩峰动脉、胸外侧动脉、旋肱前动脉、旋肱后动脉、肩胛下动脉 6 个分支动脉。腋动脉变异少见，偶见双腋动脉，在第 1 肋处分为 2 支。

3. 肱动脉 在大圆肌和背阔肌下缘直接延续于腋动脉，沿肱二头肌的内侧下降，至肘窝深部分为肱深动脉、尺侧上副动脉及尺侧下副动脉 3 个主要分支。肱动脉主干变异多为单侧，以右侧多见，变异时可能表现为肱浅动脉单干或双干。

4. 桡动脉和尺动脉 肱动脉至桡骨颈水平终支分为尺动脉和桡动脉，其中尺动脉较粗大。主要变异为高位分支的桡动脉和高位分支的尺动脉。

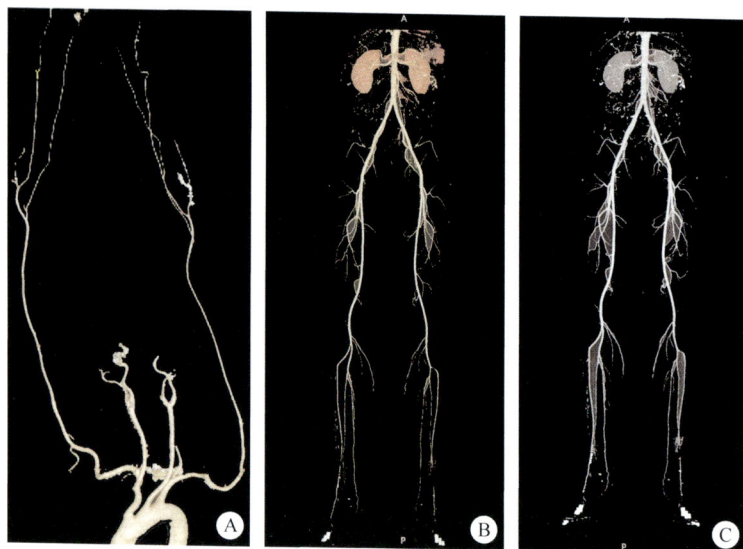

图 9-1 正常周围动脉解剖
A. 正常双上肢动脉 CTA VR 重建图像；B. 正常双下肢动脉 CTA VR 重建图像；C. 正常双下肢动脉 MIP 图像

5. 掌浅弓和掌深弓 掌浅弓由桡动脉的掌浅支与尺动脉的末端吻合而成；掌深弓由尺动脉的掌深支与桡动脉的末端吻合而成。

二、上肢静脉正常解剖与变异

1. 上肢浅静脉 包括头静脉、贵要静脉、肘正中静脉及其属支。浅静脉位于浅筋膜中，紧邻皮肤下方，浅静脉不与动脉伴行。头静脉起于手背静脉网的桡侧；贵要静脉起于手背静脉网的尺侧。肘正中静脉粗而短，变异较多，通常在肘窝处连接贵要静脉和头静脉并与深静脉相连接。

2. 上肢深静脉 走行于深筋膜的深面并与同名动脉相伴行，因而也常称为并行静脉。腋静脉、肱静脉、桡静脉和尺静脉构成了上肢主要的深静脉系统；桡静脉、尺静脉和肱静脉均为两条，两条静脉伴行一条动脉，两条并行的静脉之间有许多吻合支，同时与浅静脉亦有吻合；腋静脉位于腋动脉的前内侧，是贵要静脉的延续，在第 1 肋外侧缘续于锁骨下静脉；肱静脉伴行于肱动脉的两侧，通常在肘窝上方两条肱静脉相连接；尺静脉和桡静脉分别以两条伴行于尺动脉和桡动脉的两侧，并在肘部连接形成肱静脉。

三、下肢动脉正常解剖与变异

1. 髂总动脉　腹主动脉在第 4 腰椎水平分为左、右髂总动脉，供应盆腔及下肢。其分支包括髂内动脉及髂外动脉。

2. 髂内动脉　从髂总动脉分叉发出，长约 4cm，发出脏支及壁支。

3. 髂外动脉　髂总动脉自然延续，于腹股沟韧带水平延续为股动脉。其分支包括腹壁下动脉及旋髂深动脉。

4. 股动脉　髂外动脉的延续，起于腹股沟韧带后面，止于收肌管之前。在股三角处位置表浅，于活体中可触及该动脉搏动，是股动脉穿刺及下肢外伤出血时压迫止血的部位。股动脉分支包括腹壁浅动脉、旋髂浅动脉及股深动脉。

5. 腘动脉　股动脉延续为腘动脉，经收肌管下行，发出胫前动脉及胫后动脉两个终支。

6. 胫前动脉　是腘动脉的一个终支，自小腿骨间膜上部穿入小腿前部，在内踝前方延续为足背动脉。

7. 胫后动脉　为腘动脉的直接延续，在腘肌下缘分出后，向下行于小腿屈肌浅、深两层之间，经内踝后方分为足底内侧动脉和足底外侧动脉。胫后动脉起始处发出腓动脉。

8. 足背动脉　胫前动脉移行为足背动脉。行于足背内侧踇长伸肌腱和趾长伸肌腱之间，经第 1、2 跖骨间隙至足底。在踝关节前方，内外踝连线中点，踇长伸肌腱的外侧可触及搏动。

四、下肢静脉正常解剖与变异

1. 髂总静脉　在骶髂关节的前方，由髂内和髂外静脉汇合而成。斜向内上至第 4 ～ 5 腰椎右前方，与对侧髂总静脉汇合成下腔静脉。

2. 髂内静脉　位于髂内动脉的后内侧，它的属支一般均与同名动脉伴行。

3. 髂外静脉　是股静脉的延续，起自腹股沟韧带深面，收集下肢的所有静脉血，并与同名动脉伴行。

4. 下肢浅静脉

（1）大隐静脉：是人体最长的静脉，在足内侧起自足背静脉弓内侧端，经内踝前方沿小腿内侧和大腿前内侧面上行至耻骨结节外下方入深面，注入股静脉。大隐静脉在内踝前方位置表浅，易发生静脉曲张。临床上也常用来进行静脉穿刺或切开输液。主要变异为双大隐静脉。

（2）小隐静脉：在足的外侧缘起自足背静脉弓外侧端，在外踝后方上行至腘窝，穿深筋膜大多汇入腘静脉，部分汇入大隐静脉。变异较少见，有时可见小隐静脉汇入股浅静脉或小隐静脉发出分支向上汇入大隐静脉，即高位型小隐静脉。

（3）穿静脉：斜向进入深筋膜，将浅静脉系统与静脉窦、胫静脉、腘静脉和股静脉连通。

5. 下肢深静脉　胫前静脉、胫后静脉汇合成一条腘静脉，穿收肌腱裂孔移行为股静脉，伴随股动脉上行，由外侧转至内侧，达腹股沟韧带深面移行为髂外静脉。股静脉收集下肢所有浅、深部的静脉血。股浅静脉常见变异为数量异常，即重复股浅静脉，常见双根型及多根型。股深静脉常见变异表现为双股深静脉。

6. 小腿和足部静脉　小腿与足部深静脉及同名动脉伴行，均为两条。

第二节　上肢动脉血栓

【典型病例】

患者，男，58 岁，出现左上肢麻木，皮温下降，伴大汗淋漓、面色苍白 3 天（图 9-2）。

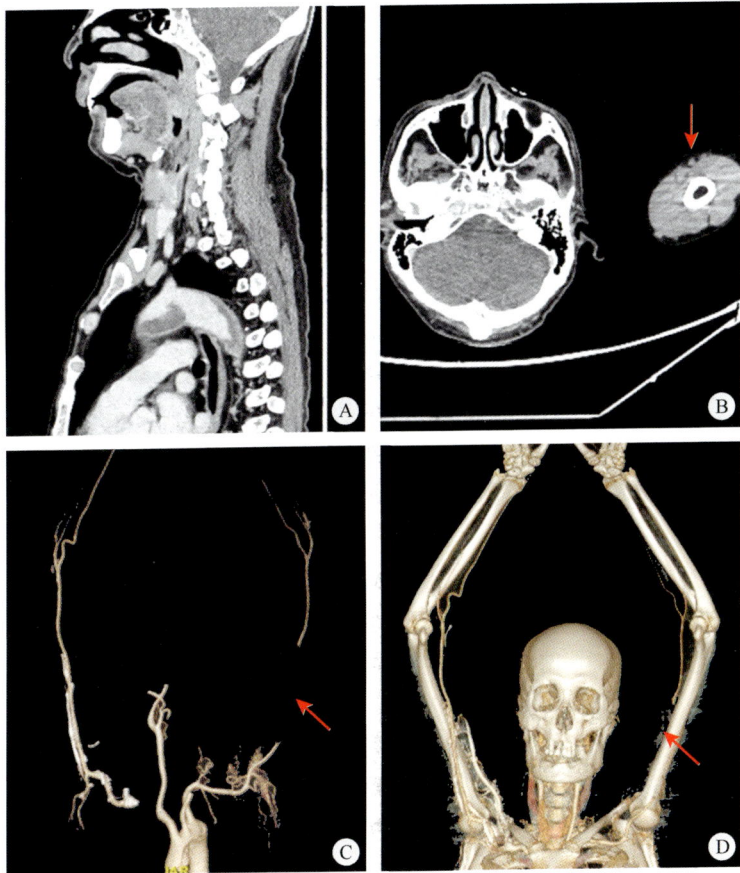

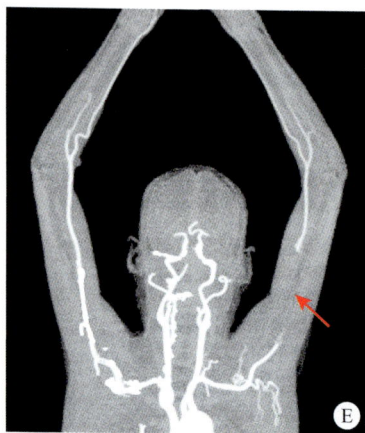

图 9-2 左侧肱动脉血栓
CTA 提示左侧肱动脉内血栓形成。CTA
矢状位（A）示主动脉弓内多发低密度
充盈缺损，CTA 轴位（B）示左侧肱动
脉内低密度充盈缺损，管腔闭塞（红色
箭头）；VR（C、D）、MIP（E）示左
侧肱动脉局部未见显影（红色箭头）

【临床概述】

（1）上肢动脉血栓是指心脏或动脉管壁脱落的血栓、动脉粥样
硬化斑块嵌顿在上肢动脉内（锁骨下动脉远端以下），造成上肢动
脉管腔狭窄或闭塞。

（2）急性上肢动脉血栓的最常见病因为心源性，多数患者伴有
心房颤动等心脏病史，来自心脏的心源性栓子通过血液循环导致上
肢动脉阻塞；慢性上肢动脉血栓多见于动脉粥样硬化，是一种以动
脉血管壁脂质异常蓄积为主要特征的慢性血管炎症性病变，主要发
生于中年男性，患者常有糖尿病、高脂血症等危险因素。

（3）上肢动脉血栓引起的管腔闭塞较下肢动脉少见，典型临床
表现为"6P"症，即疼痛（pain）、苍白（pallor）、无脉（pulselessness）、
感觉异常（paresthesia）、麻痹（paralysis）、皮温变化（poikilothermia）。
病变主要累及锁骨下动脉近心端及无名动脉分叉处，由于上肢存在
良好的侧支循环，若仅有尺桡动脉狭窄，患者的临床症状不明显。
严重的上肢动脉闭塞可引起锁骨下动脉窃血综合征。

【影像表现】

1. X 线表现 平片诊断有限。DSA 可见病变血管狭窄或闭塞，狭窄近端血流缓慢，远端对比剂显影和排空延迟；闭塞近端管径增粗，远端出现空白区，可伴有逆行充盈的侧支血管。

2. CT 表现 平扫可观察钙化，CTA 能显示血栓及血栓所导致的管腔狭窄或闭塞，并能对管腔狭窄程度、形态特征、病变范围进行分析。可将管腔狭窄分为 5 级：轻度狭窄（管腔狭窄度 < 50%）、中度狭窄（50% ≤ 管腔狭窄度 < 75%）、重度狭窄（75% ≤ 管腔狭窄度 < 99%）、闭塞（达 100%）。对于闭塞的血管，表现为无对比剂充盈，急性闭塞通常 CT 值较低（20HU），周围侧支血管建立较少；慢性闭塞的血栓密度较高，可伴有钙化，管腔可为向心性狭窄、偏心性狭窄、弥漫性狭窄，周围可见侧支血管。

3. MRI 表现 MRA 空间分辨率低于 CTA，但对于孕妇或有碘对比剂禁忌等的患者，MRA 是有效的替代方法。T_1WI、T_2WI 黑血序列可评价管壁组织成分，并评估血栓的位置和管腔狭窄程度，血栓的 MR 信号可随时间变化而改变，急性期血栓的 T_1WI 和 T_2WI 信号均较高，慢性期血栓信号减低，但组织增生及新生血管会使信号变得不均匀且增强扫描会有强化。

【鉴别诊断】

（1）大动脉炎以年轻女性多见，是由感染引起的免疫损伤，目前认为是一种自身免疫性疾病。CTA 及 MRI 可显示动脉管壁呈现不规则增厚，狭窄呈鼠尾状，病变活动期增强扫描示管壁可明显强化。

（2）动脉壁间血肿的管壁多呈新月形增厚，形态较为规则，CT 平扫即可显示，病变段管腔狭窄常不明显。

【重点提醒】

临床上出现上肢缺血性改变，运动障碍或皮温、皮肤颜色改变时，应尽快行 CTA 检查，评价是否存在血管管腔狭窄或闭塞的情况。

【影像检查选择策略】

DSA 虽然是血管成像金标准，但其为有创检查，故限制了其在临床的广泛应用。CTA 是上肢动脉血栓的最佳影像检查方案，上肢动脉 CTA 可准确评价血栓位置、形态及动脉管腔狭窄或闭塞情况，还能评价周围的侧支循环情况及继发的血栓性静脉炎，各项后处理技术（VR、MIP、MPR 等）可多角度观察血栓，在一定程度上优于 DSA。MRA 多采用梯度回波的 3D-CE-MRA 序列，MR 能分析血栓性质，也可评价病变动脉管腔情况，但 MR 对细小的动脉分支分辨率不及 CT，此外，非对比剂 MRA 在慢速血流中容易丢失信号，有高估狭窄程度的风险，CE-MRA 能克服这一缺陷。

第三节　下肢动脉粥样硬化

【典型病例】

患者，女，91 岁，无明显诱因出现右足红肿伴静息痛 4 月余，活动后加重（图 9-3）。

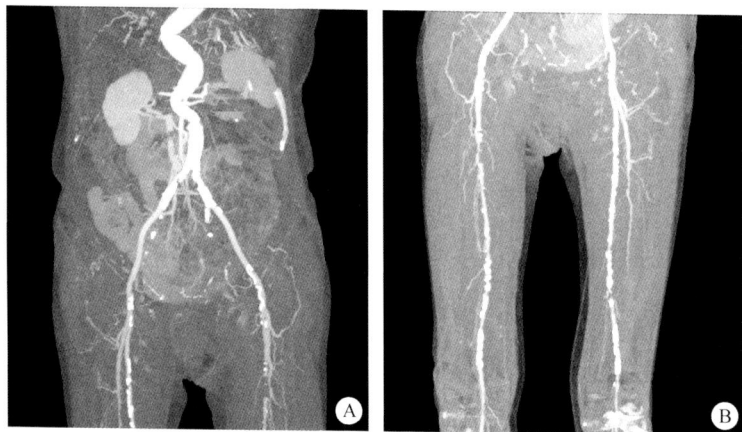

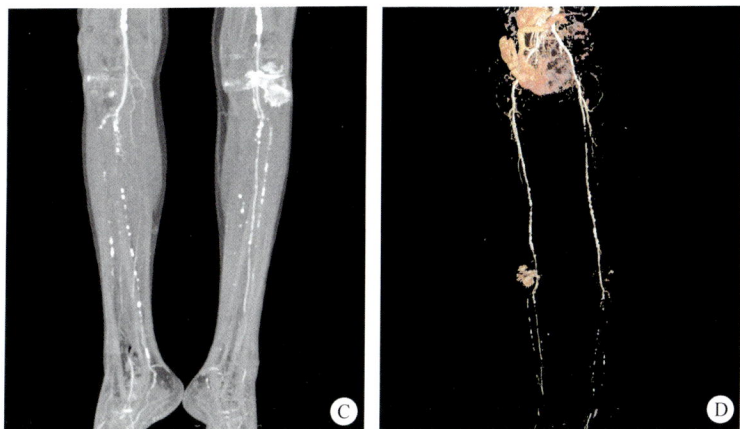

图 9-3 下肢动脉粥样硬化

MIP图像（A～C）示下肢动脉管壁多发钙化，管壁凹凸不平，管腔局限性狭窄、闭塞；
VR图像（D）示下肢动脉广泛狭窄、闭塞，管腔粗细不均，呈串珠样改变

【临床概述】

（1）下肢动脉粥样硬化即全身动脉粥样硬化病变累及下肢动脉，是最常见的周围动脉性疾病。病理表现为血管壁内膜粥样硬化斑块、脂质沉积、钙化和中膜变性，动脉弹性减低、管腔内附壁血栓形成，引起管腔狭窄、闭塞。

（2）典型临床症状为间歇性跛行和静息痛，疼痛部位与血管狭窄部位相关。

（3）病变常见于中老年人，男性多于女性。高血压、高脂血症、吸烟、糖尿病及肥胖是其发病的主要因素，其中高血压是动脉粥样硬化的危险因子。

（4）体征：①狭窄远端动脉搏动减弱或消失，听诊狭窄部有收缩期杂音；②患肢皮温降低和营养不良，表现为下肢皮肤苍白、干燥和变薄、毛发脱落及趾甲变厚等，严重时可发生水肿、溃疡和坏疽。

【影像表现】

1. X 线表现　下肢动脉造影为有创性检查，是诊断血管狭窄的"金标准"，但已经逐步被无创的 CTA 或者 MRA 所取代。动脉造影多用于介入治疗，以指导治疗和评估疗效。

2. CT 表现　①原始横断面图像：管壁不同程度的钙化斑及局限性低密度斑块。②CTA 重建图像：管壁多发钙化斑，管腔粗细不均匀，呈锯齿样或串珠样改变。闭塞时可出现截断征、杯口征及鼠尾征等（图 9-3）。③狭窄程度判断：按狭窄处血管管径缩小至正常血管管径的百分比评估，轻度为 < 50%，中度为 50% ～ 74%，重度为 75% ～ 99%，完全闭塞为 100%。

3. MRI 表现　病变的主要征象和特点与 CTA 相似。

【鉴别诊断】

1. 急性下肢动脉栓塞　栓子进入动脉并造成其远端血管堵塞，好发于腹主动脉分叉、髂动脉及股动脉，起病急，临床表现为 "5P" 症状，即患肢疼痛、麻痹、感觉异常、无脉和苍白。CTA 表现为栓塞部位的管腔突然截断而远端管腔无显影，周围无明显侧支血管。

2. 大动脉炎　好发于年轻女性，多见于主动脉及其分支起始部，受累血管内膜增厚，导致血管狭窄、闭塞或血栓形成，部分患者可见动脉扩张、假性动脉瘤或主动脉夹层。

3. 血栓闭塞性脉管炎　节段性、炎性闭塞性血管病变，多累及四肢中小动静脉，以下肢为主，好发于青壮年吸烟男性。其主要临床表现为间歇性跛行、感觉异常、营养障碍、溃疡或坏疽。CTA 表现为下肢中小动脉节段性狭窄，未受累血管壁光滑，未见明显钙化及斑块。

【重点提醒】

典型临床症状为间歇性跛行和静息痛，下肢动脉 CTA 或 MRA 有助于明确诊断下肢动脉粥样硬化病变。

【影像检查选择策略】

CTA 显示细小血管及血管壁钙化均较好，但钙化有时会影响血管狭窄程度的准确判断；MRA 显示血管好，不受钙化斑块干扰，但目前空间分辨率不如 CT；DSA 是诊断病变血管狭窄或闭塞的"金标准"，但属有创检查，临床较少作为单纯诊断性检查而应用。

第四节　血栓闭塞性脉管炎

【典型病例】

患者，男，43 岁，无明显诱因出现行走后左小腿酸痛不适 2 天（图 9-4）。

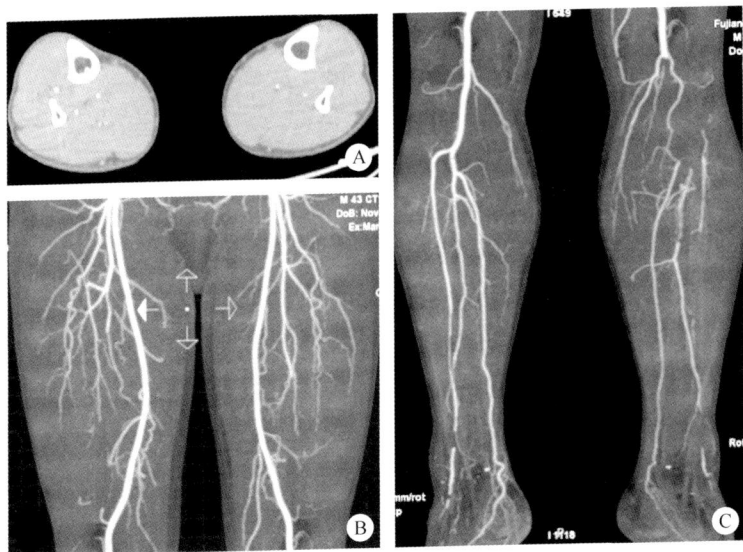

图 9-4　血栓闭塞性脉管炎

CTA 轴位（A）示左侧胫前动脉及腓动脉管腔下肢闭塞；MIP 图像（B）示双侧股深动脉部分分支管腔闭塞，周围可见侧支血管，呈螺旋状；MIP 图像（C）示双下肢动脉多发闭塞，以左侧为主，未受累段血管壁光滑平整，无明显钙化及斑块等粥样硬化表现

【临床概述】

（1）血栓闭塞性脉管炎（thromboangiitis obliterans，TAO）又称 Buerzer 病，是一种以四肢中、小动脉节段性、非化脓性炎症和动脉腔内血栓形成为特征的慢性闭塞性疾病，主要侵及下肢，引起下肢远侧段缺血性病变。

（2）血栓闭塞性脉管炎多发于男性青壮年，患者大部分有吸烟史，本病在亚洲的中东、东南亚、远东及东欧地区较多见。

病理上 TAO 主要表现为特征性的炎症细胞浸润性血栓，较少有血管壁全层受累。病变呈节段性分布，病变间的血管壁完全正常。血栓形成发生在中小动脉和静脉，伴有密集的多形核白细胞聚集、微脓肿和多核巨细胞。终末期病变表现为机化性血栓和血管纤维化。

（3）本病主要临床表现是患侧肢体疼痛、间歇性跛行，受到侵袭的动脉搏动会显著减弱甚至消失，部分患者早期伴有雷诺现象，并且随着病情不断恶化最终导致肢端溃疡或坏疽，严重者需进行截肢手术，这严重降低了患者的生活质量。TAO 的治疗以严格戒烟为中心。在能够戒烟的患者中，病情缓解情况及避免截肢的情况增加。外科干预在 TAO 中的作用很小，因为通常没有可接受的旁路靶血管。

【影像表现】

X 线造影、DSA 造影及 CTA 表现大致相同。

（1）下肢中、小动脉呈节段性狭窄闭塞，可双侧或单侧肢体受累。

（2）未受累段血管壁光滑平整，无明显钙化及非钙化斑块等粥样硬化表现。

（3）病变周围侧支血管呈螺旋状改变是其特征性表现。

【鉴别诊断】

1. 动脉粥样硬化　老年人多见，好发于大中动脉的分叉部，血管腔广泛不规则狭窄和节段性闭塞，血管壁多发钙化和粥样硬化斑块。

2. 大动脉炎　年轻女性，好发于主动脉及其分支的起始部，血管腔狭窄或闭塞，可见狭窄后扩张，血管壁向心性增厚，可见钙化和附壁血栓。

【重点提醒】

有吸烟史的青壮年男性患者，早期出现四肢的局部缺血症状，如皮温下降、疼痛时应尽快行 CTA 或 DSA 检查，出现下肢单侧或双侧中、小动脉节段性狭窄、闭塞，未受累血管壁光滑则有助于明确诊断。

【影像检查选择策略】

DSA 是诊断 TAO 的"金标准"，可以准确、全面地显示闭塞的范围、位置及侧支循环特点，但对闭塞段血管的管腔内血栓及内膜变化特点无法呈现，且价格高昂、操作复杂，属于侵袭性操作。CTA 属于相对无创性检查，操作简单、方便，缺点是具有一定辐射性，且无法动态观察血流情况。

第五节　动静脉瘘

【典型病例】

患者，男，47 岁，3 年前无明显诱因出现左下肢间断性肿胀伴皮下青紫色瘀斑（图 9-5）。

【临床概述】

（1）动静脉瘘是指动静脉之间产生不经过毛细血管床的异常交通，可由先天发育异常和后天因素导致。

（2）先天性动静脉瘘是由胚胎的中胚层在发育演变过程中，动静脉之间残留异常通道引起；后天性动静脉瘘是由各种创伤和医源性损伤所致，如刺伤、枪弹伤、闭合性骨折、经皮穿刺动脉造影和手术时损伤等。

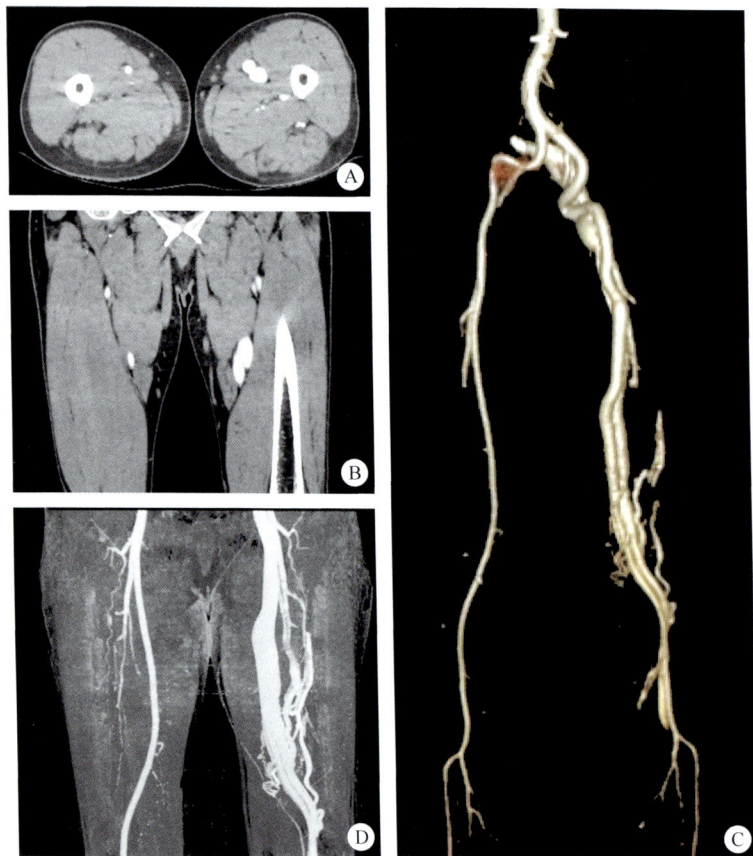

图 9-5　左下肢动静脉瘘

CTA 轴位图像（A）示左股动脉与左股外侧静脉之间异常通道，对比剂通过异常通道流入而导致左股内侧静脉显影；MPR 图像（B）可见瘘道口自股动脉发出，因异常通道的连接而致左股外侧静脉上段提前显影；VR 图像（C）及 MIP 图像（D）示左侧股静脉提前显影，左侧股动、静脉扩张、迂曲

（3）先天性动静脉瘘常为多发性，瘘口细小，多影响骨骼和肌肉，受累肢体出现形态和营养障碍改变。后天性动静脉瘘局部可闻

及杂音、触及震颤，局部出现浅静脉扩张及皮温增高，可因大量血液进入静脉而致远端组织缺血，还可因静脉回心血量增加而出现脉率加快、心脏扩大甚至心力衰竭。

（4）临床症状有患肢肿胀、疼痛、麻木、乏力，严重者可有心力衰竭的症状，在瘘口处可扪及持续性震颤和听到粗糙的"机器滚动样"杂音。

【影像表现】

X线静脉造影、DSA及CTA表现相似，均表现为动静脉之间异常交通，瘘口近侧动脉扩张、分支增多、紊乱、迂曲，瘘口处可见扩张的动、静脉同时显影或静脉早期显影。

【鉴别诊断】

1. 下肢动静脉畸形　多继发于动、静脉损伤，临床表现为病变部位肢体肥大、下肢浅静脉曲张、皮肤血管炎或溃疡形成。CTA或DSA检查可见其由供血动脉、畸形动静脉血管团和引流静脉组成。而动静脉瘘多无畸形血管团存在，动、静脉间见单一瘘口。

2. 动脉瘤　动脉局部异常膨大，一般不累及静脉，动、静脉间无异常交通。

【重点提醒】

患肢增粗，患侧皮温升高、多汗，DSA或CTA发现动脉及静脉之间存在异常交通，瘘口处可见扩张的动、静脉同时显影或静脉早期显影有助于明确诊断。

【影像检查选择策略】

目前DSA检查仍是诊断动静脉瘘的金标准，但DSA是一种侵入性检查且图像显示单一，术中可能会导致血管痉挛、血栓、出血、夹层等并发症。CTA为无创性成像技术，可通过VR、MPR、MIP等多种技术多角度、多方位、立体、直观地显示瘘口及其与周围组织的关系，已成为无创性诊断血管损伤的首选方法，克服并弥补了DSA检查的不足。MRA与CTA相似，无辐射且无须注射对比剂，但扫描时间长，图像分辨率不如CT，有时可出现伪影。

第六节　下肢深静脉血栓

【典型病例】

病例一　患者，男，68岁，肝癌术后4月余，左小腿肿胀5天（图9-6）。

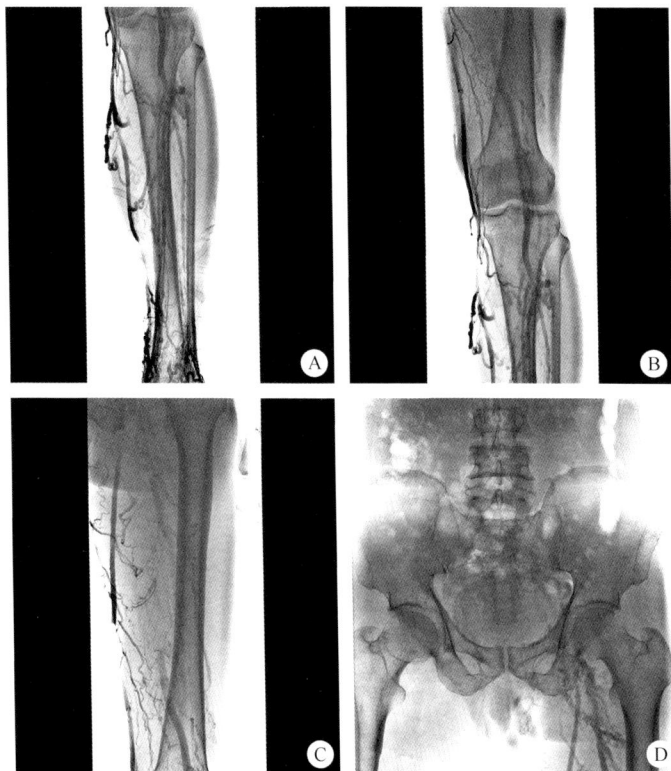

图 9-6　左下肢深静脉血栓（1）

顺序性静脉造影示左胫前静脉、胫后静脉、腓静脉通畅（A），左小腿浅静脉、穿静脉扩张；左腘静脉通畅（B）；左股静脉闭塞（C），周围侧支血管显影；左髂外静脉、髂总静脉闭塞（D），盆腔侧支血管显影

病例二 患者，女，59 岁，左下肢肿大 7 年，左小腿溃疡 2 月余（图 9-7）。

病例三 患者，女，68 岁，右下肢肿痛 1 月余（图 9-8）。

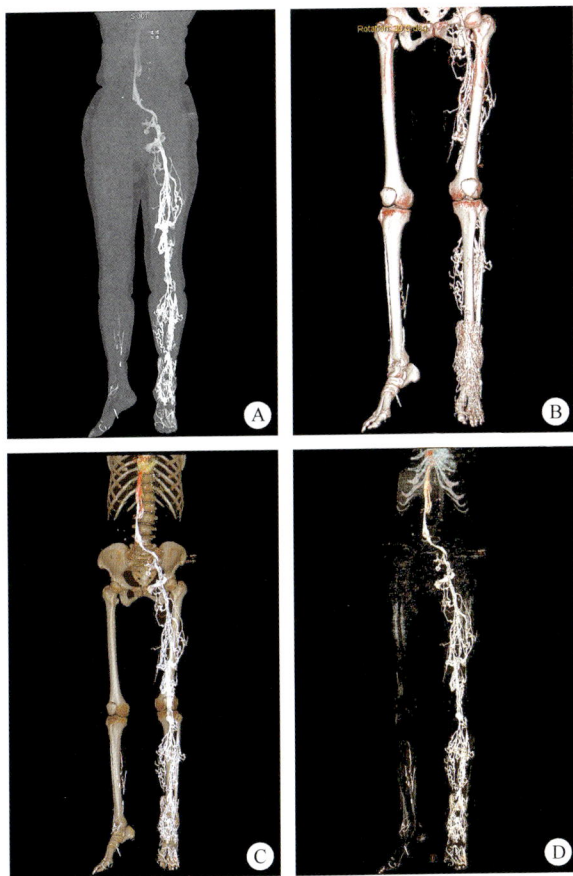

图 9-7 左下肢深静脉血栓（2）

直接法 CT 静脉造影 MIP（A）、VR（B～D）图像示左股静脉、股深静脉、腘静脉、腓静脉多发狭窄、闭塞，大腿及小腿多发侧支血管显影，浅静脉、穿静脉迂曲、扩张

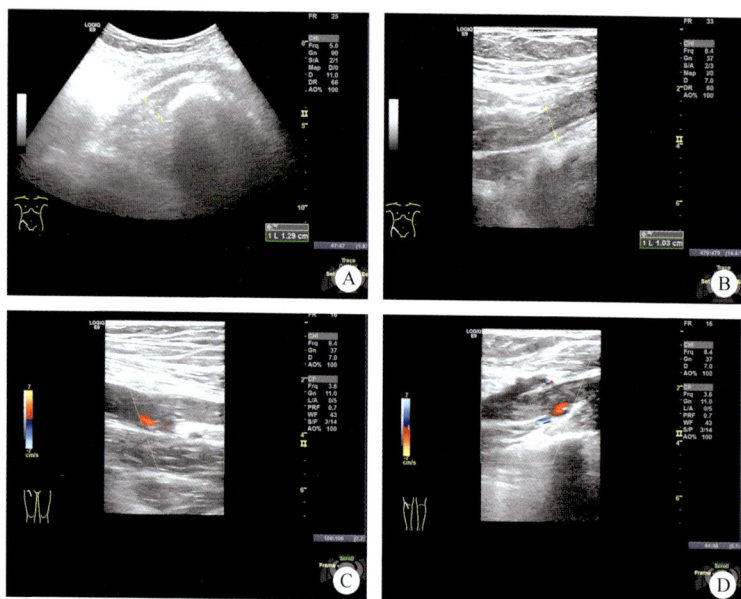

图 9-8 右下肢深静脉血栓

彩色多普勒超声示右髂总静脉（A）、右髂外静脉（B）、右股静脉（C）、右腘静脉（D）
管腔内见多发实体回声填充，未见血流信号

【临床概述】

（1）深静脉血栓形成（deep venous thrombosis，DVT）是指血液
在深静脉内异常凝结导致的静脉回流障碍性疾病，好发于下肢，可
引起肺动脉栓塞（PE）和血栓后综合征（PTS），发病率呈逐年上
升趋势。

（2）静脉内膜损伤、血流缓慢、血液的高凝状态是血栓形成的
三大要素。发病危险因素包括长期卧床、外科手术、创伤、恶性肿瘤、
口服避孕药、遗传因素等。

（3）根据发病时间，DVT 分为急性期、亚急性期和慢性期。急

性期为发病 14 天以内；亚急性期为发病 15 ～ 30 天；慢性期为发病 30 天后。急性期表现为患肢肿胀、疼痛、皮温升高等，慢性期可发展为 PTS，表现为患肢胀痛、沉重、色素沉着、静脉曲张、溃疡等，严重者可致残，严重影响患者的生活质量。

（4）根据 DVT 发生的部位可分为近段和远段，血栓累及髂静脉、股静脉和（或）腘静脉，无论有无累及小腿部深静脉，均称为近段 DVT，进一步可分为髂股静脉 DVT 和股腘静脉 DVT。血栓局限于小腿深静脉者称为远段 DVT。

【影像表现】

1. X 线表现　顺行性造影可显示深静脉血管中断或粗细不均，管壁不连续，呈锯齿状，以及腔内持续存在的充盈缺损，多少不等的网状或分布紊乱的侧支血管（图 9-6）。急性期血栓表现为对比剂在某一平面突然受阻或完全中断，慢性期血栓表现为管腔不规则狭窄或呈细小多支状。

2. CT 表现　表现为静脉腔内条状、椭圆形或不规则低密度充盈缺损，呈靶征或双轨征，静脉的管腔完全阻塞，闭塞段远端或其周围浅静脉扩张，周围可有迂曲的侧支血管形成，常见患肢软组织增厚（图 9-7）。

3. MRI 表现　可直接显示血栓，尤其适用于血栓栓龄的判断。急性期及亚急性期血栓 T_1WI 呈不同程度的高信号，能够与正常血流区分，T_2WI 信号表现多样，可呈黑色血流信号背景下的等信号、高信号甚至稍低信号。慢性期或复发血栓的信号表现亦较多样。

4. 超声表现　二维超声见深静脉管腔管径扩张，内可探及不均质低回声或等回声团块，部分为高回声，管腔加压不能被压瘪。彩色多普勒超声显示静脉完全阻塞时，病变处无血流信号；部分阻塞时血流充盈缺损，周边表现为缝隙状血流信号。频谱多普勒提示阻塞段静脉内无法测及血流频谱信号，栓塞以近及以远的流速减低，Valsalva 动作时反应减弱或消失。慢性期血栓可见侧支循环形成（图 9-8）。

【鉴别诊断】

1. 急性下肢动脉栓塞 下肢动脉血栓栓塞也常表现为单侧下肢的突发疼痛，与下肢静脉血栓有相似之处，但急性动脉栓塞时肢体无肿胀，表现为足及小腿皮温厥冷、剧痛、麻木、自主运动及皮肤感觉丧失，动脉搏动消失。影像学检查可见栓塞处动脉突然截断，动脉腔内局限性闭塞，远端无对比剂充盈，周围无明显侧支循环代偿，而深静脉无血栓。

2. 髂静脉压迫综合征 因髂静脉受邻近动脉或其他腔外结构压迫引起的静脉回流障碍，严重者可继发深静脉血栓形成。影像学检查可显示髂静脉受压，管腔狭窄、闭塞，可伴有不同程度的盆腔静脉侧支血管显影。

3. 单纯性下肢静脉曲张 可见浅静脉增粗、迂曲，呈蚯蚓状改变，无深静脉血栓，下肢深静脉通畅。

【重点提醒】

对于有长期卧床、外伤或骨折、大面积烧伤、较大手术、妊娠、分娩等病史的患者，突然出现一侧肢体疼痛、肿胀，并有发热、脉快等全身症状时，建议行血 D- 二聚体检测，阴性可排除血栓，阳性应进一步行超声或下肢 CTV 检查。

【影像检查选择策略】

彩色多普勒超声是 DVT 诊断的首选方法，适用于筛查和监测。CT 准确性高，联合应用 CTV 及 CT 肺动脉造影检查可提高静脉血栓栓塞症（VTE）的确诊率。MRV 对血栓性质的判断具有优势，尤其适用于孕妇，且无须使用对比剂，但对细小分支的分辨率不如 CT。静脉造影作为金标准，适用于其他影像学检查不确定或需要介入治疗的患者。在实际临床工作中，应根据患者具体情况、医院设备条件、检查可行性及经济成本等因素合理选择影像学检查方法。

（薛蕴菁 幸章力 杜晓强）